KB240313

알기 쉬운

위장병
예방과 치료법

민영일 박사(서울중앙병원 소화기 센터 소장) 지음

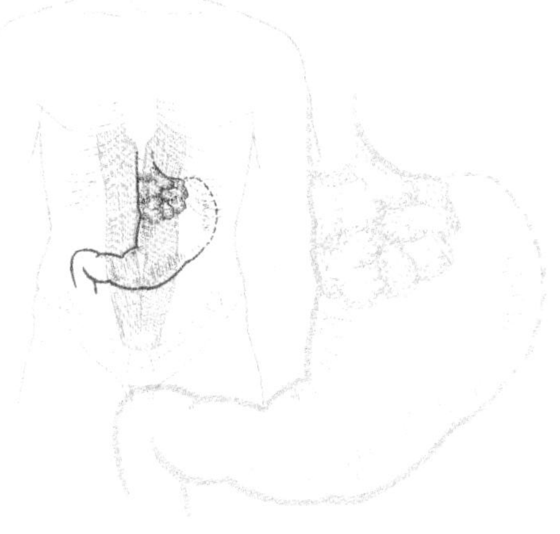

가림출판사

책머리에

독자 여러분은 혹시 배가 아프고 소화가 안 되어서 만사가 재미없고 귀찮으며 괴로웠던 기억이 없습니까? 그런 때에 혹시 병원에 가기 전에 자기의 병이 무엇인지 대충이라도 짐작해 볼 수 있도록 도움을 주는 책이 있었으면 하고 아쉬워한 적은 없습니까? 이 책에서 나는 독자들의 그런 아쉬움을 덜어 드리려고 노력하였다.

필자가 소화기 전문의사로 근무한 지도 어언 30여 년이 되고 있다. 그동안 진찰실에서 많은 환자들을 대하면서 우리나라 사람들 중에는 소화기 질환에 대하여 너무나도 엉터리 지식을 가지고 있는 사람들이 많다는 것을 느껴왔었고 언젠가는 일반인을 대상으로 소화기 질환에 관한 책을 써보고 싶은 생각이 있었는데 이번에 비로소 그 결실을 보게 되었다.

의료 전면 개방의 시대가 되면서 이제는 의료에 관한 지식이 반드시 의사만의 전유물이 아닌 시대가 되고 있다. 인터넷, 텔레비전, 라디오 등에서 매일 의료에 관한 지식이 홍수처럼 쏟아지고 있고, 환자의 모든 정보가 본인에게 직접 알려지고 있다. 따라서 이런 시대에서 건강을 유지하고 행복하게 생을 보내려면 비록 의사가 아니더라도 의료에 관한 상당한 지식을 습득하는 것은 매우 중요하다고 할 수 있다.

필자는 소화기 내과 중에서도 위장관 질환에만 전념하여 왔기 때문에 이 책에서는 간 질환에 대해서는 다루지 않았으며 그 부분은 다른 사람의 몫으로 남기기로 하였다. 내용을 쉽고 재미있게 쓰려고 노력은 하였으나 아무래도 의학을 설명하는 것이므로 일반인들이 이해하기에 어려운 점이 많을 것으로 생각된다.

끝으로 이 책은 일반인들뿐만 아니라 의사가 아닌 간호사, 의료기사 등 의료 종사자에게도 참고서로서의 역할을 하리라고 생각한다.

2002년 1월

민 영 일

Contents

Contents

3 중요한 위장관 증상들

Contents

4. 여러 가지 위장병의 진단 및 치료

Contents

5 식사 습관 질환

Contents

Contents

8 기타 질환과 위장병

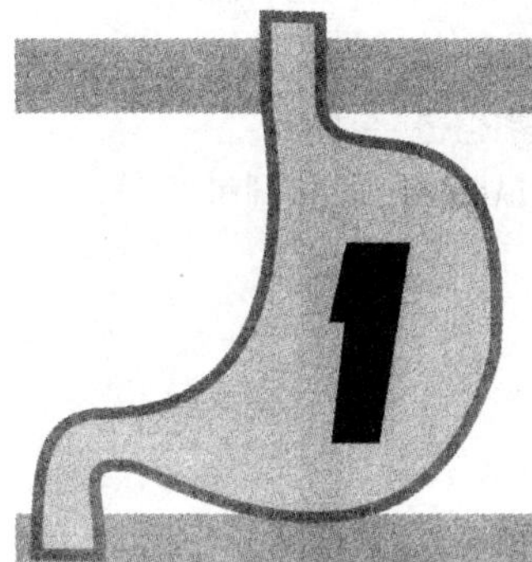

위장 질환의 진단시 검사방법

　　가끔 속이 아파서 병원에 가보면 의사들이 여러 가지 검사를 권유한다.
　　여기에서는 위장관 질환의 진단에 필요한 검사에 대해 자세히 알아보자. ♣

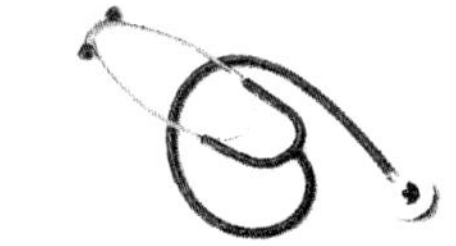

위장관 방사선 검사

지금까지 위장관 질환의 검사에는 여러 가지 방사선 촬영 방법이 널리 이용되어 왔다.

단순 복부 촬영

통이 있는 사람이 병원에 오면 먼저 흉부 방사선 촬영과 더불어 선 자세와 누운 자세에서 단순 복부 촬영을 하게 된다. 이 단순 복부 촬영 사진으로는 혹시 복강 내에 위장관이 터져서 장관 내의 공기가 복강 내로 새어나온 유리(遊離)공기를 볼 수 있는데, 만약 이 공기가 보이면 장이 뚫렸다는 증거이다. 석회화가 된 것은 방사선 사진에 잘 나타나므로 담석, 요관석, 췌석 등 석회화된 병을 확인할 수 있고, 장내의 공기가 모인 모양을 보고서 창자의 마비가 있는지 장폐색이 있는지 등 장의 상태를 짐작하게 된다. 그 밖에 척추와 같은 뼈의 상태도 알아볼 수 있다.

상부 위장관 방사선 촬영

흔히 위 사진이라고 하며 식도, 위, 십이지장을 촬영한다. 이 전에 많이 시행했던 촬영으로써 지금은 위 내시경이 발달하여 상대적으로 그 중요성이 많이 감소하였다. 바륨이라고 하는 조영제를 먹어 위 벽의 내부를 감싸고 또 위 속을 바륨으로 채운 다음에 공기를 넣어서 위 속의 점막의 모양을 그려내는 방법이다. 지금은 기술이 매우 발달되어 이 촬영으로 조기 위암도 발견이 가능하다. 하지만 직접 위 속을 들여다보거나 조직 검사를 할 수 있는 내시경보다는 정확도가 약간 떨어지는 단점이 있다. 하지만 검사시 힘이 덜 드는 검사이다.

상부 위장관의 전체 모양과 내용물의 배출능력을 보는 데에는 내시경보다 더 유용하며, 위장관의 어느 곳에 구멍이 뚫려 내용물이 밖으로 새어나가는 경우에는 내시경보다 더 잘 알 수 있다. 젊은 사람의 경우에는 이 검사만으로도 암의 발생 여부를 충분히 알 수 있다.

대장 방사선 촬영

바륨 관장이라고도 하며 대장 전체의 모양과 대장 점막의 모양을 보고자 하는 방법이다. 이 촬영을 위해서는 대장에 들어 있는 대변을 모두 제거해야 하므로 전날 저녁에 설사약을 복용하여 속을 완전히 비워야만 한다. 대장 역시 내시경 검사가 가

능하지만 기술적으로 어렵고 또 환자에게 고통이 있을 수 있으므
로 실제로는 보통 대장 방사선 검사를 시행하게 된다. 이 검사에
서 이상이 발견되면 다시 내시경 검사를 하여서 조직 검사로 확인
할 필요가 있다. 궤양성 대장염이나 다른 심한 장염이 있는 경우
에 이 검사를 하게 되면 이런 병을 악화시킬 수 있으므로 조심하
여야 하며 출혈성 병변을 보고자 한다면 이런 방사선 검사는 부적
절하다. 대개 이 검사로는 회맹변을 넘어서 회장하부의 일부분도
확인이 가능하다.

소장 방사선 촬영

소장은 그 길이가 길기 때문에 내시경으로는 소장의 전체를
보기가 어려워 아직까지는 소장 방사선 검사에 의존한다.
소장 내시경도 개발은 되어 있지만 소장의 트라이츠 인대 하부의
일부분만 검사가 가능하다. 위 방사선 검사처럼 바륨을 먹은 후
시간차를 두고 이 조영제가 소장을 지나가는 모양을 촬영하는 검
사이다. 조영제가 소장을 다 통과할 때까지 시간이 걸리는 검사이
며 시술하는 의사의 정성이 필요한 검사이다.

소장의 어느 곳에 폐색이 있거나 소장의 마비가 있는 경우에는
환자에게 바륨이라는 조영제를 강제로 먹이고 바륨이 내려가는
것을 보는 것은 심한 고통이 따를 수 있으므로 신중히 하여야 한
다.

위장관 내시경 검사

사람들은 오래 전부터 위나 창자의 내부를 직접 보려는 노력을 해왔다. 초창기에는 직선형의 구부러지지 않는 내시경이 있어 직장, 식도, 기관 등 몇 곳을 관찰하는 정도에 그쳤다. 그후에 섬유경이라고 하는 광섬유를 이용한 내시경이 개발되어 마음대로 휘어질 수 있게 되었으며 이로 말미암아 내시경의 획기적인 발전을 이룩하게 되었다.

요즘은 전자 내시경이 개발되어 보다 선명한 관찰이 가능해졌고 소화기 진단 및 치료에는 필수적인 도구가 되고 있다.

내시경은 단순히 병변을 보고 사진을 찍는 것뿐만 아니라 내시경 속으로 생검겸자(생체 조직 검사에서 조직을 채취하는 집게 모양의 기구)는 물론 주사바늘, 올가미 등 여러 가지의 기구를 넣을 수 있어서, 조직 검사뿐만 아니라 출혈 부위를 전기로 파괴시켜 치료할 수 있고 국소에 약물 주사가 가능하게 되었다. 또한 담석을 바스킷으로 잡아서 제거할 수도 있고, 위나 식도 또는 대장의 조기 암이나 폴립 등을 수술하지 않고도 절제하여 치료할 수 있게 되었다. 특히 최근에는 복강경을 이용하여 내시경을 복강에 삽입한 후 담낭 절제, 부분 위 절제, 대장 절제, 난소 절제 등 여러 가지 복강경 수술이 가능하게 되었다.

또 최근에는 미다졸람이라는 안정제를 주사한 후에 수면 내시경 검사를 받게 되면 나중에 무엇을 하였는지 기억이 없는 경우도 많고 매우 편안하게 검사를 받을 수 있게 되었다. 이런 수면 내시경은 위 내시경뿐만 아니라 대장 내시경 등 모든 내시경 검사에서 널리 이용되고 있다.

수면 내시경을 완전히 자면서 하는 검사로 잘못 알고 있는 사람들이 많은데 사실은 그렇지 않으며 약을 주사하면 몽롱한 상태가 되어서 의사의 지시에는 응할 수 있는 정도에서 검사를 하게 되고, 검사가 끝나고서 한잠을 자고 나면 무엇을 했는지 기억을 못하는 경우가 대부분이다.

검사중에 의식이 없게 되면 몸을 함부로 움직여서 검사가 어렵게 되고 관찰을 잘 할 수 없게 된다. 수면 내시경 검사 후에 생기는 후향적 기억 상실이 환자에게 편한 점은 있지만 상당히 오랫동안 지난 일을 기억하지 못하는 경우가 있어서 수면 내시경 검사 후에는 운전을 해서는 안 되며, 중요한 회의에의 참석도 삼가야 한다. 소화기 내시경 검사에는 다음과 같은 것들이 있다.

상부 위장관 내시경 검사

흔히 위 내시경 검사라고 하지만 우리 나라와 같이 위암 환자가 많은 나라에서 가장 많이 행해지는 내시경 검사이다. 위뿐만 아니라 목구멍에서부터 시작하여 식도, 위, 십이지장 제2부까지 관찰이 가능하며, 필요하면 조직 검사와 치료 내시경을 같이 할 수도 있다. 또 컬러 사진을 찍어서 보관이 가능하며, 장치만 하면 컴퓨터에 화상을 저장할 수도 있고 동영상의 촬영도 가능하다. 증상이 없는 조기 위암 발견에 필수적인 검사이며 상부 위장관 출혈이 있을 때 응급 검사로도 필수이다.

생명의 위험이 있는 쇼크 상태나 중대한 전신 질환이 없는 한 누구든지 받을 수 있고 심근 경색증이나 고혈압이 있어도 조심하여서 시행할 수 있다. 그러나 의식이 나빠서 내시경 검사시에 몸을 비틀고 날뛰든지 내시경을 손으로 잡아 빼든지 입으로 기계를 물거나 입을 벌리지 않는 경우에는 하기가 곤란하다. 억지로 환자의 입을 벌리려고 손가락을 넣었다가 시술자가 손가락을 물리는 경우도 있고 환자의 이가 흔들리거나 손상을 입을 수도 있다.

소장을 전문으로 하는 내시경도 개발은 되어 있으나 아직까지는 소장의 전체를 보기는 어렵고 소장 상부의 일부분만 관찰이 가능하여 극히 제한적으로 사용되고 있다. 최근엔 완두콩 크기만한 캡슐로 된 내시경을 통해서 화상을 무선으로 전송하는 캡슐 내시경이 개발되어 사용단계에 이르고 있으나 고가인데다가 한 번밖에 쓸 수 없는 단점이 있어 사용에 제한이 있다.

자면서 위 내시경 검사 "별로 안 아파요"

가벼운 마취로 2시간이면 끝
서울중앙병원 소화기내과

"위내시경검사 받기가 두려우시다고요? 수면내시경검사를 받으세요."

위궤양 위염 위암 등이 염려될 때 위내시경검사를 받으면 95% 정도의 정확한 진단을 받을 수 있다. 그러나 검사 과정의 괴로움 때문에 꺼리기 일쑤. 이럴 때 '수면내시경검사'를 받으면 괴로움을 크게 줄일 수 있다. 의식이 몽롱한 상태에서 검사를 받기 때문.

이 검사를 받는 환자는 △미다졸람(Midazolam)이란 안정제 주사를 맞아 가벼운 마취상태에서 △5~10분 내시경 검사를 받고 △1~2시간 휴식을 취하는 과정을 거치게 된다.

서울중앙병원 소화기내과 민영일 교수는 "내시경을 식도로 넣는 의사의 숙련도와 환자의 의식상태에 따라 안정제 2~5mg을 차등 투입해야 하는 등 의사의 숙련도가 매우 중요하다"고 말했다. 안정제를 과다 투입해 환자가 완전히 의식을 잃으면 내시경검사를 할 수 없기 때문.

이 검사를 받고 난 환자는 하루 정도 휴식을 취하는 것이 좋다. 특히 안정제가 호흡을 곤란하게 하므로 호흡기 질환이 있는 환자와 고령이거나 허약체질인 사람은 피하는 것이 좋다.

서울중앙병원과 삼성서울병원 등에서 내시경 검사비(2만3천원 가량)외에 3만원 가량을 추가로 내면 이 검사를 받을 수 있다.

〈동아일보 1998. 4. 9.〉

S상 결장 내시경 검사

이 것은 항문에서 60cm까지의 직장과 S상 결장까지만 관찰하는 검사로써 대장암의 유무를 알아볼 때 주로 시행되는 내시경 검사이다.

사람들은 이미 고생스럽게 대변을 모두 없애고 검사받을 준비를 했는데 대장 전체를 볼 수 있는 대장 내시경 검사대신 대장의 일부만 보는 S상 결장 검사를 시행하는 것에 대해 의문을 제시할 수도 있다. 하지만 대장암이 절대적으로 많은 서양에서도 대장암의 2/3가 직장과 S상 결장에서 생기므로 건강한 사람의 대장암 선별 검사로는 S상 결장 내시경 검사가 많이 사용된다. 이것은 대장 내시경 검사보다 검사 방법이 수월하여 대장 내시경 전문의가 아닌 일반 의사도 쉽게 시행할 수 있으며, 환자의 고통도 덜 하다. 또한 2~4L의 세척액을 마셔서 맑은 물이 나올 때까지 대장을 세척해야 하는 대장 내시경 준비에 비하여 관장만 잘하여도 검사가 가능한 장점이 있다.

대장 내시경 검사

대장 전체를 관찰하는 내시경 검사로써 의사의 숙련된 삽입 기술이 필요하다. 이 검사를 받으려면 대변을 완전히 제거해야 하며 이렇게 하려면 약 2~4L의 세척액을 단시간에 마셔서 대변이 없어지고 맑은 물이 나올 때까지 세척을 해야 한다. 검사 과정도 의사와 환자에 따라서 다르기는 하지만 상당한 통증이 따르기 때문에 진통제를 미리 주사하는 경우가 많다.

수면 내시경도 가능하다. 이 내시경 검사로 대장을 가장 정확하게 관찰할 수 있으며 회맹변을 넘어서 회장의 말단부도 관찰이 가능하다. 대장의 모든 질환에 필수적인 검사로 가끔 검사를 하다가 대장에 구멍이 생기는 경우가 있으나 이런 경우에도 이미 대장을 깨끗이 세척한 상태이므로 간단히 봉합수술을 받으면 별 문제가 없다. 조직 검사가 가능하므로 대장의 폴립이나 암을 검사하는 데 가장 좋은 검사법이다.

역행성 담도 췌관 조영술 (ERCP)

이것은 위 내시경에 유사한 내시경을 이용한다. 단, 관찰하는 눈이 측면에 있는 측시형 내시경을 사용하며 십이지장 제2부까지 삽입한 다음에 담즙이 나오는 대유두에 가느다란 관을 삽입하여 이 관을 통하여 담관과 췌관에 조영제를 주입함으로써 담도와 췌관을 묘출하여 이 모양을 방사선으로 촬영하는 방법이다.

1973년에 일본과 독일에서 가와이와 클라센에 의하여 처음 개발되었다. 그 후에 이 검사방법으로 인하여 담도 질환과 췌장 질환의 진단 및 치료에 획기적인 발전이 이루어지게 되었다. 또한 유두 절개술이라고 하여서 전기 절개도를 사용하여 유두를 절개하여서 확장할 수 있게 되었다. 또한 담도에 있는 담석을 올가미를 넣어서 꺼낼 수도 있고, 또 담즙을 배액할 수도 있으며, 담도가 좁아져 있는 경우에 받침 목 비슷하게 튜브를 넣어서 더 좁아지지 않고 넓힐 수 있는 기구 스텐트를 삽입할 수 있게 되었다. 췌관도 절개가 가능하여 비슷한 조작을 시행할 수 있다.

복강경 검사

복강은 밖에서 통하는 구멍이 없으므로 복벽에 구멍을 뚫고 복강 내로 공기를 주입하여 부풀어 오르게 한 뒤 기계를 넣어서 복강 내부를 관찰하고 촬영한다. 또는 각종 특수한 수술 기구를 삽입하여 모니터 화면을 보면서 원격 조정으로 수술을 시행할 수 있다.

이전에는 복부 개복을 할 때 뱃가죽을 길게 절개하기 때문에 통증이 심하고, 수술 후에 발생하는 창자의 마비로 인하여 곧바로 식사도 하지 못하는 등 여러 가지 불편이 많았다. 하지만 위와 같은 복강경 수술을 도입한 이후에는 내시경을 삽입하기 위한 구멍만 만들면 되므로 수술 후 통증도 심하지 않고 수술 후 2~3일이면 식사도 할 수 있다. 그러나 오히려 수술을 시행하는 의사에게는 직접 손을 넣어서 하는 수술이 아니므로 기술적으로 어려움이 더 많고 숙련을 필요로 한다. 일반적으로 일반외과에서 담낭 절제에 가장 많이 이용되며 난소 절제 등 산부인과 수술에서도 많이 이용된다.

정기적 내시경검사 필요

　얼마 전 우리 병원의 소화기 내시경실에 근무하는 간호사한 분이 위 내시경 검사를 받았다. 환자들이 힘들다고 호소하는 위 내시경 검사가 실제로 얼마나 고통스러운지 직접체험을 해보기 위해서였다. 결과는 청천 벽력으로 조기위암이었다. 그래서 즉시 수술을 받았다.

　이 분은 평소 전혀 위암을 의심받을만한 증상이 없었다. 수술로 95% 이상 완치가 가능한 조기위암은 전연 증상이 없거나, 있다고 해도 위암으로 의심하기 어려운 가벼운 소화 불량 증세 정도이다.

　암이 진행되어 어느 정도 커지면 그때야 비로소 의사가 위암의 의심을 해 볼 수 있는 증세들이 나타난다. 최근 몇개월 동안에 갑자기 체중이 줄면서 상복부에 심한 통증이 있고특히 식후에 통증이 심해지면서 때로는 암에서 내출혈이 있어서 흑색변을 보거나 눈에 띄게 얼굴이 창백해지며 뚜렷한 병색을 보이는 증상이다.

　이때는 때로 상복부에서 암에 의한 종궤를 만질 수 있다.

　이렇게 증상이 있는 경우에는 이미 암이 많이 진행되어 수술을 하여도 완치가능성이 매우 줄어들게 된다. 위암 뿐 아니라 모든 종류의 암이 초기에는 증상이 없고,증상이

있으면 이미 늦었을 경우가 흔하다.

　이런 위암을 조기에 발견하려면 우리나라 사람은 남녀 모두 40세 이후에는 1년에 한번씩 위 내시경 검사를 받아 보는 것이 좋다. 그러나 아무런 증상도 없는데 병원에 가서 덮어놓고 위 내시경 검사를 받자고 하는 것도 문제가 있다.

　내시경 검사가 아니고 허연 횟가루 같은 약을 마시고 몸을 돌려가면서 위사진을 찍는 위X선 촬영법도 있지만 이 방법은 매우 작고 평평한 모양의 조기위암 발견에는 어려움이있고 또 의심이 되면 조직검사가 동시에 가능한 위 내시경검사가 다시 필요하기 때문에 위암의 조기 발견에는 역시위 내시경 검사가 유리하다.

　최근에는 조기위암의 치료도 상당히 발전되어 매우 작은조기위암은 개복 수술을 하지 않고 위 내시경을 사용해서암 부위만 도려내는 점막절제 치료도 많이 시행된다. 그러나 이것은 암이 주위에 퍼지지 않았고 크기가 작아야만 한다는 제한점이 있다.

-민영일(서울중앙병원 건강센터 소장)

〈대한매일 2001. 6. 18.〉

복부 초음파 검사

초음파라고 하는 것은 우리가 귀로 들을 수 없는 영역의 음파의 일종으로서 군함에서 잠수함 발견에 사용하는 소나와 원리가 같다. 이 음파는 고체가 있으면 반사되는 성질이 있어 이 반사파를 잡아서 전기적으로 처리함으로써 영상이 잡히게 한다.

이 초음파는 물 속에서는 전달이 잘되지만 공기층에서는 전달이 잘 안 되므로 공기가 가득한 폐에서는 쓸모가 없지만 복부에서는 매우 유용하게 쓰인다. 특히 담낭, 간, 췌장, 신장, 충수 등을 관찰하는 데 유용하며 위나 창자의 관찰에는 부적당하다.

초음파 검사는 환자에게 전혀 고통을 주지 않고 금식만 하면 된다는 점에서 유용하다.

최근에는 내시경 선단에 초음파 발생 장치를 부착함으로써 내시경 검사와 초음파 검사가 동시에 가능한 초음파 내시경 기계가 개발되었다. 특히 이 기계는 위암과 같은 종양이 위장관 벽에 어느 깊이까지 침범하였는지를 보는 데 유용하다.

전산화 단층 촬영(CT)

흔히 CT라고 한다. 일반 방사선 검사는 평면적인 검사만 가능하지만 이 기계는 방사선 발생장치를 특수 고안하여 마치 무를 옆으로 썰듯이 사람의 몸을 횡단면 단층 촬영함으로써 그전에는 알아보기 어려웠던 내부의 구조를 잘 촬영할 수 있다.

초음파에 비하여 공기의 영향을 받지 않고 시술자의 능력에 관계 없이 객관적인 사진을 얻을 수 있는 장점이 있어 위장관 질환 진단에 많이 사용되는 방사선 촬영법이다.

췌장암·신장암과 같이 내시경으로 관찰이 어려운 곳에 생기는 종양을 진단하는 데에 절대적인 가치가 있으며 어떤 암이 간 또는 주위 장기로 전이된 정도를 알아보는 데 있어서 현재까지는 수술하지 않고 가장 잘 알아볼 수 있는 방법이다.

5 자기공명 촬영(MRI)

흔히 MRI라고 하는 특수 촬영방법이다. 신체를 구성하는 모든 원소는 자기장에 노출되면 공명하는 효과가 있는데, 이 효과를 이용하여 촬영하는 방법으로 CT처럼 횡단면은 물론, 옆으로 비스듬한 면인 시상면 촬영도 가능하다. 또한 화상을 전산 처리하면 체내의 혈관만 별도로 볼 수 있으며(MRA, 자기공명혈관 촬영) 3차원적 구조를 볼 수도 있다.

원래 뇌와 척추에서 해부학적 구조를 가장 잘 묘출하는 장점이 있어서 널리 쓰이고 있으며, 위장관에서는 간과 췌장 질환 진료에서 주로 쓰이고 담도 및 췌장 질환의 진단에 있어서도 역행성 담도 췌관 촬영과 거의 동일한 사진을 얻을 수 있어서 많이 쓰인다. 이것을 별도로 MRCP(자기공명담도췌관 촬영)라고 한다. 간질환에 있어서는 특히 소간암의 진단에 있어서 그 유용성이 매우 높다. 소장의 병변을 진단하는 데에도 최근에 유용성이 높아지고 있다.

6 복부 혈관 촬영

요즘은 기술이 발달되어 MRI 기법으로 복부 혈관의 중요한 굵은 혈관은 촬영이 가능하다. 그러나 직접 복부 혈관을 촬영함으로써 복부 전체의 혈관의 분포 및 형태를 관찰할 수 있다.

복부 동맥 촬영이 필요한 경우는 내시경으로 관찰이 안 되는 소장 출혈이 있을 때에 상부 장간막 동맥 촬영을 할 수 있고 또 그 자리가 발견되면 그 동맥의 분지에 코일을 넣어서 지혈을 할 수 있다. 또 간암, 췌장암 등의 수술을 결정할 때에 혈관의 모양을 알기 위하여 필요하며, 식도암이 있어서 식도를 절제하고 대장을 대신 식도에 연결하여야 하는 경우에 대장을 끌어 올려도 혈류에 지장이 없겠는지를 미리 알아보기 위하여 혈관 촬영을 한다. 췌장의 소도 종양처럼 혈관의 발달이 좋은 종양에서는 혈관 촬영을 함으로써 종암 유무 진단에 도움이 된다.

간암이나 간에 전이된 대장암에서 수술은 불가능하지만 암에 영양을 공급하는 동맥을 통하여 암 부위에만 선택적으로 다량의 항암제를 주입하고 그 영양 혈관을 젤폼이라는 물질로 막는 치료를 시행하기 위해서 간동맥 촬영을 많이 시행한다. 이런 치료법을 간동맥 색전술이라고 한다.

기타 검사법

기본 검사

종합병원에 성인 환자가 입원하면 기본적으로 반드시 하는 검사가 있다. 그 이유는 비용이 들기는 하지만 당장 호소하는 병 이외에도 숨어 있는 병을 이런 기회에 찾을 수도 있기 때문이다. 이런 기본 검사는 그 사람의 연령, 성별에 따라서 약간의 차이가 있다.

흔히 전 혈구 검사, 소변 검사, 대변 검사, 흉부 방사선 촬영, 간 기능·혈당·신장 기능을 포함한 각종 혈액 검사, B형 및 C형 간염 검사, 에이즈 검사, 매독 반응 검사, 심전도 검사 등을 하게 된다. 복통이 있는 환자들에 대하여는 단순 복부 촬영을 함께 하는 경우가 많다.

소화관 운동 기능 검사

흉통이 있을 경우 식도 내압 검사를 해서 식도 기능을 알아
보며, 역류성 식도염 환자는 24시간 보행성 식도 pH 검사
를 해서 위액의 역류 정도를 알아본다. 변비가 심한 환자는 대장
내용물의 대장 통과시간을 측정하기도 하고 직장의 내압을 재보
며, 배변 방사선 촬영(대변과 같은 굳기의 물질을 직장에 넣고 대변을
보는 것처럼 하게 해서 그 모습을 촬영하여 변을 보는 데에 무슨 문제가
있는지를 알아보는 방법)을 하기도 한다.

위장관 이외의 방사선 검사

위장관과 직접 관계는 없지만 담낭 촬영, 담도 촬영, 신장 요
관 방광 촬영, 여성의 나팔관 촬영 등 여러 가지 위장관이
아닌 다른 장기의 방사선 촬영법이 복부 질환 진단에 도움이 된
다.

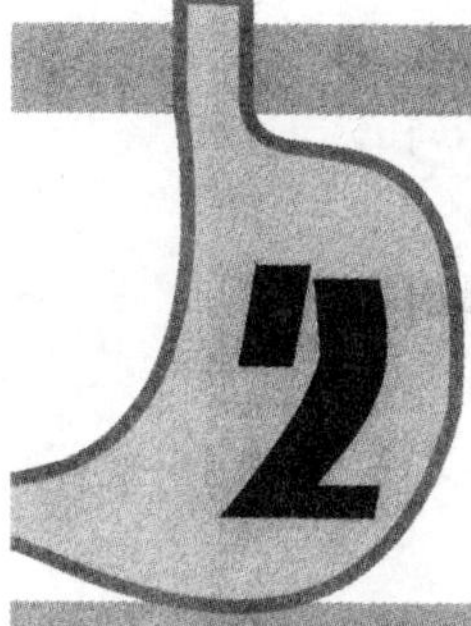

2 헬리코박터 파이로리균과 위장병

1. 헬리코박터 파이로리균

최근에는 위장병을 일으키는 균이 위 속에 있다고 하여 이것을 치료했다는 사람도 많고, 위암의 예방법도 관계가 있다고 하는데…….

이 헬리코박터 균에 대하여 알아보자. ♣

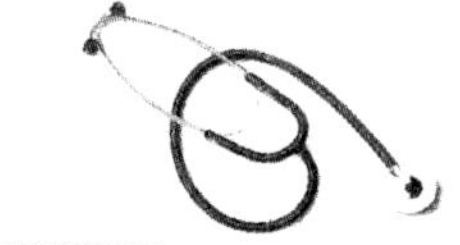

1 헬리코박터 파이로리균

헬리코박터 파이로리균의 발견

헬리코박터 파이로리(Helicobacter pylori)라고 하는 위 점막에 기생하는 세균은 1982년에 오스트리아의 학자인 마샬과 워렌, 두 사람에 의해 처음 발견되었으며 위 병에 관한 지금까지의 모든 학설을 뒤엎는, 20세기에 가장 위대한 의학적 발견의 하나로 여겨지고 있다.

이전에도 실제로 위 점막에 세균이 있다는 보고가 있었지만 위 속에는 매우 강한 위산이 있기 때문에 세균이 살 수 없다는 것이 통념으로 되어 있어서 이 사실은 오랫동안 무시되어 왔었다. 더군다나 재미있는 사실은 세계의 수많은 병리학자들이 현미경으로 위 점막을 관찰하여

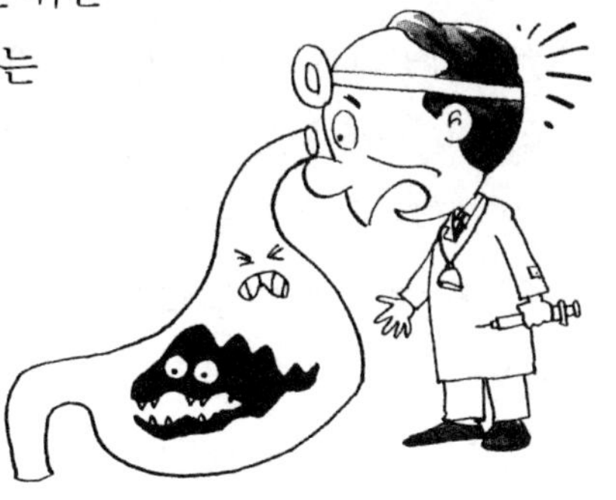

왔고 누구나 볼 수 있는 이 세균에 그 전까지는 아무도 관심을 갖지 않았다는 점이다. 심지어 헬리코박터는 1700년 전의 남미의 '미이라'에서도 관찰할 수 있었다는 보고가 있어서 인체에서 가장 오래되고 잘 적응된 세균의 하나로 알려지고 있다.

헬리코박터와 비슷한 종류의 세균은 각종 포유동물에서도 발견되나 헬리코박터 파이로리균만이 사람에게서 기생하는 것으로 알려졌다.

이 균은 나선형의 간균(막대균)으로서 섬모를 가지고 있어 점액 내에서 자유로이 움직일 수 있고 강력한 유리에이스라고 하는 요소를 분해하는 효소가 있어서 암모니아를 만들어 주위를 알칼리화함으로써 위산이 많은 위 속에서도 살아 남을 수가 있다. 이 균은 위 점막의 점액층 바로 밑에 위 상피세포의 표면에 붙어서 기생하며 각종 독소를 만들어내 자기가 붙어서 살고 있는 위세포를 손상시킨다.

세계적으로 볼 때 이 균은 위생 상태가 나쁜 후진국이나 위암이 많은 나라에서 감염률이 높다. 선진국의 경우 생활이 선진화되면서 이 균의 감염률이 낮아지고 위암의 발생도 줄어들게 되었다는 역학적 보고가 있다. 우리 나라의 경우 성인의 약 70~80%가 이 균에 감염되어 있어서 헬리코박터에 관한 한 후진국에 속하며 미국은 약 45% 정도의 감염률을 가지고 있다.

이 균의 침입 경로는 유아나 유치원 아동 등 어린 시절에 입을 통하여 균이 몸 안으로 들어오는 것은 확실하지만 이 균이 체외로 나오면 곧 감염이 불가능한 형태로 바뀌어 버리기 때문에 어떻게 전염이 되는지는 아직도 불확실하다. 우리 나라에서 예전에 어른

이 음식을 씹어서 아기 입에 넣어 주거나, 음식을 한 곳에 담아 놓고 여러 사람이 함께 숟가락으로 떠먹는 습관, 젓가락을 사용하는 생활 습관, 심지어는 술자리에서 잔을 돌리는 습관 등이 이 균의 감염과 관계가 있을 것으로 지적되기도 한다.

헬리코박터는 위궤양 및 십이지장궤양의 가장 중요한 원인이다

위궤양 및 십이지장궤양 등 소화성 궤양은 종전에는 단지 위산이 위 상피세포 내로 역류하여 위 점막을 손상시켜서 생기는 것으로 생각하여 왔었다. 물론 이 사실이 틀린 것은 아니지만 이렇게 위 점막을 손상시켜서 위산의 부식작용이 일어나게 하는 데에는 위 점막에 기생하고 있는 헬리코박터의 역할이 매우 중요하다는 사실이 차츰 알려지게 되었다.

이 세균이 직접 궤양을 형성하는 것은 아니고 또 감염되어 있는 모든 사람이 소화성 궤양에 걸리는 것은 아니지만 이 균은 여러 가지 기전을 통하여 위산 분비를 많게 하여 소화성 궤양을 일으킨다. 특히 십이지장궤양에서는 거의 100%, 위궤양에서는 약 80% 정도가 이 균이 관여하기 때문에 이런 질환이 있는 환자들은 이 균을 검사하여 균의 존재가 확인되면 반드시 멸균을 하여서 완치시키고 재발을 방지하여야 한다.

헬리코박터는 어떻게 검사하는가

이 균을 검사하는 방법으로는 여러 가지가 있다. 혈액 검사는 균에 의한 핏속의 면역 반응을 보는 것이기 때문에 감염이 되었다는 사실은 증명할 수 있지만 멸균이 된 경우에도 오랫동안 양성으로 남아 있다는 단점이 있다. 위 내시경 검사시에 조직을 채취하여 세균배양을 하거나 직접 세균을 볼 수 있으며, 일명 'CLO(헬리코박터는 강력한 요소 분해 효소를 가지고 있기 때문에 조직을 특별한 배지에 넣어서 요소를 분해하는 정도를 보아서 균의 유무를 검출하는 방법)' 검사라고도 하는 유리에이스 검사를 하면 쉽게 진단할 수가 있다. 그러나 위의 한 부분에서만 조직을 채취하므로 전체를 반영하지 못한다는 제한점이 있다.

위 속에 헬리코박터가 요소를 분해하여 암모니아를 발생시키므로 이 반응에서 나오는 탄산가스를 내쉬는 숨, 즉 호기에서 검출하는 방법이 있는데 이것을 요소 호기 검사법이라고 한다. 현재까지는 환자에게 내시경 검사를 하지 않고 간편하게 할 수 있는 가장 정확한 검사법이다. 따라서 이 요소 호기 검사법은 특히 멸균 치료 후에 멸균 여부를 알아보는 데 가장 적합한 검사이다. 지금은 소변 및 대변을 이용한 방법도 개발되고 있어서 특히 어린이 검사에 유용하다.

헬리코박터는 위암의 발생과 관계가 있는가?

아직 이 부분에 대해서는 최종적인 확정은 나오지 않고 있으나 현재까지의 여러 가지 연구 결과는 이 균이 위암의 발생과 관계가 있다고 믿게 하고 있으며 심지어 세계보건기구(WHO)에서도 이 균을 제1군 발암 물질이라고 규정하였다. 이 제1군은 직접적으로 암을 일으킨다고 알려진 물질을 말한다.

이 세균은 어린 나이에 걸리게 되면 위 속에서 일평생 동안 살면서 위산 분비에 있어서 양극의 전혀 반대되는 현상을 일으키는 것이 특이하다.

즉 대부분의 사람들은 아무런 증상이 없지만 일부 사람들은 위산 분비를 촉진하여 소화성 궤양을 일으킨다. 또 어떤 사람들은 만성 염증을 일으켜서 위산 분비가 억제되고 위 점막이 위축되고 위 점막의 세포가 소장이나 대장의 세포와 같은 종류로 변환되어서 이런 변화가 있는 위 점막에서는 정상인에 비해서 위암이 잘 발생하게 된다. 이런 변화를 화생성 변화라고 한다.

현재까지의 학설로는 이 세균이 직접 위암을 일으키는 것은 아니지만 위암이 발생될 수 있도록 도와주는 역할을 한다고 믿고 있다. 또한 사람에게서 림프종의 일종인 말트림프종이라고 하는 병이 잘 생기는데 이것도 그대로 방치하면 전형적인 림프종과 같은 경과를 취하게 되며 이 균을 멸균하면 대부분의 환자에게서 이 종양이 소실된다는 것이 알려졌다. 이 말트림프종은 세균치료로서 종양을 없앨 수 있는 거의 유일한 종양이라고 할 수 있다.

동물 실험에서는 이 균이 암을 발생시킨다는 연구가 있고 이 균

을 멸균한 사람과 멸균하지 않은 사람을 오랫동안 비교하여 관찰
하였더니 멸균하지 않은 사람에게서 위암이 훨씬 잘 생긴다는 최
근의 보고도 있다.

헬리코박터는 만성 위염과 관련이 있는가?

헬리코박터는 만성 위염을 일으키는 유일한 인자이다. 그러
나 이런 만성 위염은 증상이 없는 것이 특징이어서 증상이
없는 사람에게서 이 균을 모두 치료할 것인가에 대해서 의문을 제
시하는 학자들이 많다.

만성 위염이 있는 환자들에게서 이 균을 박멸하여도 만성 위염
의 진행은 막을 수 있지만 다시 정상으로 돌아가지는 않는다.

헬리코박터를 가지고 있는 사람을 모두 치료할 것인가?

헬리코박터를 가지고 있는 사람은 모두 치료를 해야 하는가
에 대하여는 우리 나라를 비롯한 여러 나라의 의사들이 반
대의 입장을 밝히고 있다.

우선 이 균은 전 세계 인구의 절반이 감염되어 있는 가장 감염률
이 높은 세균이다. 따라서 만일 이 균을 모두 치료한다고 하면 그
비용은 천문학적인 숫자가 될 것이다.

또 이 균을 치료한다고 해도 100% 멸균이 가능한 것이 아니며

약 90% 정도만 가능하다. 즉 내성균이 있다는 증거가 된다. 이 균도 마치 결핵균과 같아서 현재 치료제에 대하여 이미 내성균이 많이 나타나고 있어서 만일 모두 치료를 한다고 하면 2차로 내성균만 남게 되어 다시 새로운 문제를 일으킬 가능성이 있다.

가장 큰 문제는 이 균의 감염자의 대부분이 별다른 증상이 없다는 점이다. 따라서 현재까지는 위궤양 환자, 십이지장궤양 환자, 말트림프종 환자, 조기 위암을 수술한 환자 등은 반드시 치료를 하는 것을 원칙으로 하고 있다. 그 밖에는 본인이 원하면 치료를 할 수 있다고 인정을 하고 있다.

일부에서는 이 균을 멸균하면 서양에서 많은 병인 역류성 식도염이 많아지고 식도 하부의 선암이 증가한다고 주장하고 있다. 실제로도 이 균의 멸균 후에 식도염과 전에 없었던 십이지장염의 발병을 볼 수도 있어서 무조건 치료를 할 것은 아니라고 생각된다.

소화기 질환 중에서 가장 많은 것이 소위 '신경성 위장병'이라고 하는 기능성 소화불량이다. 이런 환자들은 짧게는 수 년, 길게는 수십 년 동안 소화가 안 되고 윗배가 더부룩하고 가스가 찬다는 등의 증상을 호소하는 환자들로서 검사를 하면 별 이상이 없다. 그래서 이 환자들에게 이 균이 있어서 멸균하면 증상이 없어질 것인가 하는 점이 문제가 되고 있다.

분명히 이런 환자의 10%에서는 오랫동안의 난치병이 이 균의 멸균으로서 소실되는 것을 경험한다. 따라서 모든 환자들을 치료할 필요는 없고 본인이 원하면 한 번 시도할 만하다.

헬리코박터는 어떻게 박멸하는가?

이 균의 치료는 일반적으로 양자 펌프 억제제인 오메프라졸과 같은 약의 한 종류, 클라리스로마이신이라고 하는 항생제, 그리고 아목사실린이라고 하는 페니실린계 항생제 또는 메트로니다졸이라고 하는 항균제의 두 가지 중의 한 가지를 선택한 삼자 요법을 7~10일간 경구투여하며, 약 90%에서는 멸균이 가능하다.

이것으로 치료가 실패하면 양자 펌프 억제제의 한 종류와 테트라사이클린, 데놀이라고 하는 비스무스, 메트로니다졸의 사자 요법을 시행한다. 한 가지 다행한 일은 성인들의 경우 이 균을 일단 완전히 멸균하면 재감염 확률이 매우 적으며, 우리 나라 사람 가운데서도 1년에 2% 정도의 재감염이 보고되고 있다.

胃 점막의 세균

혹시 독자 여러분은 어떤 세균이 우리 몸속에 감염되어 있어서 위궤양과 같은 소화성궤양을 일으킨다는 사실을 들어본적이 있습니까?

원래 위속에는 강산 염산이 분비되어서 외부에서 들어오는 세균을 멸균하기 때문에 세균이 자라지 못하는 것으로 알고 있었지만, 1983년에 위점막표면에 「헬리코박터 파이로리」라는 나선형의 세균이 기생하고 있다는 것이 알려졌다. 이 세균이 속으로 파고들어 가지는 않지만 여러가지 독소를 분비하여 위점막세포에 염증을 일으키고 나아가서는 위암의 발생과도 관계가 깊다고 알려지고 있다.

이 헬리코박터는 십이지장환자의 거의 100%, 위궤양환자의 80%에서 발견된다.

이런 환자들은 위산분비를 억제하거나 중화하는 종래의 약을 약 4주간 투여하면 거의 90%에서 완치가 되지만 그대로 방치하면 1년 이내에 70~80%가 다시 재발한다는 문제점이 있다. 이때 이 균을 제거하는 치료를 하면 재발을 막을 수 있다고 알려지고 있다.

그러나 이 헬리코박터 균은 우리 나라에서는 정상성인에서 아무런 증상이 없지만 70%에서, 저개발국가에서는 80% 미국이나 유럽의 선진국가에서는 30% 정도의 감염률을 보이고 있다. 미국에서는 이 균이 발견되기만 하면 즉시 치료를 하고 있지만 우리 나라에서는 정상인에서 이 균이 발견된다고해도 보균자가 너무 많아서 모두 치료를 한다는 것은 현실적으로 불가능하다.

우리 나라에서는 종래으 치료법으로 치료를 하여서 재발을 잘하는 난치성이거나 궤양출혈의 경력이 있는 환자에게만 선택적으로 치료를 하는 것이 필요하다고 생각된다.

이 균의 발견을 위해서는 혈액검사법, 내쉬는 공기를 받아서 검사하는 방법이 있지만 내시경검사를 시행하는 도중에 위점막조직을 체취하여 세균을 배양하거나 현미경으로 보거나하면 쉽게 진단이 가능하다.

이 균을 제거하는 단일약제는 아직 알려지지 않았으며 두개, 세개, 또는 네개까지의 항생제, 멸균제, 위산분비억제제 등을 섞어서 사용하고 있는데, 약2주간을 사용하여야 하며, 이들 약제를 사용하는 동안 메스껍고 토하거나 배가 아프고 소화가 안 되는 등 오히려 소화기능상이 심해져서 제대로 약을 먹어내지 못하고 중단하는 경우가 많아서 치료가 어려운 단점이 있다.

현재 국내외의 모든 제약업계가 이 균을 쉽게 박멸할 수 있는 약을 발견하려고 안간힘을 쓰고 있다.

만일 그런 약이 발견된다면 그 약은 세상에서 가장 많이 소비되는 약이 될 것은 자명하기 때문이다.

－민영일(서울중앙병원 내과 과장)

〈매일경제 1995. 9. 11.〉

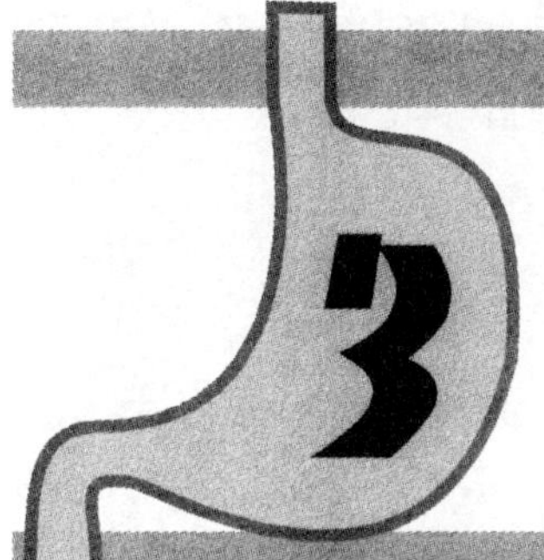

3 중요한 위장관 증상들

이 장에서는 위장 질환의 중요
한 증상들에 관하여 알아본다.
  독자 여러분도 이 중의 하나쯤
의 증상은 있을 법하다. ♣

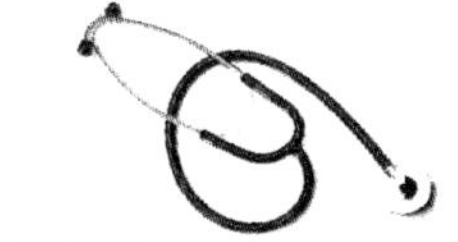

중요한 위장관 증상들

연하곤란

보통 사람은 음식을 삼킬 때 별 어려움 없이 음식물이 부드럽게 내려간다. 하지만 음식물이 내려가는 것이 느껴지고 삼키기 힘든 것을 연하곤란이라고 한다. 흔히 예민한 사람들이 음식을 삼키지 않을 때에도 목에 걸린 것 같다고 하는 이물감을 호소하는데 이것은 히스테리성 증상의 하나이며 실제로 음식물이 걸리는 증상은 아니다.

환자들 가운데에는 어느 날 목구멍을 보았더니 혀 뒤에 둥그런 것들이 많이 돋아 있다고 놀라서 뛰어오는 사람들이 있다. 이것은 혀의 뒤에 양쪽으로 나란히 늘어서 있는 큰 맛감각 돌기로 전혀 이상한 것이 아니다.

음식물을 삼키는 과정을 보면 음식물이 입 안으로 들어오면 입을 막고 혀가 음식물을 뒤로 밀어넣음과 동시에 인후에서는 기도를 막아서 음식물 덩어리가 기도로 들어가지 않게 하고 우선적으로 식도로 넘어가게 한다. 이런 작용은 단숨에 일어나며 이것은 뇌의 연수에 중추가 있는 뇌신경 작용에 의한다. 따라서 뇌신경 마비가 있으면 연하곤란이 발생한다. 반신 불수가 되는 뇌졸중 환자에게서 잘 삼키지 못하고 음식을 떠 넣으면 코로 음식이 나오고 사래가 들리는 것을 볼 수 있다. 이런 사람에게 계속해서 음식을 입으로 먹이면 흡입성 폐렴이 생겨서 위험하다. 이런 경우에는 내시경을 이용하여 복벽에서부터 위에 직접 관을 삽입하여서 이 관을 통해서 음식물을 공급해야만 안전하다. 고령의 노인에게서 식도에 특별한 이상이 없는데도 불구하고 연하곤란이 가끔 생길 수 있고 삼키다가 잘못하면 사래가 들리기 쉬우며 이런 현상을 특히 노인성 식도라고도 한다.

일단 식도로 넘어간 음식물은 중력에 의하여 위로 내려가는 것이 아니라 식도의 규칙적인 연동운동에 의하여 밀려 내려간다. 이 때문에 사람은 거꾸로 매달려서도 음식을 먹을 수가 있다. 또 일단 삼킨 음식물은 위까지 도달하게 되며 식도의 중간에서 되돌릴 수는 없다. 이 연동운동의 이상이 생기는 공피증 환자, 호두까기 식도, 심한 당뇨병 환자, 중증 근무력증 환자에게서 연하곤란이 생길 수 있다.

식도에 좁은 곳이 있어도 음식물이 잘 내려가지 않아 연하곤란이 생길 수 있다. 일반적으로 식도의 내강이 음식을 삼키지 않을 때에는 2.5cm, 음식물의 통과시에는 4cm까지 늘어날 수 있다. 그러나 이 내강이 2/3 이상 줄어들면 연하곤란이 나타난다. 이런 식도협착의 가장 중요한 원인으로는 식도암이 있고 갑상선이 커져서 식도를 누를 수도 있으며 부식성 식도염에 의한 협착, 아칼라지아 등이 있다.

어떤 원인으로든지 식도협착이 발생하면 딱딱하고 큰 덩어리의 음식을 삼키기 어려워진다. 그러나 딱딱한 덩어리가 아니라 버터나 물렁물렁한 음식물 덩어리도 좁은 부위의 위쪽에 놓이면 체크밸브의 역할을 해서 음식물이 통과하지 못하게 한다. 또 땅콩 같은 것은 물에 불으면 커져서 나중에 연하곤란을 가중시킨다.

식도협착이 오래되면 그 곳에서 식도암이 생기기 쉬우므로 10년 이상 오래된 식도협착 환자의 경우 최근에 갑자기 식도협착 증상이 심해지면 지체하지 말고 내시경 검사를 받아서 암이 생기지 않았는지 알아보아야 하며 정기적인 검사가 필요하다.

정상인도 뜨거운 음식을 먹거나 얼음을 삼키면 연하통이 있다. 식도에 궤양이 생겼거나 염증이 심하면 음식물이 내려갈 때 연하통을 호소할 수 있으나 이것은 연하곤란과는 다르다. 실제로 생선을 먹다가 목에 가시가 걸리면 음식을 삼키거나 침을 삼킬 때 아프다. 이 때에는 우선 이비인후과에 가서 가시를 꺼낼 수 있다. 집에서 억지로 손가락으로 가시를 꺼내려고 노력하는 것은 힘만 든다.

음식을 삼킬 수 없을 때

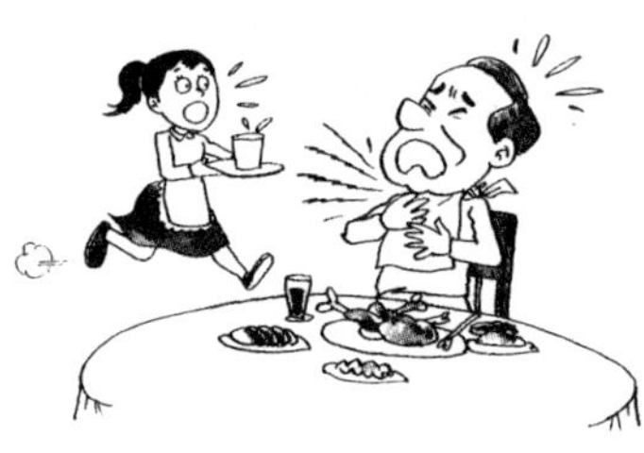

75세 되는 남자분이 진찰을 받으러 왔다. 아들·딸로 보이는 서너 명의 가족들이 심각한 표정으로 진찰실로 따라들어 오는 것이었다. 이 할아버지는 이틀 전부터 갑자기 삼킬 수가 없게 되어서 근처의 방사선과의원에서 식도X선 촬영을 하였더니 식도암이라고 하면서 큰 병원으로 가보라고 하였다고 한다. 가지고온 식도X선 사진은 영낙없는 식도암의 소견을 보였다.

자세히 문진을 하여 보니 이틀 전에 오랜 친구들과 만나서 갈비집에서 저녁을 함께 할 때 식사중에 한번 가슴이 뭉클한 적이 있었는데 그 다음날부터 전혀 음식을 삼킬 수 없게 되었다고 한다. 아무리 X선 소견이 식도암처럼 보여도 증상이 갑자기 생겼다는 병력으로 보아서 이 분의 병은 절대로 식도암이 아니라는 것

은 확신할 수 있었다. 식도암은 고령의 남자에서 많다. 연령적으로는 이 분에게 합당하지만 원래 식도암은 식도의 내강(內腔)을 점차적으로 막으면서 자라나므로 음식을 삼킬 때에 걸리는 증상이 점진적으로 심해지게 되어서 처음에는 딱딱한 큰 덩어리만 삼키기 어렵다가 나중에는 물도 잘 안넘어가게 된다.

사람은 거꾸로 매달려서 음식을 먹을 수 있다. 이것은 음식물을 위(胃)로 이동시키는 식도의 연동운동이 잘 발달되어 있기 때문이다. 고령이 되면 이런 식도운동이 저하되어서 음식물이 나오기도 하고 사래가 들리기 쉽다. 또 노인들은 치아가 좋지 못하여 충분히 씹지 못하고 덩어리를 그대로 삼키는 수가 많으며 이 노인처럼 식도에 음식물이 걸려서 막히는 수가 있다. 음식물이 걸려 있어도 처음에는 어느 정도 통하다가 차츰 음식물이 더 쌓이게 되고 음식물 덩어리가 물을 흡수하여 불어나게 되면 완전히 막혀 버리게 된다. 이런 환자에게 내시경검사를 할 경우에 경험이 많지 않은 의사가 처음 보면 큰 암덩어리가 거의 부패되다시피 되어서 막혀 있다고 하며 호들갑을 떠는 일도 있다.

이 환자에서는 그 후에 식도를 막고 있는 갈비덩어리를 내시경을 이용하여 일부를 꺼내고 일부는 위 속으로 넣기도 하여 모두 제거하여서 시원하게 「식도암(?)」을 완치시킬 수 있었다.

몸이 불편하여 병원에 가면 의사가 청진기로 「진찰」을 하기에 앞서서 어디가 아프냐, 언제부터 아프냐, 어떻게 아프게 되었느냐는 등 귀찮을 정도로 마치 형사가 도둑잡듯이 시시콜콜 자세히 캐어 묻는다. 이런 것을 알고 있는 어떤 환자는 아예 처음부터 잔뜩 메모를 하여 가지고 와서는 묻지도 않는 것을 줄줄 읽어 내려가는가 하면, 어떤 시골 노인은 「그런 건 왜 물어보슈, 어디 맞춰보슈」하면서 입을 꽉 다물어 버리기도 한다.

의사가 환자의 병의 역사에 관하여 물어보는 과정을 문진(問診)이라고 한다. 이 문진에서는 주증상이 무엇인가를 알아보고 그 주증상이 언제, 어떻게 생겼는지 알아보게 되며 또 주증상과 관계는 없지만 몸에 생긴 다른 증상 및 변화 등을 모두 자세히 물어보게 된다. 이렇게 문진을 함으로써 대부분의 병은 75%정도 짐작이 가능하게 되며 그 후에 시행하는 여러 가지 검사들은 모두 그 짐작을 확인하는 절차에 지나지 않는다.

-민영일(울산의대 교수·서울중앙병원 소화기내과 과장)

〈서울경제신문 1992. 8. 11.〉

오심 및 구토

오심(메스꺼움)과 구토는 대개 함께 나타나지만 오심만 있고 구토는 없을 수도 있다. 이들은 자율신경의 자극을 동반하기 때문에 오심과 구토가 심하게 생기면 피부가 창백해지고 식은 땀이 나며, 침이 나오고 대변이 마려워지며, 맥박이 느려지며 저혈압이 나타나기도 한다.

오심 및 구토는 편두통·뇌종양·뇌막염 등 뇌압이 높아지는 질환, 바이러스성 또는 독성 간염, 신장기능이 없어져서 신체에 노폐물이 축적되어서 나타나는 증상인 요독증, 당뇨병시의 케토산혈증, 음주 후, 마약 복용 후, 임신, 배 멀미 등 위장병이 아닌 경우에도 흔하다. 하지만 위나 창자가 막힌 경우, 위장의 기능이 마비된 경우, 복막염·췌장염 등 심한 복통을 동반하는 모든 질환에서 나타날 수 있다.

이와 같이 원인이 다양하므로 이것만으로는 진단에 도움이 안 되는 경우가 많은데 구토가 일어나는 시간과 음식과의 관계를 잘 따져보는 것이 중요하다. 즉 아침에 깨어나자마자 하는 구토는 임신, 음주 후, 요독증 환자에게서 관찰된다. 음식을 보기만 해도 또는 먹는 도중이나 음식이 들어가고 난 직후에 발생하는 구토는 신경성인 경우가 많다.

위나 소장 등 위장 장애에 의한 구토는 음식이 위에 들어와서 어느 정도 작용을 한 식후 30분 내지 1시간이 지나야 나타난다. 대장이 막힌 경우에는 상부 폐쇄의 경우보다 구토가 늦게 나타나서 식후 3~4시간 후가 된다. 유문이 막혀서 토하는 경우에는 식후 30분 내지 1시간 후에 속이 메스꺼우며 윗배에 큰 덩어리가 '꿈틀꿈틀' 움직이는 것 같은 느낌이 있고 토하며, 위액이 섞이므로 먹은 양보다 훨씬 많은 양을 토하게 된다. 그러나 아무리 토해도 담즙이 섞인 노란 장액은 토하지 않는다.

이 꿈틀꿈틀 움직이는 것은 위의 연동운동이 증가되어서 나타나는 현상이다. 그러나 대유두 아래 부위에서 소장이 막힌 경우에는 담즙이 섞인 물을 토하게 된다.

음식물과 관계 없이 늘 머리가 심하게 아프며 때로는 예고 없이 분수처럼 토하는 것은 뇌압의 항진과 관계가 있으며, 위장병보다는 뇌종양과 같은 뇌 질환을 고려해야 한다. 갑자기 뇌에 충격을 받거나 귓속에 평형을 유지하는 세반고리관에 이상이 생기면 심하게 어지러우며 어지러움 자체 때문에 토하게 된다.

같은 유문 협착의 경우에도 소화성 궤양에 의한 협착의 경우에는 오래 전부터 속이 쓰리고 소화성 궤양을 앓았다는 병력이 있으며 토하는 물질도 과도한 위액과 섞이므로 물이 많고 양이 많지만 위암의 경우에는 소화성 궤양의 병력 없이 갑자기 토하는 증상이 나타나며 대개 무산증이거나 위산 분비가 약하므로 먹은 음식의 덩어리를 직접 토하는 경우가 많다.

심하게 토하다 보면 한꺼번에 많은 위 내용물이 좁은 식도로 몰리게 되므로 식도 하부의 점막이 찢어지거나 식도 자체에 구멍이 나는 경우가 있다. 이렇게 되면 토하고 난 후에 곧바로 피를 토하게 된다. 점막이 찢어진 경우를 맬로리바이스 증후군이라고 한다. 완전히 구멍이 뚫린 것은 보아하브 병이라고 한다.

계속해서 오랫동안 토하는 경우에는 위액에 있는 위산이 배출되어 버리므로 위산에 포함된 다량의 칼륨이 소실되기 때문에, 같은 탈수라고 하더라도 설사보다 더 기운이 없어지고 힘들며 특별한 치료를 해야 한다.

어떤 사람들은 토하지도 않았는데 위 속으로부터 냄새나는 조그만 덩어리가 계속하여 입으로 넘어온다고 한다. 이런 것

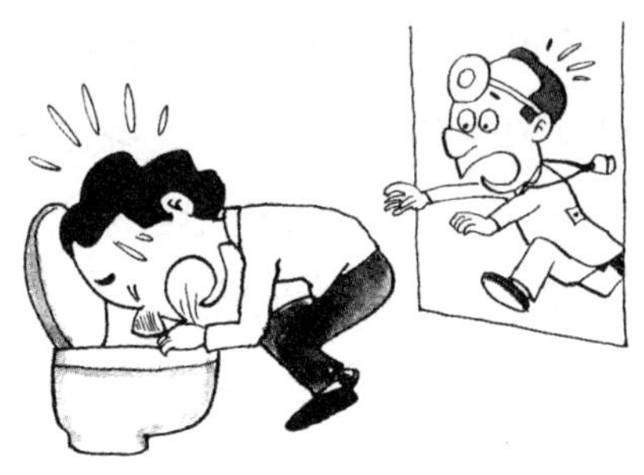

은 코와 목구멍이 통하므로 콧속에 있는 것이거나 가래에 섞인 것이 넘어온다고 생각된다. 위 속에 있는 물질은 토하거나 되새김을 하지 않고는 입으로 넘어올 수 없다.

흉통

장기에 공급하는 혈액이 모자라서 생기는 현상을 허혈성 질환이라고 한다.

원래 흉통은 심장에서 생기는 것이 일반적이며 이것을 심장 앙기 또는 협심증이라고 한다. 이것은 심장근육에 혈액을 공급하는 관상동맥에 동맥경화에 의한 협착이 있을 때 나타나며 그 통증은 보통 높은 곳을 올라가거나 심한 운동을 할 때 나타난다.

이 협심증 때의 통증은 갑자기 가슴 한복판에서 느껴지는 격심한 통증이며 양팔의 안쪽으로 확산되는 경우가 많고 대개 5분 이상을 넘지 않으며 가만히 있으면 저절로 통증이 가라앉는다. 심장이 가슴의 왼쪽에 있다고 해서 왼쪽 가슴에 통증이 나타나는 것은 아니다.

우리 나라 사람들 중에는 가슴이 아프다고 하면서 실제로 어디가 아프냐고 짚어 보라고 하면 오목가슴이라고 하는 복부를 가리키는 경우가 많다. 또 반대로 복통인데도 불구하고 가슴이 아프다고 하는 사람들도 있다.

식도에서도 협심증과 비슷한 통증이 생기며 실제로 협심증으로 의심하였던 환자의 1/3은 식도에서 통증이 온다고 한다. 이런 식도성 흉통은 심장성 통증과 구분이 어려울 때가 많으며 식도의 운동이 불규칙하고 항진되어 있는 호두까기 식도, 미만성 식도경련, 역류성 식도염에서 발생할 수 있다. 식도궤양이나 식도암도 심해지면 흉통이 나타난다.

흉통과는 다르지만 흉부 작열감이 있다. 가슴 쓰림이라고도 하며 영어로는 하트번이라고 하고 일본어로는 무네야끼(むねやき)라고 한다. 우리 나라 말에는 이에 대한 적당한 용어가 없어서 사람마다 표현이 다르다. 이것은 오목가슴에서부터 뜨겁고 타는 듯한 감각이 생겨서 위로 향해서 목으로 뻗치는 증상을 말한다.

이것은 역류성 식도 질환의 전형적인 증상으로서 매우 중요하다. 역류된 위산이 식도점막을 자극하여서 생기는 것으로서 증상이 있을 때에는 물이라도 마시면 증상이 완화되며 담배를 피우거나 커피를 마시면 증상이 유발된다. 또 다른 역류성 식도 질환의 중요한 증상의 하나는 신물이 목으로 넘어오는 것이다. 이 흉부 작열감과 신물의 역류가 있으면 그것만 가지고도 일단 역류성 식도 질환이라고 진단해도 무방하다.

딸꾹질

딸꾹질은 횡격막이 불규칙하게 경련을 일으키는 현상으로 누구나 한 번쯤 경험을 한다. 일반적으로 술을 마시거나 담배 연기를 들이마셨을 경우, 매운 것을 먹거나, 어떤 특정한 음식을 먹으면 유발될 수 있다.

이것은 성문이 갑자기 막히면서 호흡의 흡기 근육이 수축해서 나는 소리이다. 대체로 금방 멎지만 며칠, 심지어 세계적으로는 몇 년을 가면서 멎지 않는 경우도 있다. 이렇게 오래가는 경우에는 중추 신경계의 염증 또는 구조적 이상이 있을 수 있고 횡격막의 종양 또는 염증, 혈관 이상 등에 의한 자극을 생각할 수 있다.

딸꾹질을 오래하게 되면 머리가 아파오고 위액이 식도로 역류하므로 역류성 식도염이 생겨서 흉통이 발생할 수 있다. 일반적으로 손가락을 입에 넣어서 구토를 유발시키든지 숨을 내쉬고 나서 힘을 주고 참고 있는 발살바 운동을 하면 딸꾹질이 멎는다. 그래도 딸꾹질이 멎지 않으면 병원에 가보아야 한다. 역행성 인후 신경이라고 해서 횡격막의 운동을 조절하는 신경에 이상 자극이 원인이 될 수도 있다.

복통

위 장관의 거의 모든 병이 복통과 관계가 있어서 복통에 관하여 몇 가지 중요한 점을 알아본다.

사람들은 흔히 "배의 이곳이 아픈데……" 하고 손으로 지적하면서 "이곳에 무엇이 있느냐?"고 묻는 경우가 많다.

만일 교통사고를 당해 창자가 배 밖으로 튀어나왔다고 해도 이 창자를 칼로 잘라도 통증을 느끼지 못한다. 그러나 이 창자를 잡아당기거나 바람을 넣어서 부풀리거나 혈관을 압박하여 피가 흐르지 못하게 하면 통증을 느낀다. 배에서 느끼는 통증은 대부분이 이런 내장통이며, 이 내장통은 장기가 있는 장소와 통증을 느끼는 장소가 일치하지 않고 항상 복부 한가운데에서 느껴진다.

예를 들면, 충수염도 초기에는 윗배 중앙에서 통증을 느낀다.

복막에는 복벽을 싸고 있는 복벽 복막이 있고 복강 내에 장기를 싸서 덮고 있는 내장 복막이 있다.

뱃속의 장기 중에서도 복강 내에 있는 것이 있고 복강 뒤에 있어서 내장 복막이 싸고 있지 않는 장기도 있다. 복강 밖, 즉 후 복막에 있는 장기는 신장, 요관, 췌장, 십이지장의 일부, 대동맥, 대정맥 등이다. 개복을 할 때에 맨 마지막으로 여는 막이 복벽 복막이다. 이 복막에는 피부와 마찬가지의 통증을 느끼는 감각신경이 분포되어 있기 때문에 이곳에 염증이 생기면 마치 피부가 곪는 것처럼 예리한 통증을 바로 염증이 있는 부위에서 느끼게 된다. 즉 복막통은 병변의 부위와 통증의 장소가 잘 일치한다. 충수염에서 오른쪽 아랫배에 느끼는 후기 통증이 바로 전형적인 복막통인 것이다.

위장관의 협착이 생기면 그 협착된 부위를 통하여 내용물을 통과시키려는 작용이 커져서 협착된 장관의 상부쪽은 늘어나면서 장의 운동이 증가된다. 이 운동이 심해질 때마다 통증이 발생되기 때문에 일단 통증이 생기면 점점 심해졌다가가 갑자기 멈추고 하는 크레센도-데크레센도식으로 주기적인 통증이 생긴다. 이런 통증은 위장관 벽의 평활근이 잘 발달되어 있으면 있을수록 심하며 아기를 낳을 때 자궁에서 생기는 산통이 대표적이다.

산통이 있는 임산부를 잘 관찰해보면 통증이 생길 때에는 자궁 근육이 딱딱하게 굳어지고 얼마 지나면 그 경련이 풀리면서 통증이 사라지고 산모가 잠이 들게 된다. 속이 빈 장기이더라도 근육의 발달이 약한 담도나 요로가 좁아진 경우에는 통증이 생겨도 거의 지속적으로 나타나게 된다. 이와 같이 위장관의 폐색시에 주기적으로 나타나는 통증을 산통이라고 부른다.

복막염이 생겼을 때에 통증은 통증이 있는 장소와 병변의 부위가 잘 일치한다. 복막 전체에 염증이 생기는 경우는 복강 속으로 염증을 일으키는 물질이 뿌려졌을 때이며, 위에 구멍이 생긴 경우에 위액이 복막 전체에 퍼지면 미만성 복막염이 생긴다.

이 때에는 배가 나무판자처럼 딱딱해지고 기침만 해도 통증이 심해지기 때문에 움직이기가 싫고 살살 걸으며 의사가 배를 만지는 것조차 꺼린다. 위에 구멍이 생기는 것은 위궤양 때문이며 대개 저녁을 잘 먹은 후에 갑자기 터진다. 한편 복강 내의 어느 한곳에만 고름이 고이는 경우에는 그 자리에만 통증이 생기고 누르면 압통이 심하게 된다. 이것은 국소성 복막염이며 충수염이나 게실염에서 특징적으로 나타난다.

복강 내에는 자기의 피가 고여도 반응을 일으켜서 배가 아프게 된다. 복강 내로 소변이 새어나가거나 대변이 들어가는 것은 처음에는 큰 반응을 일으키지는 않는다. 대변은 복강 내에 세균이 퍼져서 세균성 복막염을 일으켰을 때 비로소 문제가 된다. 소변은 복강 내에 고여도 무균인 경우에는 별로 복통을 일으키지 않는다.

배를 무슨 이유로든지 수술했는데 봉합한 곳에서 맑은 물이 계속 나오면 소변길이 손상되어서 소변이 새어나가는 것을 의심해야 한다. 복강 내로 담즙이 새어나가도 무균상태이면 별 증상이 없지만 감염된 담즙인 경우에는 심한 반응을 일으킨다.

　담석증의 발작이 있어서 생기는 담석성 복통과 췌장염에서 생기는 췌장성 복통은 「담도 췌장 질환」 편을 참조하면 된다. 요로 결석에 의한 통증은 한쪽 허리가 아프며 앞으로 돌아서 고환이 있는 쪽으로 통증이 뻗친다. 때로는 이 때 육안으로 혈뇨를 확인할 경우도 있다.

　복통은 복강 내의 병변뿐만 아니라 뱃속이 아닌 다른 곳의 병변에서도 생길 수 있고 대사성 질환에서 올 수도 있다. 척추가 곱추처럼 휘면 이 때문에 배가 불편할 수 있고 심부전이 되면 피가 간에 고여서 간이 부으면서 윗배가 아플 수 있다. 폐 아랫부분의 폐렴은 복부의 통증으로 느낄 수도 있고, 요로 결석, 자궁 외 임신 등 다른 장기의 병변도 복통으로 느낄 수 있다.

　납중독이 되어도 빈혈이 생기면서 배가 아플 수 있고 포르피리아라고 하는 특수한 대사 질환에서는 여성에게서 원인을 찾기 어려운 복통이 있을 수 있다. 요독증이나 당뇨병의 케토산 혈증에서도 복통을 호소한다.

　복통의 진단에 있어서는 식사와 복통과의 관계를 알아보는 것이 중요하다. 대부분의 복통은 식후에 15분이든지 어느 정도 시간이 지나야만 있다. 적어도 위 속에 들어가서 음식물이 어느 정도 작용을 할 시간이 필요하기 때문이다. 음식을 먹는 동안에 아프다거나 삼키자마자 아픈 것은 기능성 소화불량의 증상이 많다. 소화성 궤양은 음식이 다 내려간 식후 4~6시간 후에 통증이 오는 것이 일반적이다.

　복통의 시간도 중요한데 오래가는 것일수록 병적인 경우가 많고 바늘로 찌르는 것처럼 수 초간 아픈 것은 창자의 움직임에 의한 것으로 별 이상이 있는 것은 아니다.

우리 나라에서 초가을에 야산이나 들판을 돌아다니고 난 후에 피부에 두들두들한 검은 반점이 생기면서 열이 나고 배가 아픈 병이 있다. 이것은 들벼룩에게 물려서 생기는 쓰쓰가무시 병이라고 하는데, 리케차에 의한 병이다. 또 우리 나라에만 있는 바이러스에 의한 유행성 출혈열이 있다. 이것은 농촌에서 흔하지만 지금은 도시에서도 나타나는 병으로서 눈이 충혈되고 열이 나며, 배가 아프고 오줌이 안 나오며, 출혈성인 현상을 보이는 우리 나라의 휴전선 지역에서 시작된 유명한 병이다. 이 병도 뱃속에 수술해야 할 병이 있는 것처럼 배가 아프다.

사람들이 가장 흔히 호소하는 수 년 또는 수십 년간 지속되면서 배가 아프고 더부룩하며 가스가 차고 소화가 안 된다고 하는 여러 증상이 복합된 증상의 대부분이 '기능성 소화불량'이며 흔히 '신경성 위장병'이라고 하는 범주에 속한다. 이것에 대해서는 별도로 자세히 설명하겠다.

속 쓰림

우리 나라 사람들은 "속이 쓰리다", "속을 훑어 내린다"고 말하는 경우가 참으로 많다. 우리 나라 사람들이 소화불량을 호소하는 거의 모든 질환에서 속 쓰림은 다 있다고 할 정도이다. 속이 쓰리다는 증상은 음식이 다 내려가고 위가 비었을 때 아프거나 불편한 증상이 있으며, 이 때 음식을 먹거나 물을 마시면 위산이 중화되므로 증상이 완화되는 상태를 말한다고 필자는 이해하고 있다.

이런 증상이 심할수록 위산의 과다 분비에 의한 소화성 궤양이며 만일 젊은 남자에게서 속이 비면 몹시 쓰리고 음식을 먹으면 쓰린 증상이 나아졌다면 십이지장궤양일 가능성이 매우 높다. 십이지장궤양이 위궤양보다 위산 과다분비와 관련이 더 많고 속 쓰림 증상이 위궤양에 비하여 뚜렷하다. 같은 위궤양이라고 하더라도 나이가 많아서 위산 분비기능이 저하된 경우에는 이런 전형적인 증상이 잘 안 나타나고 윗배가 단지 아프기만 하다.

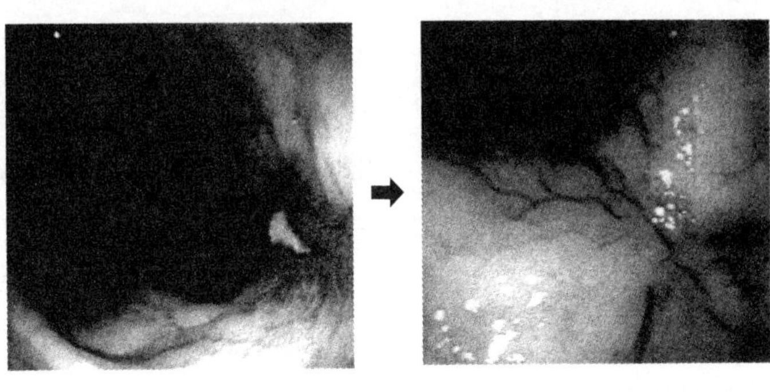

◀ 치유기의 위궤양 ▶　　　　◀ 완전 회복된 위궤양 ▶

소화성 궤양 환자는 밤 12시나 1시쯤에 속이 몹시 쓰리고 아프다가 새벽이 되면 오히려 속 쓰림이 가라앉아 늦잠이 들게 된다.

많은 사람들이 새벽에 잠이 깰 무렵 속이 쓰리다고 하는데 이런 속 쓰림은 일어나서 움직이거나 물이라도 마시면 곧 가라앉는다. 이 증상은 소화성 궤양의 증상이 아니며 오히려 기능성 소화불량 환자에게서 흔히 나타난다. 이런 증상이 있는 사람은 저녁을 일찍 먹고 밤에 간식을 피하는 것이 좋다. 과식을 하는 것도 나쁘며 커피나 담배는 반드시 끊어야 한다.

우리 나라 사람의 속 쓰림이라는 증상은 사람마다 다른 증상을 표현하는 것 같기도 하다. 어떤 사람은 음식을 먹으면 속이 쓰리다고 한다. 어떤 경우에는 제산제나 기타 산을 억제하는 약을 복용하여도 증상이 가라앉지 않는다. 때로는 가슴이 쓰리다는 표현도 하는데 이것은 아마도 역류성 식도 질환에서 생기는 흉부 작열감을 표현하는 것 같다.

황달

황달이라고 하는 것은 신체 내에 빌리루빈이라고 하는 색소가 침착되어서 온몸이 노랗게 되고, 특히 눈의 흰자위가 노랗게 되는 것을 말한다. 이 빌리루빈이라는 색소는 적혈구 또는 그 밖의 근육 등에 있는 힘(heme)이라고 하는 물질이 분해되어서 생기며 타박상으로 피부에 멍이 들면 나중에 노랗게 변하는 것도 이 색소 때문이다.

이 물질은 적혈구가 비장이나 골수에서 수명이 다했을 때 파괴되어서 생기며 간에서는 이 색소를 모아서 담즙으로 내보내는 작용을 한다. 따라서 황달은 이 색소를 모아서 내보내는 간의 기능이 약해지거나 담즙을 내보내는 길이 막혀 있으면 생길 수 있고 어떤 경우에는 빌리루빈의 생성이 너무 많아서 미처 처리를 하지 못해도 생길 수 있다. 그러나 담즙을 형성하는 주요 물질은 무색의 담즙 산이다. 담즙 산은 지방질의 소화를 도와주며 회장의 말단부에서 재흡수되어 다시 간에서 담즙으로 배출되어서 쓰이게 된다.

따라서 황달은 급·만성 간염, 말기 간경화증, 간암, 담도암, 담낭암, 췌장암, 적혈구가 심하게 파괴되는 혈액 질환 등에서 나타날 수 있다.

담도가 막혀서 생기는 황달은 가려움증을 동반하며 소변이 짙은 간장색을 띠며, 그대로 두면 녹색을 띠는 흑달로 변하게 된다.

눈의 흰자위는 노랗지 않고 손바닥·발바닥이나 피부만 노란 경우는 황달이 아니며 몸 속에 카로텐이라는 물질이 침착되었기 때문이다. 귤이나 당근 등 색소가 많은 음식을 먹어서 생길 수도 있고 빈혈이 심하여 피부가 창백하면 상대적으로 노랗게 보일 수도 있다.

사람의 대변이 노란색을 띠는 것은 바로 이 색소가 배설되기 때문이며, 만일 대변이 밥을 이겨놓은 것처럼 노란색을 전혀 띠지 않는다면 담도가 완전히 막혔거나 간 기능이 일시적으로 매우 나쁜 것을 의미한다.

황달이 찾아온 까닭

65세 되는 노인 한분이 황달이 들어서 입원하였다. 환자의 말로는 어디 아픈 곳도 없는데 한 열흘 전부터 몸이 노랗게 된 것을 집안 식구가 발견했다고 한다. 진찰을 해 보니 피부는 약간 녹색을 띠는 짙은 황색이고 우측 상복부에 달걀 모양의 단단하고 동그란 덩어리가 만져졌다.

이 환자처럼 무통성 황달 증상이 나타나고 우측 상복부에 충만·확장된 쓸개가 덩어리로 만져지는 경우는 대개 췌장머리부분의 암을 의미한다. 이 환자도 췌장머리부분의 암을 확진받았지만 수술은 불가능한 상태였다. 황달만 덜하게 하기 위하여 체외에서 간 속으로 튜브를 꽂아 이 튜브로 담즙이 흘러 내리게 해서 황달을 줄이는 조치를 하고 퇴원하였다.

황달은 병명이 아니고 발열, 기침과 마찬가지로 하나의 증상이다. 황달은 우리 몸의 적혈구가 파괴되어 생기는 빌리루빈이라는 황달색소가 간을 통해 담즙에 녹아 장내로 배설되는 과정에서 체내로 뿜어져 전신에 착색이 되는 현상이다. 때로는 황달 색소가 간에서 처리하기에 넘칠 정도로 많이 생겨 황달이 오기도 한다.

급성간염이 있으면 간세포가 황달색소를 담즙으로 넘겨 주는 기능이 저하되어 황달이 오며 담석증이나 암이 있어서 담즙이 창자로 내려 가는 길이 막히는 경우에도 황달이 오는데 이를 폐쇄성 황달이라고 한다.

B형 간염과 같은 급성간염에 의한 황달의 경우에는 황달이 나타나기 1~2주 전쯤에 갑자기 입맛이 없어져 마치 밥알이 모래알 같고 몸을 가눌 수 없을 정도로 심한 피로감이 선행된다. 속이 메스껍고 소화가 안되지만 특별한 통증은 없다.

담석증에 의한 황달의 경우에는 대개 오목가슴에 갑자기 심한 통증이 나타나는데, 보통 이것은 일반인들이 심하게 체했다는 정도이며 이것이 수시간 계속되고 이내 소변이 붉거나 진한 노란색을 띠게 된다. 이어서 오한 및 발열이 나타나서 소위 몸살이 생겼다고 하는 특징이 있다.

췌장암·담도암 등 암이 담도를 막아 황달이 생기는 경우에는 담즙이 대변으로 전혀 배설이 안되므로 대변이 마치 주먹밥을 뭉쳐 놓은 것처럼 흰 대변이 되며 전혀 통증

대변 하얗고 쓸개 만져지면 췌장암

입맛 없고 피로 극심하면 肝炎징후

이 없는 것이 보통이고 우상복부에 쓸개가 충만되어서 동그란 덩어리로 만져지기도 한다. 피부가 가려운 경우도 많다. 황달은 우리 몸에서는 눈의 흰자위에서 가장 잘 알아볼 수 있으며 특히 형광등이 아닌 햇빛에서 잘 알 수 있다. 간혹 손바닥·발바닥 및 피부가 노랗다고 하여 황달이 아니냐고 찾아오는 분들이 있는데 이것은 피부에 카로틴이라는 색소가 침착되기 때문이며 눈의 흰자위는 흰색으로 보인다. 핏속의 혈색소가 모자라는 빈혈이 있어도 우리 동양인들은 피부가 노랗게 보일 수 있으므로 구별을 잘 해야 한다.

황달이 심하면 흑달이 된다고 일반인들은 믿고 있다. 그러나 현대의학에서는 흑달이라는 겁게 되는 황달은 없으며 단지 폐쇄성 황달이 오래되면 노랗다 못해서 초록색의 색조를 띠게 된다.

민간요법으로 참외꼭지를 코에 꽂고 있으면 좋다고 하여서 온통 코속이 헐어서 오는 분이 있는가 하면 황달이 있어 입원한 분이 붕어를 보고 있으면 빨리 황달이 빠진다고 하여 어항에 살아있는 붕어를 넣어 놓고 하루종일 들여다 보고 있는 웃지 못할 일도 있다.

황달은 원인을 정확하게 알아야만 치료가 가능하다.

- 민영일(울산의대 교수·서울중앙병원 소화기내과 과장)

〈서울경제신문 1992. 2. 25.〉

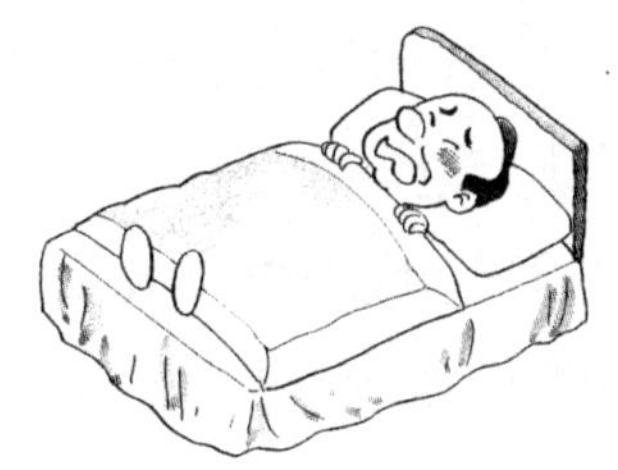

토혈 및 상부 위장관 출혈

위장관에서 출혈이 있어도 토혈은 전혀 하지 않고 소장으로 흘러들어가기만 하는 경우에는 코에 관을 넣어서 일부러 위액을 뽑아보지 않으면 알 수가 없다. 이렇게 소장으로 피가 흘러들어가면 피가 자체 소화가 되어서 대변이 마치 먹을 갈아 놓은 것처럼 새까맣게 된다. 이것을 흑색변이라고 한다.

선짓국이나 피가 섞인 음식을 먹었거나 코피가 난 것을 삼키면 이런 변을 보지만 그렇지 않고 이런 변을 보면 상부 위장관 출혈을 생각해보아야 한다. 철분이 들어 있는 약을 복용하거나 비스무스가 들어 있는 설사약 등을 복용하면 대변이 검게 되는 경우가 흔하지만 쥐색이나 진한 녹색을 띠며 먹을 갈아 놓은 것 같은 흑색을 띠지는 않는다.

위로 피를 토할 수 있는 경우는 트라이츠 인대 상부위 장기인 식도·위·십이지장에서부터 출혈이 있을 때이다. 이 트라이츠 인대 상부의 위장관을 상부 위장관이라고 한다. 트라이츠 인대는 왼쪽 윗배에서 소장을 고정시키고 있는 인대를 말한다.

단, 한 번이라도 토혈을 한 경력이 있어도 그것이 선홍색의 핏덩어리를 토한 후에 식은땀을 흘리면서 어지러워지거나 했던 병력이 있으면 혈압이 떨어졌던 것이므로 동맥 출혈의 가능성이 있다. 다음에 다시 출혈을 하면 위험하므로 즉시 자세한 검사를 해야 한다.

토혈을 하는 경우에도 커피 찌꺼기 같은 거무죽죽한 물을 토하는 경우에는 출혈의 속도가 느리므로 다소 시간적 여유가 있다. 이렇게 검게 되는 것은 피가 위산의 작용에 의하여 변화되기 때문이다. 따라서 출혈의 속도가 매우 빠르면 미처 위산과 섞일 시간이 없으므로 그대로 피처럼 보인다. 식도에서 바로 출혈되어서 토하면 피 자체를 토하게 된다.

상부 위장관 출혈의 가장 중요한 원인으로는 소화성 궤양의 출혈이 있고 다음으로는 식도 정맥류 파열에 의한 출혈이 있다. 식도 정맥류 파열의 경우에는 그 원인으로 간경화증 등 간 질환이 문제가 되므로 간의 치료가 중요하다. 출혈 후에는 간성 혼수에 들어가서 기절하는 경우가 많으므로 장내로 흘러들어간 혈액은 관장을 해서 씻어내는 것이 중요하다. 또 식도 정맥류 출혈 후에는 일시적으로 복수가 생기며 간 기능이 악화된다.

일부 사람들은 건강에 좋다고 해서 동물의 피를 마시기도 한다. 원래 사람의 피도 그렇지만 동물의 피는 모두 구토를 일으키는 작용이 있고 피를 먹는다고 해서 특별히 건강에 좋을 것이 없다.

하혈 및 항문 출혈

항문으로 피가 나오는 것을 하혈이라고 한다. 하혈은 트라이츠 인대에서부터 하부의 소장에서부터 항문 사이에 출혈이 있으면 생길 수가 있다. 그러나 소장 출혈의 경우에는 위산이 섞여서 생기는 변화가 없으므로 마치 붉은 밤 색깔을 띨 수도 있고, 대장 출혈인 경우에는 금방 피라고 알아볼 수 있다. 대장 상부의 출혈인 경우에는 대변 속에까지 골고루 피가 섞이게 되지만 직장 출혈이면 대변의 겉에만 피가 묻어 나오게 된다. 항문에서 출혈이 있는 경우에는 변을 볼 때 피가 나오거나 휴지에 끈적끈적하게 묻게 된다. 대장의 상부에서 나온 피는 응고가 되지 않으며 피 자체가 변비 치료제의 역할을 하므로 묽은 피 설사를 하게 되며 동시에 대변도 다 배설되어버리게 된다.

하혈의 가장 흔한 원인은 80%가 치질이다. 이 때에는 별로 아프지 않고 배변시에 피만 나오게 된다. 또 변을 볼 때 선홍색의 피가 비치거나 휴지에 끈적끈적한 피가 묻는다. 그래도 이런 증상이 있으면 항문 근처에 암이나 다른 병변이 있을 수 있으므로 S상 결장경 검사가 필요하다. 아랫배가 몹시 아프면서 하혈이 있는 경우에는 궤양성 대장염이나 크론병, 세균성 이질, 허혈성 장염과 같이 대장이나 소장에 궤양이 생겨서 출혈하는 경우가 흔하다.

배가 전혀 아프지 않으면서 하혈이 심한 경우로는 대장게실 출혈과 혈관이형의 출혈이 있다. 이런 출혈이 있을 때는 혈관 촬영을 해야만 출혈 부위를 확인할 수 있다.

가끔 출혈을 하면서 코와 같은 점액이 섞이고 전에 없던 변비가 생겨서 점점 심해지고 변을 본 후에도 또 보고 싶어지는 현상이 잦아지면 중년 이후의 성인은 직장암을 의심해야 한다.

요즘은 대장 내시경으로 대장 전체 및 회맹변을 통하여 소장의 하부까지 정확하게 관찰이 가능하므로 대장의 출혈은 쉽게 알 수 있으나 소장의 출혈은 소장의 길이가 길고 내시경으로는 일부분을 제외하고는 관찰이 불가능하므로 출혈 부위를 찾아내기가 쉽지 않다. 이 때에는 복부 혈관 촬영, 복부 출혈 스캔, 소장 방사선 촬영을 한다. 그러나 이렇게 해서도 출혈 장소가 불확실하면 개복을 한 후에 수술장 내에서 소장을 내시경 검사를 해서 최종적으로 확인하게 된다.

하부 위장관의 출혈도 상부 위장관의 출혈과 마찬가지로 그 정도가 약하면 저절로 피가 응고되면서 멎는다. 그렇지 않은 경우에는 내시경을 사용하여 출혈하는 혈관에 직접 응고제를 주사하여 혈관을 응고시키거나 올가미로 잡아서 결찰하기도 하며 응고제를 도포하기도 하는 등 여러 가지의 방법을 동원하여 치료를 한다.

만약 이렇게 해서도 안 되거나 재발하면 수술을 하여서 지혈을 하게 된다.

빈혈

흔히 사람들은 앉아 있다가 일어났을 때 느끼는 어지러움을 빈혈이라고 한다. 그러나 이것은 빈혈이 아니며 소위 '뇌빈혈'로서 일어서면 머리에 피가 순간적으로 안 가서 어지럽게 느끼는 것이다. 뇌빈혈은 오래 누워 있던 사람, 또는 자율신경에 이상이 있는 사람, 특히 고혈압이 있어서 고혈압 치료제를 복용하고 있는 사람, 고령층에서 잘 일어난다. 일어섰을 때 혈압이 떨어지는 것을 기립성 저혈압이라고 하며, 고령층에서는 병이 없이도 일어날 수 있으며 이 때문에 노인들이 목욕탕 같은 곳에서 넘어지기 쉽다.

진정한 의미의 빈혈은 핏속에 있는 적혈구 속에 산소를 운반하는 헤모글로빈이 정상 이하로 낮은 것을 의미한다. 즉 피의 붉기가 묽어지는 것이다. 이 헤모글로빈 수치가 여자는 12.0g/dl 이하이거나 남자는 13.0g/dl 이하이면 빈혈로 본다. 빈혈도 갑자기 생기면 어지러움증이 생길 수 있지만 오래되고 심하지 않으면 모르고 지낼 수 있다. 이 수치가 6.0g/dl 이하로 되면 움직이면 숨이 찰 수도 있다.

위장관 출혈이 있어서 토혈이나 하혈이 있으면 피의 양이 모자라서 혈압이 떨어지고 심하면 쇼크가 될 수는 있지만 혈액을 검사해 보면 빈혈로 나타나지는 않는다. 이것은 모자라는 혈액의 양을 혈관 밖에 있는 체액이 혈관 내로 유입되어서 피의 양을 정상화할 때까지의 시간이 필요하기 때문이다. 따라서 출혈 후 적어도 24시간이 지나야 비로소 피가 묽어지는 빈혈 현상이 나타난다.

실제의 위장관 질환에서 이런 확실한 출혈의 병력이 있고 빈혈이 생겼을 때 이런 출혈의 원인을 밝히면 질병을 알 수가 있다. 그러나 이런 확실한 출혈의 병력이 없이 비교적 단기간에 빈혈이 생기면 어디에서 조금씩 숨은 출혈이 있을 수가 있다. 이것을 잠혈이라고 한다. 이렇게 조금씩 출혈이 있는 경우에는 혈액 속에 철분이 부족하게 되어서 헤모글로빈의 생성이 원활하지 않고 적혈구 자체가 작아지고 그 속의 헤모글로빈이 적게 된다. 이것이 철 부족성 빈혈이다. 위장관에서 문제가 되는 것이 주로 이런 철 부족성 빈혈이다. 이런 잠혈은 위장관의 어디에서든지 궤양이나 종양이 있으면 생길 수 있으며 특히 대장암의 전 단계인 폴립 등이 있어서 잠혈이 되는 경우가 많다. 우리가 대장암의 선별검사로서 대변 잠혈 반응 검사를 하는데 이것은 바로 대장의 폴립이나 암에서 잠혈이 되는 것을 검출해내는 방법이다.

소화가 안 되거나 복통이 있는 사람에게서 비교적 단시간에 전에는 없었던 철 부족성 빈혈이 생기고 얼굴과 손바닥이 창백하게 되면 대변의 잠혈 반응을 검사하며 위장관을 증상에 따라서 정밀 검사해야 한다. 단, 생리를 하는 여성들의 경우 생리의 양이 남보다 많을 때 빈혈이 생기는 경우가 흔하다. 자궁에 근종이 있거나, 폐경기가 가까워지면 생리가 불순하게 되면서 생리 출혈이 많아지는 경우도 있다. 여성의 빈혈에서는 이런 생리관계를 잘 고려해야 한다. 또 체중조절을 위해서 다이어트를 심하게 하면 영양 부족으로 빈혈이 올 수 있다.

빈혈의 다른 원인으로는 조혈의 이상이 있는 경우가 있다. 예를 들면, 재생 불량성 빈혈, 백혈병과 같은 것들이 있다.

급성 골수성 백혈병 환자에게서 출혈성 경향으로 인하여 심한 복통이 일어나 위 내시경 검사를 해보았더니 위 점막에서 피가 새어나오는 것을 보고 나중에 혈액 검사를 해서 백혈병인 것을 밝혀낸 경험도 있다.

장관 과다 가스

정상인의 경우 뱃속에는 위, 십이지장 구부, 대장에만 가스가 있다. 위와 십이지장의 가스는 공기를 마셔서 생기는 것이며 대장의 가스는 대장의 세균이 만들어내는 메탄, 수소, 탄산가스와 공기가 섞여서 이루어진다. 방귀의 냄새는 대변 자체에서 생기는 유황기의 냄새일 뿐이다. 이들 메탄과 수소는 발화성이어서 대장 내시경시에 전기소작으로 지혈을 할 때 준비를 게을리하여 이런 가스가 대장에 많이 차 있으면 스파크 때에 대장이 폭발할 수가 있다.

기능성 소화불량 환자들이 특히 소화가 안 되고 아랫배에 가스가 차고 방귀가 잦으며 더부룩하고 특히 "배가 끓는다"는 말을 많이 한다. 이런 환자들을 진찰해보면 실제로 가스가 많이 차 있지 않은데도 불구하고 그런 감각을 느끼는 경우가 많으며, 이런 것은 위장의 기능적 장애로 나타나는 현상으로 보인다.

실제로 가스를 제거하는 약을 사용한다고 하지만 가스 제거제도 그렇게 마땅한 약이 없으며 대개 약한 신경안정제가 도움이 되는 경우가 많다.

어떤 사람들은 방귀를 많이 뀌어서 여러 사람 앞에 나가기도 거북하다고 한다. 하지만 방귀는 생리적인 현상의 하나이므로 너무 남의 눈치를 볼 것은 없다.

또 어떤 사람들은 윗배가 거북해서 하루종일 트림을 해야 시원하다고 한다. 이런 현상이 심한 사람은 공기를 계속해서 위 속에서 만들어내는 것이 아니라 식기증이라고 해서 신경이 예민하여서 공기를 뱉고 즉시 또 공기를 마시곤 하기 때문이며 하루 종일이라도 트림을 할 수 있게 된다. 일종의 신경성 위장 증상이라고 할 수 있다.

변비

한마디로 대변을 보기가 힘든 경우를 일반인들이 변비라고 한다. 그러나 정확하게 의학적으로 설명하면 일주일에 3회 이하의 변을 보거나, 변을 볼 때에 심하게 힘을 주어야 하거나, 지나치게 굳어서 딱딱한 대변을 보거나, 대변을 보고 나도 완전히 배설이 되지 않고 잔변이 남아 있는 감이 들거나, 변이 항문에서 막혀 잘 나오지 않는 경우 등을 모두 변비라고 한다.

변비가 심하면 복통이 있는 경우가 많고, 복부 팽만감, 조기 포만감, 가스 팽창감, 방귀 등이 있고 오심과 구토, 소화불량이 생기기도 하며 식욕부진, 불면증, 두통, 우울증도 흔히 동반된다.

실제로 변비 때문에 병원을 찾는 경우는 드물기 때문에 변비는 생각보다도 훨씬 많은 사람들이 가지고 있는 증상이며, 변비약 치료제의 시장이 우리 나라에서도 매우 크다. 지금은 사람들이 편안하고 행복하게 살려는 욕구가 강해지면서 변비도 적극적으로 치료를 하려는 경향이다.

변비의 원인으로는 섬유질 섭취의 부족, 소식, 고령, 여러 사람과 같이 근무하므로 화장실에 가는 것을 꺼리는 것 등의 원인에서부터 장암 · 장 협착 · 항문 협착 등 대장 질환, 당뇨병 · 갑상선 기능 저하증 등 대사성 전신 질환, 우울증 등 정신적 질환 등 그 원인이 될 수도 있다.

제산제, 항우울제, 고혈압 약 등 무수히 많은 약이 변비를 일으킬 수 있으므로 갑자기 변비가 생긴 환자에서는 약 복용의 경력을 자세히 알아보아야 한다.

최근에는 변비 환자 중에서 배변 습관에 이상이 있는 경우에는 바이오피드백이라고 하는 배변 훈련 요법을 시행하여서 많은 사람들이 좋은 효과를 보고 있으며 이 치료가 최신 치료법의 한 가지로서 유행하고 있다.

변비의 치료제로서 마치 섬유소처럼 변 속의 수분을 많게 하여 변의 양을 늘리는 약제는 습관성이 없지만, 일반적으로 작은 알약을 복용하거나 좌약을 넣어서 변비를 치료하는 약은 습관성이 강하다. 차전자피와 같이 대변의 용적을 늘리는 약은 처음에는 가스가 차고 배가 더부룩하다는 단점이 있으나 시간이 얼마 지나면 습관이 되어서 괜찮아진다.

특히 중년 이후에 전에는 없던 변비가 나타나기 시작하고 그 원인으로 짐작되는 것이 없으면 반드시 정밀진단을 받아야 한다. 간단히 약을 사서 복용하거나 집에서 스스로 관장을 하는 것은 장암 등 중한 병을 키울 가능성이 있어서 조심하여야 한다.

변비가 생기면 약국에서 글리세린 액을 사서 관장 주사기로 항문에 넣는 사람들이 있다. 이 때 항문에서 직장은 꼬리뼈 쪽으로 향하고 있으므로 항문 속으로 관장 주사기를 직각으로 삽입하면 직장 점막에 상처를 입혀 변비약 주사 후에 하혈이 있을 수 있으므로 조심해야 한다. 대변이 돌덩이처럼 굳은 경우에는 관장만으로는 치료가 안 되며 항문에 손가락을 넣어 굳은 변을 직접 꺼내야만 나중에 관장약도 효과가 있다. 이렇게 하는 것을 손가락 관장이라고 한다.

설사

묽은 변을 보는 것이 설사이다. 그러나 정확하게는 배변 횟수가 하루에 4회 이상, 대변의 양이 하루에 250g 이상 묽은 변이 있을 때 설사라고 한다. 설사가 2~3주 이상 지속되면 만성 설사이며 그 이하를 급성 설사라고 한다.

항문 괄약근이 약하면 직장에서 수분을 흡수하여 굳은 대변을 만들 기회조차 없이 대변이 바로 항문 밖으로 빠져나가므로 항상 암죽 같은 묽은 변을 보게 된다. 이것은 대변의 실금이며 설사가 아니다. 한편 변비가 심하여 굳은 대변이 직장에 가득 차 있으면 변을 보려고 하는 노력이 증가되어서 반대로 점액과 물이 섞인 변을 자주 보게 된다. 이것은 심한 변비 증상의 하나이며 가성 설사라고 하는 것으로서 노인들에게서 잘 생긴다.

정상인도 변을 자주 보게 되면 직장에서 수분을 다 흡수할 기회가 없으므로 적은 양의 묽은 변을 자주 보게 된다. 이것은 설사가 아니며 단지 묽은 정상 변을 보는 것으로서 과민 대장 증후군, 갑상선 기능 항진증에서 나타날 수 있다.

설사는 그 기전에 따라서 크게 두 가지로 구분할 수가 있다. 한 가지는 삼투성 설사이다. 이것은 체내로 흡수되지 않거나 미처 흡수되지 않은 삼투성 물질, 즉 어떤 물질이 물에 녹아 있으려면 필연적으로 물을 가두고 있게 되며 삼투압이 높으면 물을 장내로 끌어들여서 이것이 대변으로 배설되는 것으로서 황산 마그네슘, 락튜로스 같은 변비 치료제, 흡수장애 증후군의 설사 등이 이에 속한다. 이 경우에는 음식물을 섭취하지 않으면 삼투성 물질의 유입이 없어지므로 설사가 멎게 된다. 다른 한 가지는 분비성 설사이다. 이것은 장 점막에서 능동적으로 수분만을 장내로 분비하여서 생기는 설사로서 콜레라 독소가 대표적으로 이에 속한다. 원래 창자에서는 장액을 분비하지만 대부분이 재흡수되는데 이 재흡수는 억제되고 분비만 되므로 대량의 물 모양의 설사를 한다. 이 경우에는 음식을 먹지 않아도 설사가 지속되어서 정맥주사를 통하여 링거액 같은 수액을 공급하지 않으면 심한 탈수현상이 나타난다. 이런 경우는 독소에 의하기 때문에 창자의 점막이 파괴되는 일은 없다.

우리가 씹는 껌에 들어가는 성분인 자일리톨이나 소르비톨은 사람의 장에서는 분해하는 효소가 없어서 흡수가 안 되는 당류이다. 이것은 큰 해는 없지만 많이 먹으면 설사를 할 수 있다.

설사가 생길 때의 물은 단순히 물만 있는 것이 아니라 그 속에는 염분, 탄산염, 칼륨 등의 전해질이 녹아 있으므로 단순히 물만 복용하면 설사에서 오는 신체의 이상이 회복이 안 되며 이런 것이 포함된 링거액을 주사하거나 당장 급한 경우에는 이온 음료수라도 우선 복용하는 것이 도움이 될 것이다.

설사가 심하면 탈수가 되는데 이 때 피부를 보면 피부에 물기가 전혀 없고 탄력이 없으며 입도 말라 있고 특히 소변의 양이 적어지고 소변을 보는 횟수가 줄어들게 된다. 노인들은 입을 벌리고 숨을 쉬면 탈수가 아니라도 입이 말라 있을 수 있고, 노인의 피부는 원래 탄력이 없으므로 피부나 입만 보아서는 탈수를 알 수가 없고 겨드랑이나 사타구니를 만져 보아서 그곳마저도 보송보송하면 심한 탈수가 있다고 생각하여야 한다. 어린이의 피부는 원래 탄력이 있으므로 어느 정도 탈수가 있어도 피부의 탄력이 유지된다.

어떤 병으로 설사가 날 때 무조건 설사만을 멈추려고 하는 것은 오히려 해롭다. 이런 일은 어린이가 설사를 하는 경우에 엄마들의 행동에서 잘 볼 수 있다. 설사도 일종의 신체 방어작용이므로 설사만을 멈춰 놓으면 병이 오래가고 오히려 부작용이 심할 수 있다. 이런 현상은 장티푸스나 세균성 이질에서 볼 수 있다. 설사는 정맥주사로서 영양과 수분의 공급이 중요하다. 단, 과민 대장의 설사는 약으로 조절하는 것이 편하다.

설사의 허와 실

「아무것도 먹지 않
았는데 무슨 설사냐」
「설사를 계속하는데
어떻게 살이 찌느냐」
이처럼 설사에 대해
잘못 이해하고 있는
사람들이 많다.

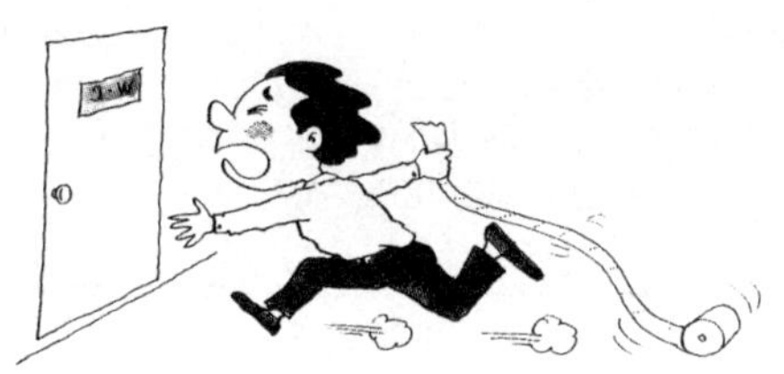

설사는 피마자기름
을 먹었을 때처럼 장내에 흡수되지
않아 생기는 「삼투압성 설사」와 콜
레라처럼 장내에 분비된 체액이 흡
수되지 않아 발생하는 「분비성 설
사」가 있다. 삼투압성 설사는 음식
물을 섭취하지 않으면 멎지만 분비
성 설사는 섭취와는 관계가 없다.

나서도 자꾸 배변욕구가 생기며 변
의 양도 매우 적다.

사람은 하루에 1.5L 정도의 물을
마신다. 위액 담즙 췌장액 소장소
화액 등 체내 분비액을 모두 합치
면 약 9L 정도의 액체가 소장으로

장염과 무관… 체중변화 거의 없을 수도
무조건 금식 잘못… 포도당 등 섭취해야

따라서 정맥주사나 링거액 등으로
체액을 보충해 주지 않으면 북어처
럼 몸 속의 수분이 모두 빠져나가
사망하게 된다.

설사가 나고 배가 아프면 대개
장염이라고 생각하기 쉽다. 그러나
대부분의 설사는 장염이 원인은 아
니다. 장염은 대장점막에 염증·부
종·궤양이 생기는 질환으로 세
균·아메바·바이러스 감염과 기타
여러 원인에 의해 일어난다. 또 혈
변과 곱이 섞인 대변을 보며 염증
이 항문에 가까울수록 대변을 보고

흘러들어가게 된다. 이들 대부분이
소장에서 재흡수되고 500cc 정도만
이 대장에서 흡수된다. 따라서 대
장이 없더라도 굳은 대변을 보지
못하게 될 뿐이며 탈수증상은 일어
나지 않는다.

설사를 한다고 해서 체중이 줄어
드는 것도 아니다. 소장에서 영양
분을 흡수하지 못할 경우 체중이
많이 감소되지만 일반적으로 흔한
급성설사인 경우에는 탈수로 체중
이 약간 줄어들 뿐이다. 과민성대
장증상과 같은 만성기능성 설사는

복수

복수는 복강 내에 액체가 고이는 것을 말한다. 조금 고이면 알 수가 없지만 많이 고이게 되면 배가 불러지고 건드리면 물이 있기 때문에 출렁거리는 것을 느낄 수 있다. 원래 비만한 사람은 복수가 고여도 알기가 어렵고 정확하게는 복부 CT나 복부 초음파 검사를 해보지 않으면 알아볼 수 없는 경우도 있다.

복강 내에 액체가 차면 아무리 많이 고여서 배가 산만큼 커 보여도 누워서 배꼽 주위를 두드려보면 이곳에는 공기가 들어 있는 창자가 있기 때문에 펑펑 하는 공기 주머니의 음을 듣게 된다. 이것이 복강 속에 차 있는 큰 물혹과 구분되는 요소가 되므로 진단의 중요한 단서가 된다. 복강 내의 복수는 크게 두 가지로 그 생기는 기전을 구분할 수 있다.

한 가지는 핏속에 알부민이 낮아져서 혈관 내에 물을 잡아두는 삼투압이 낮기 때문에 물이 혈관 밖으로 스며나와서 전신 부종과 함께 복강 내에 고이는 것이다. 이런 물을 누출액이라고 한다. 이런 알부민 부족에 의한 복수는 알부민을 못 만드는 간 경화증이나 심한 영양 실조 등에서 생기며, 알부민이 장염과 같은 장 질환으로 인하여 창자를 통하여 배설되거나 신 증후군처럼 신장을 통하여 알부민이 소실되는 경우에도 생긴다. 이 때는 뱃속에 물은 고여도 이 물이 복막을 자극하지 않기 때문에 배가 불러서 숨이 차는 경우는 있어도 복통을 호소하지는 않으며 서면 아래로, 누우면 옆으로 물이 고여서 처지는 현상을 볼 수 있다. 배꼽도 튀어나와 붉어져서 보이게 된다.

다른 한 가지는 결핵성 복막염이나 세균성 복막염, 암이 복막에 전부 퍼졌을 때 나타나는 복수이다. 이 경우에는 단순히 물이 새어나오는 것이 아니라 염증으로 인하여 생기는 삼출액이 복강에 고이는 것이며 이 물 속에는 백혈구가 많고 알부민이 많이 포함되어 있게 되며 이 염증성 액체는 복막을 자극하기 때문에 복부를 누르면 통증이 생기고 가만히 있어도 복통을 동반한다. 이런 복수는 삼출액이라고 한다. 이 경우에는 배꼽이 들어가 있고 눕거나 옆으로 누워도 물이 아래로 처지는 것처럼 보이지 않는다. 이 두 가지는 치료가 완전히 다르기 때문에 복부를 일단 천자하여 복수를 채취하여 세균 검사, 암 세포 검사, 백혈구 검사, 알부민 검사 등을 시행하여 구별할 필요가 있고 그 원인을 찾으려고 노력하여야 하며 이것으로도 불분명하면 복강경 검사를 시행하여 직접 복막을 조직 검사하기도 한다.

복강 내에 물이 아니라 혈액이 들어가는 경우가 있다. 이런 경우는 자기의 피가 들어가므로 반응이 없을 것 같지만 사실은 복막이 반응을 하여서 상당한 복통을 일으킨다. 이런 혈복강은 사고로 인하여 복강 내로 핏줄이 터지거나 비장 파열되면서 피가 복강 내에 고이는 경우가 있고, 병적으로는 여성의 자궁 외 임신이 복강 내로 파열되면서 혈복강이 되는 경우가 많다. 만일 임신이 가능한 여성에게서 정상적인 결혼생활중 생리를 거르거나 늦어지는 등 생리가 불순하다가 갑자기 아랫배가 아프고 점점 배가 불러오며 창백해지고 식은땀이 나며 이 때 약간의 생리 비슷한 출혈이 있으면 자궁 외 임신 파열이 틀림없다. 이 때의 질 출혈은 생리가 아니라 자궁 외 임신이 파열되면서 태반의 일부분이나 출혈이 배출되는 것이다. 남성에게서는 모르고 있던 간암이 파열되면서 혈복강이 되는 경우를 본다. 이런 혈복강이 되면 복강 내로 들어간 피는 응고가 되지 않고 체위에 따라서 움직이기 때문에 가만히 있으면 복통이 없지만 몸을 움직이면 복통이 발생하는 것이 특징이다.

출혈성 췌장염 환자의 배꼽 주위나 양 옆구리에 검붉게 피가 피부에 배어나오는 것을 볼 수 있다. 이것을 그레이 터너 증후라고 하며 출혈성 췌장염의 중요한 소견으로 간주한다. 복강 내에 고이는 소변이나 담즙은 감염이 되어 있지 않으면 큰 반응을 일으키지 않는다.

복강 속에는 정상에서는 공기가 있을 수 없다. 개복 수술을 하거나 복부에 일부러 바늘을 찌르거나 하지 않았는데 유리된 공기가 보이면 창자가 터져서 그 속에 공기가 복강 내로 나간 경우이다. 이 때 흉부 방사선 촬영을 하면 횡격막 아래에서 마치 눈썹 모양의 공기 음영이 보이는 경우가 많다. 창자가 터졌다고 해서 모두 유리 공기가 있는 것은 아니고 약 60%에서만 나타난다.

체중 감소

위장관은 음식물을 섭취해서 흡수하는 장소이므로 체중의 유지와 직접적인 관계가 있고 또 위장관의 각종 암이나 중요한 병들은 모두 체중 감소를 초래하므로 위장관의 질환에서는 체중의 변화를 매우 중요하게 여긴다.

체중 감소는 얼마나 어느 기간 동안에 일어나는가 하는 것이 중요하지만 누구든지 기간을 정확히 알기는 어렵고 대충 짐작만 하게 된다. 일반적으로 평소 체중의 10%가 감소되면 의미 있는 체중 감소로 보며, 일주일에 2% 이상, 1개월에 5% 이상, 6개월에 10% 이상 감소하면 이상이 있는 것으로 보며 특히 최근 2~3개월 동안의 급격한 체중 감소가 중요하다. 실제로 체중을 기억하지 못하는 사람에 있어서는 평소에 입던 옷이 허리가 넓어지고 헐렁헐렁하게 되었는지 알아보는 것이 더 중요하다.

어떤 사람들은 2~3일에 갑자기 체중이 몇kg씩 늘었다가 줄었다가 하는데 이것은 식사의 양과 몸 속의 수분이 늘어났다 줄어들었다 하기 때문이다. 체중을 정확하게 알아보려면 아침에 일어나서 대변을 보고 아무것도 먹지 않은 상태에서 재보는 것이 정확하다. 정상인도 하루에 500mg 정도의 체중의 변화는 있다.

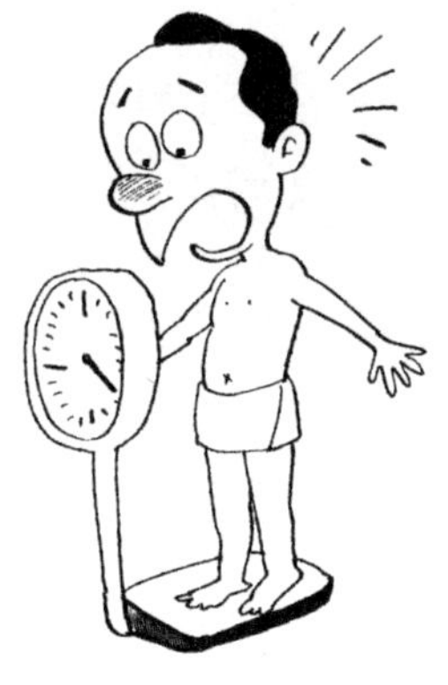

소화기 질환에서 급격한 체중 감소는 위험하게 여긴다. 이것은 병 때문에 식사를 못 하거

나, 진행된 암이 있거나, 먹어도 흡수가 안 되거나 하는 질환들을 생각할 수 있다. 암에서 체중 감소가 중요하지만 무슨 암이든지 초기에는 증상이 없고 의미가 있는 체중 감소가 있으면 그만큼 그 병세가 진행된 중한 것을 의미한다.

체중 감소를 논할 때에는 일부러 다이어트를 해서 체중을 감소시켰는지, 특별히 스트레스를 많이 받아서 밥을 못 먹었는지, 안 하던 운동을 과격하게 하기 시작하였는지, 어떤 약을 복용하고 있는지, 노인의 경우 치아가 나쁘지 않은지 등을 자세히 물어보아야 한다. 소화기 질환이 아닌 당뇨병, 갑상선 기능 항진증에서도 체중 감소가 일어난다. 당뇨병에서 체중이 감소되려면 물을 많이 먹고 소변을 많이 보는 현상이 뚜렷하다.

갑상선 기능 항진증에서는 많이 먹어도 체중이 감소하며, 피부가 검고 매끈해지며 땀을 많이 흘리고 목에 갑상선이 커져 보이고 눈이 튀어나오는 등 주의해서 살펴보면 알 수 있으나 노인에서는 잘 모르는 경우도 있다. 노인에게 우울증이 있어서 체중이 주는 경우가 있다. 이 경우에는 체중이 심하게 줄고 기운이 없어지며 불면증이 있어서 자세히 알아보면 비로소 우울증이 있는 것을 알 수 있다.

복부 종괴

배 가 아파서 병원에 가서 진찰을 받게 되면 의사가 배를 만져보게 된다. 이것은 뱃속에 덩어리가 있는지, 눌러서 아픈 압통점이 있는지 또는 정상 장기가 지나치게 커진 것은 없는지 등을 알아보는 과정이다. 의사가 아닌 일반인도 가끔 우연히 자신의 배를 만지다가 덩어리가 만져지거나 눌러서 아픈 곳이 있다고 해서 병원을 찾아오기도 한다. 다음은 배에서 만져지는 덩어리들에 대한 설명이다.

가끔 오목가슴의 양쪽 갈비뼈 사이에 덩어리가 있다고 찾아오는 사람이 있다. 이것은 가슴의 한가운데에 있는 흉골의 끝이 마치 칼끝처럼 되어 있어서 만져지는 것이며 이것을 검상돌기라고 한다. 그러나 그림에서처럼 오목가슴에 왼쪽 갈비뼈에 연하여 딱딱

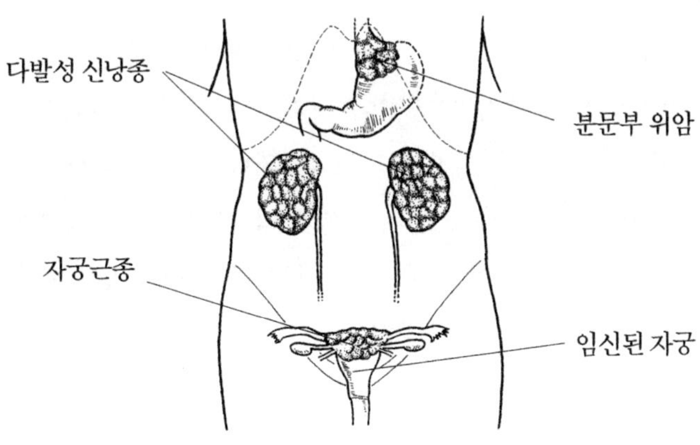

◀ 복부 촉진시에 만져질 수 있는 종괴 ▶

한 덩어리가 만져진다면 위의 분문부에 있는 위암일 수도 있고 부드럽고 길게 만져지는 장기는 우리말로는 '지라' 라고 하는 종대된 비장일 가능성이 많다.

비장은 정상 상태에서는 만져지는 장기가 아니다. 비장이 만져지면 간경변증 같은 간 질환이나 만성 백혈병 같은 혈액 질환을 의심하게 된다. 장티푸스 환자의 경우에도 비장이 커져서 만져지는 경우가 있다. 우측 갈비뼈 아래에서 부드럽게 만져지는 장기는 간이다. 간은 정상인 가운데 약 25%에서는 만져지지만 의사가 아니면 일반인들은 너무 부드러워서 만지기 어렵다. 술을 많이 먹고 지방간이 심하면 비교적 딱딱한 큰 간을 만질 수 있고, 간염이 오래되어서 간경변증이 있는 경우에는 울퉁불퉁하며 커진 간을 만질 수 있다.

간경변증이 심하면 간이 오그라들어서 작아지고 안 만져지지만 간경변증은 한편으로는 간이 재생되고 있기 때문에 간이 커져서 만져지는 경우가 흔하다. 이렇게 간이 커진 중에서 거의 돌덩어리처럼 딱딱하게 만져지는 곳이 있으면 간암을 의심해본다. 췌장은 위의 뒤편에 있지만 췌장에 종양이 생기거나 커지면 의외로 쉽게 덩어리를 만질 수 있다. 흔히 췌장은 위 뒤에 있으므로 뱃속 매우 깊은 곳에 있다고 생각하기 쉽지만 뱃속의 한가운데는 척추가 있어서 크게 올라와 있기 때문에 그 위에 췌장이 놓여 있으므로 실제로는 비교적 뱃가죽에서 가깝다.

우측 갈비뼈 직하부에 골프공 크기의 덩어리가 만져지며 이것이 굳을 수도 있고 때로는 말랑말랑하게 만져지고 누르면 약간 아프거나 하는 것은 쓸개이다. 정상인에서 쓸개는 만져질 수가 없으며

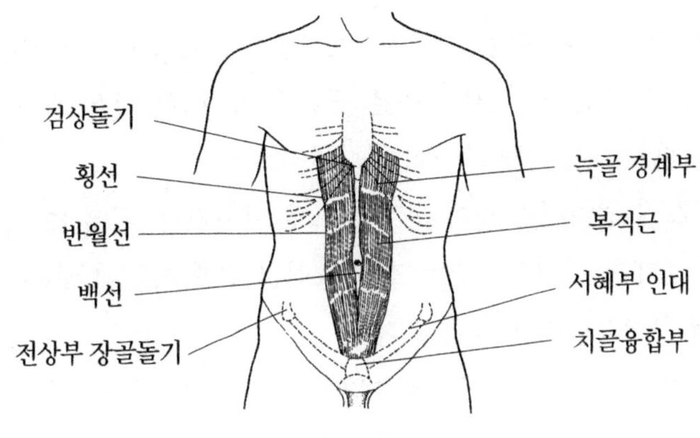

◀ 복부 전벽의 구조 ▶

만일 만져진다면 만성 담낭염이나 담낭암 등 이상이 생긴 경우이다. 마른 사람에서는 우측 윗배의 간 밑에서 우측 신장이 만져질 수도 있다. 좌측 아랫배에는 대장에 변이 차서 길게 덩어리가 늘어져 있는 것이 만져지는 경우, 특히 변비가 있는 경우에 흔하다. 여성에서 치골 바로 위에서 딱딱한 덩어리가 만져지면 자궁의 근종일 가능성이 많고 젊은 여성에서 비교적 둥그렇고 부드러운 덩어리는 임신으로 커진 자궁이다.

우측 아랫배는 특히 중요한 장소로서 만일 이곳에서 딱딱한 덩어리가 만져지면 그것이 눌러서 아프든지 안 아프든지 간에 반드시 병원에 가서 진찰을 받아야 한다. 이 곳에는 대장암이 덩어리를 형성할 수도 있고 충수가 터져서 고름 덩어리를 만들 수도 있기 때문이다.

배를 만져보면 한가운데 펄떡펄떡 뛰는 곳이 있다. 이것은 다리에 가는 엄지손가락 굵기의 대동맥이 심장의 박동에 따라서 박동을 치기 때문이다. 이런 장소는 누르면 통증이 있다. 일반적으로 아랫배를 누르면 여기 저기 아픈 곳이 많다. 이런 것은 대개 과민한 대장 때문이며 나쁜 증상이 아니다.

실제로 암 덩어리는 암이 장막 밖으로 번지거나, 위장 벽에 깊이 박히기 전에는 덩어리는 만져져도 눌러서 크게 아프지 않다. 초기에는 더군다나 전혀 증상이 없다.

만일 앞의 그림에서처럼 배의 양측에 있는 큰 덩어리가 만져진다면 양쪽의 신장이 모두 무수한 물혹으로 변하는 병인 다발성 신낭종이라는 병이다. 이 병은 증상이 없는 경우도 많지만 고혈압이 생기고 마지막에는 신장기능이 나빠지기도 한다.

사람들이 흔히 뱃속에서 큰 덩어리가 이리저리 옮겨다닌다고 하는데 신경이 예민하고 기능성 위장장애가 있는 환자에게서 이런 증상이 나타나는 경우가 많다.

실제로 뱃속에 병적인 덩어리가 생기면 뱃속에서 함부로 이동을 하지 않으며 항상 만져진다. 창자의 연동운동이 항진되어 있으면 분절운동시에 약간 덩어리처럼 만져지다가 한참 만지고 있으면 꺼지곤 한다. 예외적으로 장 중첩이 있는 경우에는 중첩이 진행하면 덩어리가 이동할 수 있다. 또 위 속에 큰 위석이 있으면 이것의 위치가 변동될 수는 있다.

입 마름

사람은 하루에 1~1.5L의 침을 분비하고 있으며 음식을 먹을 때가 아니면 입을 적실 정도의 적은 양의 침만 분비한다. 이론적으로는 침이 덜 나오면 입이 마르지만 쇼그렌 병이라는 특별한 병을 제외하고는 침이 덜 나와서 입이 마르는 경우는 드물다. 입이 마르는 증상의 가장 중요한 원인은 사람이 불안하고 예민하기 때문이다. 탈수가 있어 몸에 물이 모자라면 갈증을 느끼고 입이 마른다. 그 밖에 중요한 원인으로는 각종 약들이 있다. 항콜린제, 항우울제, 항경련제, 고혈압 치료제, 마리화나 복용 등 여러 가지가 있으며 만일 입이 말라서 힘든데 이런 약들을 쓰고 있다면 이런 약을 끊거나 다른 약으로 대체해보는 것이 좋다.

밤에 자다가 입이 마르는 것은 입을 벌리고 자기 때문이며 이런 현상은 노인에게서 흔하며 밤에 물을 자주 마시는 수밖에 없다. 당뇨병 환자가 입이 마르는 것은 포도당이 섞인 소변을 많이 보기 때문에 탈수가 되어서 입이 마르고 물을 많이 마시게 된다. 정말로 침이 덜 나오는 병이 있으면 음식을 먹을 때 침이 안 나와서 음식이 너무 빡빡하게 되고 물을 함께 마시지 않으면 식사를 하기가 곤란하게 된다.

입이 마를 때 껌을 씹으면 도움이 될 수 있을 것이다. 특히 역류성 식도염 환자는 껌을 씹으면 침이 역류된 위산을 중화하는 작용이 있으므로 도움이 된다. 최근에는 자일리톨이나 소르비톨 껌이 나오고 있으며 설탕이 들어 있지 않아서 치아의 건강 및 체중조절에 유리하지만 많이 씹으면 설사를 일으키기 쉽다.

입 냄새

사람은 누구나 체취가 있듯이 다소의 입 냄새가 있다. 그러나 심하면 타인과의 대화도 어렵고 일상 생활에 지장을 초래한다. 입 냄새가 있다고 병원을 찾아오는 사람들 가운데에는 몹시 신경이 예민해서 자기는 입 냄새가 심하다고 생각하는데 옆에서 보기에는 별로 입 냄새가 없는 경우도 있다.

따라서 입 냄새가 심하다고 하는 사람들은 객관적으로 실제로 입 냄새가 심한지 알아보아야 한다. 사람의 후각은 곧 마비되는 현상이 있으므로 입 냄새가 심한 데도 불구하고 본인은 전혀 알아차리지 못하는 경우도 있다. 특히 사회적으로 높은 자리에 있는 사람들은 누구도 이런 것을 알려주기를 꺼리기 때문에 더 문제가 된다.

대부분의 경우에 진정한 입 냄새는 내뱉는 숨에서 날 수도 있고, 말할 때마다 날 수도 있으며, 이것도 입에서 유래하는 경우가 많다. 입 냄새는 유황을 포함하는 물질이 분해되어서 나타나며 대개 단백질이 입 속의 박테리아에 의하여 분해되어서 생기며 입 속의 표피 세포가 탈락되는 것도 분해되면 냄새가 난다.

방귀의 냄새도 이런 유황을 포함하는 단백질이 장내 세균에 의하여 분해되어서 나타나는 것이므로 입 냄새도 심하면 방귀 냄새처럼 고약할 수 있다.

전신이 쇠약한 환자는 침의 양이 적어지고 입을 사용하는 기회가 적어지면 세포가 탈락이 안 되고 혀에 두껍게 백태가 끼거나 세포가 그대로 축적이 되고 부패되어서 냄새가 나게 된다. 알코올 중독자도 위생 상태가 나빠지는 등 여러 가지 이유 때문에 냄새가 심한 경우가 많다.

내뱉는 숨에서 나쁜 냄새가 나는 경우로는 축농증 등으로 인한 것일 수도 있고 폐 농양이 생기면 생고기 썩는 냄새가 나기도 한다. 비타민을 많이 복용하여도 이상한 비린내가 날 수도 있다. 특별한 냄새로는 요독증 환자에게서는 지린내가 날 수 있고, 당뇨병성 혼수에서는 과일 냄새가 날 수 있으며, 간성 혼수 상태에서는 말로 표현하기 어려운 독특한 냄새가 난다.

입 냄새를 치료하기는 결코 쉽지 않다. 우선 칫솔질을 잘하고, 최근에 많이 나오는 구강 청결제를 사용하여 보는 것도 좋으며, 우선 치과에서 치아를 교정하여서 음식 찌꺼기가 치아 사이에 끼지 않도록 하는 위생 청결이 중요하다.

최근에는 위 속에 기생하는 세균인 헬리코박터 파이로리를 없애면 일부의 환자에게서는 입 냄새가 없어지는 결과가 나왔지만 입 냄새가 있다고 해서 모두 이 균을 없애는 치료를 하는 것은 옳지 않다.

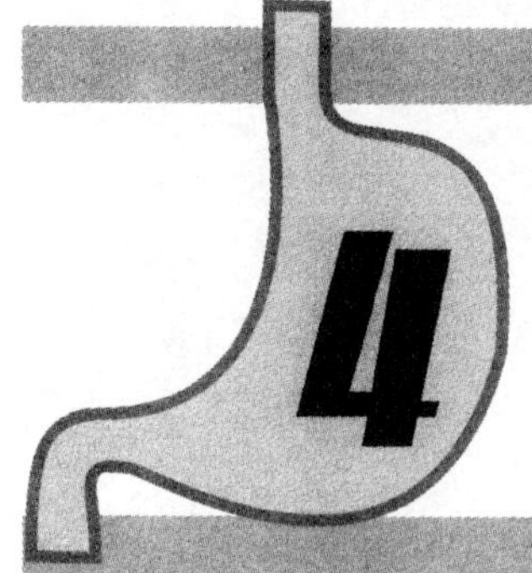

4 여러 가지 위장병의 진단 및 치료

중요한 위장관 질환 및 담도
췌장 질환에 대하여 자세히 설명
을 하고자 한다. ♣

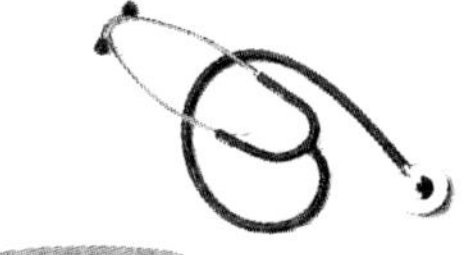

1 식도 질환

식도는 인두에서 위까지 연결되는 튜브 모양의 장기로서 길이는 약 25~30cm이며 실제로 하는 일은 삼킨 음식물을 단순히 위까지 전달하는 것이다. 식도는 흉부 속에 있기 때문에 이곳의 병은 주위의 폐나 종격동으로 퍼질 수 있고 반대로 폐의 질환이 식도에

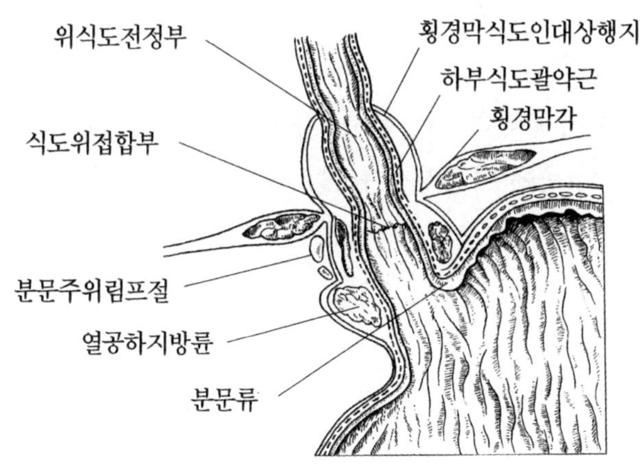

◀ 정상 분문부의 해부도 ▶

번질 수 있다.

식도의 운동이상 질환

사람은 거꾸로 매달려서 음식을 먹을 수 있다. 이것은 식도에서 위로 진행하는 연동운동에 의하여 삼킨 음식물이 위 속으로 이동되기 때문이다. 음식을 삼키게 되면 식도의 상부와 하부에 있는 괄약근은 음식물이 지나갈 때 열려 음식물이 통과하는 것을 도와주며 평소에는 닫혀 있어서 위액이 식도로 역류하는 것을 막아준다. 이러한 식도의 일련의 운동이 정상적으로 이루어지지 않으면 삼키기가 곤란하고 식도에서부터 흉통이 생길 수 있다. 이런 식도의 운동이상에 의한 질병들 가운데 전형적인 것들은 다음의 몇 가지로 구분할 수 있으나, 이런 것들이 서로 복합되어서 나타나기도 하고 때로는 구체적인 범주에 넣을 수 없는 종류도 있는 등 다양하다.

증상은 대개 연하곤란, 흉통, 흉부 작열감을 호소하는 점이 공통적이다. 이 중에 아칼라지아라는 치료법이 있지만 다른 것들은 대증 요법 이외에는 특별한 치료법이 없다.

 **아칼라지아(하부 식도 괄약근 이완 불능증)**

하부 식도 괄약근은 음식물이 식도 하부를 통과하여 위로 들어가는 마지막 관문에 있는 괄약근으로서 이 괄약근이 이완되

지 않아 식도 내의 음식물이 위로 들어가기가 어렵게 되는 질환이
다. 이런 환자는 하부 식도 괄약근의 이완이 잘 안 될 뿐만 아니라
식도 체부의 이동성 연동운동 또한 소실되어 음식물의 이동이 어
려워진다. 이 병은 대개 발병 원인이 확실하지 않으며 일부에서
위암이 식도 하부에 전이되거나 남미에서는 이곳에서만 흔한 트
리파노소마라고 하는 특수한 기생충이 식도 하부의 근육층 사이
에 있는 자율 신경총을 파괴하여서 발병하기도 한다.

이 병은 20~30대에 나타나기 시작하며 비교적 여자에게 흔하
고 음식을 삼키기가 어려우며 음식을 위로 내려보내기 위하여 물
을 많이 마셔 중력에 의하여 음식물이 내려가게 한다. 이런 환자
에서도 흉부 작열감이나 흉통을 호소할 수 있는데 이것은 식도에
항상 고여 있는 음식물이 발효되어서 점막에 염증을 일으키기 때
문이다. 식도가 매우 크게 확장될 수 있으므로 거대 식도라고도
한다. 늘어난 식도에 내용물이 고여 있기 때문에 누우면 본인도
모르게 식도에 고여 있는 내용물이 인두로 역류되어서 폐로 흡인
되어 폐렴을 잘 일으킨다.

식도 방사선 촬영을 하면 식도가 크게 늘어나 있고 식도 하부가
마치 '새의 부리'처럼 좁아져 있어서 쉽게 진단을 할 수 있다. 그
러나 내시경 검사를 하여서 점막에 다른 이상이 있는지 확인하여
야 한다. 일반적으로 기질성 협착이 아니기 때문에 내시경은 쉽게
위 속으로 통과하는 것이 보통이다. 정확하게 식도의 운동을 검사
하기 위해서는 식도에 가느다란 관을 삽입한 후에 식도 내압을 알
아보아야 한다. 이 병이 오래되면 식도암이 잘 생길 수 있으므로
정기적인 내시경 검사가 필요하다.

치료 방법은 내시경을 이용하여 식도 괄약근이 있는 장소의 근육층 사이에 보톡신이라고 하는 일종의 신경 독소인 세균의 독소를 주사하여 괄약근을 이완시키는 방법이 있으나 효과가 오래가지 않는다는 문제가 있다. 최근에는 이 약이 얼굴의 주름살을 없애는 데 많이 이용되고 있다. 이 병의 가장 대표적인 치료 방법은 풍선 확장술이다. 이것은 풍선을 괄약근 부위에 넣고 확장시키는 방법인데, 현재로서는 가장 좋은 치료 방법이지만 가끔 식도에 구멍이 생겨서 문제가 된다. 그러나 이런 시술을 하는 의사들은 항상 이런 위험성에 대비하고 있기 때문에 비록 시술중에 구멍이 생겨도 수술치료를 하는 경우는 드물며 일반적인 내과적 치료로서 잘 치유된다.

이런 풍선 확장술로는 도저히 치료가 되지 않으며 자주 재발하는 경우에는 식도 하부 괄약근 부위를 수술로써 절개하여 넓혀주는 방법이 있다. 그러나 이 방법은 식도가 지나치게 넓어져서 오히려 위액이 식도로 역류되는 역류성 식도염을 불러일으킬 위험이 높기 때문에 신중히 고려하여야 한다.

미만성 식도 경련증

식도 전체에 진행하지 않는 경련성 수축이 발생하는 병으로서 30~40대에 잘 발병하며 여자에게 많이 나타난다. 삼키기가 곤란한 것이 가장 중요한 증상이며 흉통이 자주 발생하는데 이것은 협심증의 통증과 유사하여 구분이 어렵다. 치료에 사용하는 약도 협심증 치료에 사용하는 니트로글리세린으로 반응을 잘하는 점도 유사하다.

식도 조영술을 시행하면 식도가 마치 '코르크 병마개 따기' 같은 불규칙한 수축을 보이는 것이 특징이다. 이 병은 증상이 심해졌다 완화되었다 하며 사망하는 경우는 드물고 여러 가지 약물 치료를 시도하지만 특효약이 없다.

호두까기 식도

호두까기란 서양에서 호두를 깔 때 사용하는, 쇠로 된 집게를 말하는데 식도 내압이 갑자기 매우 상승한다는 의미에서 붙여진 이름이다. 구체적으로는 식도 내압을 측정하여 하부 식도에서 식도의 수축파의 압력이 160~180mmHg 이상이 6초 이상 지속되는 경우를 말한다. 증상은 미만성 식도 경련증과 유사하다.

저 운동성 식도 질환

식도의 운동이 항진되는 것이 아니고 오히려 저하된 경우를 말한다. 이런 경우에도 역시 연하곤란과 흉부 작열감, 흉통 등이 발생할 수 있다. 증세가 가벼우면 증상이 없을 수 있다.

가장 대표적인 질환으로 공피증이 있다. 이 병은 원래 피부가 딱딱하게 굳어지는 병으로서 그 원인은 아직 모르고 있으며 내장 중에서는 식도를 잘 침범하는 것이 유명하다. 식도가 운동이 없어지므로 역류성 식도염이 동반되고 연하곤란이 발생한다.

당뇨병 환자도 식도 수축파의 이상이 흔히 발생하지만 이로 인하여 증상이 있는 경우는 드물다.

임신하였을 때에 흉부 작열감을 호소하는 사람들이 많은데 임산부는 식도 운동이 저하된다고 하며 이것과 증상이 관계 있을 수 있다.

역류성 식도 질환

역류성 식도 질환은 위산이 식도 내로 역류하여서 임상증상을 나타내는 것을 모두 가리키는 말이다. 이 중에서도 내시경 검사로서 위액의 식도 내 역류에 의하여 식도점막에 궤양이나 미란성 염증이 생긴 것이 확인되면 역류성 식도염이라고 한다. 위산의 역류에 의하여 흉부 작열감과 위산역류의 증상만 있고 내시경 검사에서는 정상인 경우를 내시경적으로는 음성인 역류성 식도 질환이라고 하며 이것도 역류성 식도 질환에 속한다.

역류성 식도 질환은 원래 미국이나 유럽의 선진국에서는 소화성 궤양보다도 많은 질환으로서 한 번 걸리면 일평생 동안 지속되는 질환이므로 일반 국민에게서 가장 중요한 소화기 질환이다. 수 년 전까지만 해도 우리 나라나 일본 등 아시아 국가에서는 매우 드문 질환으로 생각하여 왔었다. 그러나 최근에 생활양식이 서구화되면서 우리 나라에도 이 병이 급속히 증가되는 경향을 보이고 있어서 크게 주목받고 있는 질환이다.

위산이 식도로 역류되는 현상은 정상인도 수시로 하부 괄약근이 이완되어서 나타난다. 이런 현상이 있기 때문에 트림도 할 수 있는 것이다. 그러나 역류성 식도 질환자에게서는 일시적으로 하부 괄약근이 자주 이완되어 역류성 식도 질환을 일으킨다. 어떤 사람은 근본적으로 하부 식도 괄약근의 조임이 약해서 역류가 잘되기도 한다. 마치 식도가 짧아져 있는 것처럼 위의 일부가 흉곽 속으로 탈출되어 있는 현상을 말하는 식도 열공 허니아가 있는 환자는 위산의 역류가 특히 잘 일어난다. 이런 여러 가지 기전이 함께 이루어져서 역류성 식도 질환이 생기는 것으로 알려져 있다.

역류성 식도 질환의 가장 중요한 증상은 흉부 작열감이라고 하는 가슴 쓰림이다. 이 증상은 오목가슴에서부터 시작하여 불이 타는 듯한 뜨거운 감각이 상부로 올라와서 목이나 귀로 뻗치는 현상을 말한다. 이 증상은 낮에도 생길 수 있지만 주로 밤에 심해서 자다가 벌떡 일어나서 물이라도 마셔야 한다. 또 다른 중요한 증상은 목 속으로 위산의 신물이 넘어오는 것을 느끼는 것이다. 단순히 음식물이 넘어오는 것은 역류성 식도염의 증상이 아니다.

어떤 이유로든지 하부 식도 괄약근이 손상된 경우, 예를 들면 상부 위의 위암이 있어서 위와 식도의 일부를 함께 절제한 경우에는 하부 식도 괄약근이 없어지게 된다. 이런 경우에는 누우면 위의 내용물이 식도로 역류하여 상부 식도를 거쳐서 기도로 흡입되어서 폐렴을 잘 일으키게 된다. 역류된 위산은 식도가 아닌 다른 장기에도 영향을 준다. 인두에까지 자극을 주고 폐기능에도 영향을 주어서 만성기침이나 기관지 천식의 원인이 되기도 한다. 또한 충치와 잇몸 질환의 원인이 되기도 한다. 위를 전부 절제한 사람들 가운데 밤에 잠을 자고 나면 아침에 몸살이 잘 난다고 하는 사람들이 있는데 이것은 장액이 역류하여서 바로 흡입성 폐렴에 자주 걸리기 때문이다. 이런 장액의 역류에 의한 식도염은 알칼리 역류성 식도염이라고 해서 위산의 역류 경우와 치료 방법이 다르다.

역류성 식도 질환을 정확하게 진단하기 위해서는 증상으로 짐작이 되더라도 위산의 역류현상을 증명할 수밖에 없다. 일단 위산이 식도에 역류되었다고 하더라도 얼마나 머물러 있는가 하는 시간 또한 중요하다. 이것을 알아보는 방법으로는 코를 통하여 식도에 가느다란 관을 삽입하고 24시간 동안 보행성 식도 산도(pH) 검사가 있다. 이 방법으로 위산의 역류 시간을 정확하게 측정할 수 있으며, 이 검사가 역류성 식도 질환을 알아보는 데 가장 대표적인 검사이다. 그러나 이런 검사를 증상이 있는 환자들에게 모두 시행할 필요는 없고 난치성이거나 식도 이외에 호흡기 증상이 심한 경우 등 특수한 경우에 한한다. 역류성 식도염은 검사를 해서 위 식도 접합부인 Z선의 파괴를 봄으로써 알 수 있다. 그러나 내시경 검사가 정상인 역류성 식도 질환이 있다는 것은 이미 앞에서 설명했다.

역류성 식도 질환에서 문제가 되는 점은 내시경 검사에서는 분명히 역류성 식도염이 있지만 별 증상이 없는 경우도 많고 반대로 내시경 검사는 정상이지만 증상은 심한 경우가 있다는 점이다. 치료는 결국 증상이 있는 사람에게 하게 된다. 치료도 역류 자체를 적게 하는 치료는 수술 이외에는 어렵고 대체로 역류되는 위산의 농도를 낮게 하려는 데에 그 초점이 맞추어져 있다.

역류성 식도염이 심한 사람은 오래되면 식도협착이 생길 수도 있고 식도 하부의 편평 상피가 염증으로 인하여 원주상피로 치환되는 현상이 발생될 수 있는데 이렇게 된 식도를 바레트 식도라고 한다. 원래 식도에는 편평 상피암이 흔한데 이 바레트 식도에서는 식도 선암이 잘 발생하는 것으로 알려져 있으므로 일단 바레트 식도로 진단된 사람은 정기적인 진단을 받아야 한다. 서양에서는 최

근에 이 바레트 식도에서부터 기원하는 식도
선암이 증가되고 있어서 중요한 질환으
로 대두되고 있다.

역류성 식도 질환이 있는 사람은 일상
생활의 조절이 중요하다. 취침시에 상체
부위를 약간 높게 하고 꼭 끼는 옷을 삼가며
식후에 곧바로 누워서는 안 되며, 술과 특히 담배를 금하여야 하
며 껌을 많이 씹는 것이 도움이 될 수 있다. 음료수로는 오렌지 주
스, 토마토 주스, 콜라, 포도주, 커피, 초콜릿 등이 증상을 유발하
는 경향이 있고 또 기름진 음식은 위 속에 오래 남아 있어서 역류
의 기회를 많게 하는 역할을 한다. 그러나 이런 생활 태도의 변화
가 실제로는 환자에게 귀찮기만 하고 크게 효과가 없다는 사람들
도 있으며 약물 치료를 적극적으로 권하는 사람도 많다.

약물 치료로서는 역류된 위산의 농도를 약하게 하는 방법으로
소화성 궤양에 사용하는 약과 동일한 약이 사용된다. 그러나 소화
성 궤양시보다는 더 강한 약이 일반적으로 요구되기 때문에 양자
펌프 억제제인 오메프라졸, 란조프라졸, 라베프라졸, 판토프라졸
등만이 효과적이다. 그 밖에도 위장관의 운동을 증가시켜서 역류
현상을 줄이고자 위장관 운동 촉진제인 메토클로포로파마이드,
돔페리돈 등이 사용된다.

수술요법도 서양에서는 많이 시행되고 있으며 특히 젊은 나이에
발병하면 일평생 동안 투약을 해야 하기 때문에 수술을 하는 경향
이 많다. 수술도 복강경을 이용한 방법이 있다. 우리 나라에서는
이 병 때문에 수술을 해야 하는 증례가 아직 많지 않아 외과 의사

들의 경험이 적은 것이 문제가 되며 수술은 선택적으로 내과 치료
가 안 되는 사람에게서만 고려하고 있다.

개인 의원에서 전형적인 역류성 식도 질환의 증상이 있는 환자
를 보게 된다면 내시경 검사를 반드시 하는 것이 좋으며, 치료제
로는 처음부터 양자 펌프 억제제를 사용하여서 증상이 호전되면
그 다음으로 H_2 길항제 차단제로 바꿔서 사용하는 하향적 방법이
좋다.

식도 감염

식도에도 바이러스 및 곰팡이 종류인 진균·세균 등 여러 가
지의 감염이 생기며 이는 장기이식 환자, 에이즈 환자, 항
암 치료를 받는 환자 등과 같이 면역이 결핍된 환자에게서 잘 나
타난다.

칸디다 감염

갓난아기에게 우유 덩어리가 입에 묻은 것 같은 것이 생기
는 것이 바로 칸디다 감염이다. 갓난아기에서는 이것을 아구창이
라고 한다. 성인도 면역력이 약하거나 항생제를 오래 사용한 사람
에게서 식도에 우유 찌꺼기가 묻어 있는 것처럼 보이는 병변이 발
생한다. 원래는 입에 있는 진균이 증식해서 생기는 병이다. 증상
이 없을 수도 있으나 연하통을 호소할 수 있다. 치료제로는 경구

투여제로서 니스타틴, 케토코나졸 등이 사용된다.

 ## 헤르페스바이러스 1형 감염

　　단순포진 바이러스 1형 감염은 급성 흉통과 연하통을 호소한다. 흔히 사람들이 피곤하면 입이나 코 주위가 매우 아프면서 허는 구강포진이 생기는데 이 질환의 원인 바이러스와 동일하다. 내시경 검사를 해보면 점막에 마치 물집이 생겼다가 터진 것 같은 주위가 융기된 궤양이나 물집을 볼 수 있고 조직 검사를 해보면 특징적인 소견을 볼 수 있다. 대개 일주일 후면 저절로 좋아지지만 아사이클로비아라는 항바이러스 약제를 사용할 수 있다.

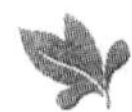 ## 거대세포 바이러스 감염

　　거대세포 바이러스에 감염된 경우는 정상인에게는 거의 볼 수 없고 면역력이 결핍된 사람에게서 나타난다. 에이즈 환자에게 가장 흔한 식도 감염이다.

　식도 점막에 불규칙한 궤양과 발적이 나타나며 조직 검사로서 진단할 수 있다. 간사이클로비아를 사용하지만 예후가 불량한 경우가 많다.

 ## 식도 결핵

　　식도의 1차성 결핵은 매우 드물며 2차적으로 폐나 종격동 림프절 결핵이 식도로 전이되어서 누공을 형성하는 경우가 가장 많다. 식도에 전에 없던 궤양 또는 누공과 같은 깊은 궤양이 보이고 주위에 염증이 심하면 혹시 결핵이 아닌가 의심하여야 한다.

때로는 식도-기관 루를 형성하기도 하는데 이렇게 되면 음식물이 기관으로 들어가 음식을 먹으면 사래가 들려서 먹을 수가 없고 흡인성 폐렴이 생겨서 견딜 수가 없게 된다.

부식성 식도 손상

피부를 손상시키는 모든 물질은 마시면 식도를 손상시킬 수 있다. 따라서 직업상 또는 장난으로라도 이런 위험한 물질을 입에 무는 일은 절대로 피해야 한다.

약 40년 전에는 자살을 목적으로 시골에서 강알칼리성인 양잿물을 호박잎에 싸서 삼키는 경우가 많았다. 이런 강알칼리성 물질은 액화 괴사를 일으키기 때문에 식도 전벽을 녹여 버리므로 식도에 구멍이 생겨서 극심한 고통을 호소하다가 사망하는 일이 부지기수였다.

최근에는 양잿물을 세제로 사용하는 일이 없기 때문에 이런 환자는 볼 수 없게 되었지만 빙초산을 실수로 마시는 경우는 자주 있다. 이 경우는 강산에 의한 손상이기 때문에 응고 괴사를 일으키므로 깊이 파고 들어가기보다는 표면에 가피를 만드므로 나중에 식도협착이 크게 문제가 되며 또 액체이기 때문에 위 속으로 흘러 들어가서 위를 크게 손상시키게 될 우려가 있다.

잘못하여 이런 물질을 삼켰을 때에는 빨리 병원에 가야 하며 집에서 해독제라고 우유를 마시게 하는 것은 매우 위험하다. 대체로 의식이 있는 사람은 이런 것이 목구멍에 닿으면 뜨거운 기운을 느

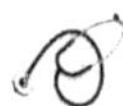

끼고 곧 뱉어버리므로 실제로 식도로 넘어가는 일은 드물다.

식도의 연동운동은 위를 향하여 한 방향으로만 진행하므로 일단 액체가 식도 상부 괄약근을 넘어가면 바로 토할 수는 없고 곧바로 위까지 도달한다고 보아야 한다.

환자가 병원에 오면 빨리 내시경 검사를 해서 어디까지 어느 정도의 손상을 입었는지 결정을 해야만 치료의 방침을 정할 수 있다.

식도에 구멍이 생기면 피하에 공기가 들어가서 피부가 부풀어오르고 만졌을 때 공기가 들어 있는 것을 느낄 수 있다. 이렇게 되면 수술을 하기도 하는데 생명이 위험하게 될 가능성이 많다. 무엇보다도 식도 손상이 오래되면 결국 식도협착이 발생되는 것이 가장 문제가 된다. 예전에는 이것을 방지하려고 처음부터 굵은 관을 식도에 삽입하여 놓는 치료를 하였으나 요즘은 이것이 식도협착을 방지하지 못하고 오히려 환자에게 고통만 주므로 하지 않는다. 나중에 협착이 발생하면 그 때 가서 넓히는 치료를 하거나 수술을 하게 된다.

약제성 식도염

가끔 감기약을 먹고 잠이 들었는데 갑자기 심한 흉통이 생겨서 병원에 오는 사람들이 있다. 감기약에 들어 있는 엔세이드나 항생제 등은 물론 여러 가지 약을 복용할 때 물을 충분히 마시면서 삼키지 않고 적당히 목으로 넘기고 누워버리면 약이 식

도에 머물면서 식도에 급성 궤양을 일으켜 심한 흉통을 호소하게
된다. 항생제로는 테트라사이클린 계통의 독시사이클린, 미노신
등의 약이 이런 증상을 잘 일으킨다.

밤에 알약을 삼키고 나서 곧 누워 자다가 갑자기 심한 흉통으로
깨어나는 경우 대개 옆에서 보는 사람에게는 마치 협심증으로 인
한 통증이나 심근 경색증으로 인한 통증처럼 보인다.

내시경을 해보면 급성 궤양을 식도에서 쉽게 발견할 수 있고 약
을 복용한 병력을 물어 보면 금방 진단이 가능하다. 시간이 지나
면 낫는다.

식도 이물

잘 못하여 식도에 별별 물건이 다 넘어가서 걸릴 수도 있다.
어린이에게서 이런 사고가 흔하지만 반대로 노인도 치아
가 나쁘거나 하면 이물을 삼키는 경우가 많다.

필자가 기억나는 것만 해도 칫솔, 면도칼, 옷핀, 바둑돌, 치과에
서 사용하는 잇몸 주사바늘, 못, 생선가시, 닭뼈, 약을 포장하는
날카로운 셀룰로이드, 소갈비뼈 등 그 종류를 다 말할 수 없다.

이물이 어떤 물질인가에 따라서 손상이 다르고 치료가 다르다.
예를 들면, 이미 못이 식도 벽을 뚫고 나가서 한쪽만 내부에 걸쳐
있는 경우 내시경을 했을 때 이것이 보인다고 해서 곧바로 뽑아내
면 그 곳에 구멍이 남아서 종격동(가슴에서 양쪽 폐 사이의 대동맥과
식도가 통과하는 장소)으로 음식이 새어 나가서 종격동 염이 발생하

는 새로운 문제를 야기시키므로 신중을 기하여야 한다.

어떤 물질이든지 일단 목구멍을 통하여 식도로 넘어갈 수 있었다면 다시 내시경을 이용하여 위로 꺼낼 수는 있겠으나 그 필요성과 위험성의 고려가 절대로 중요하다. 이 물질 가운데에는 위 속으로 밀어 넣으면 대개 대변으로 잘 빠져나가는 것도 있다.

노인이 식사 후에 갑자기 식도가 막혀서 음식을 들 수 없다면 음식 덩어리가 식도에 막힌 것이다. 갈비를 먹고 나서 갑자기 막혔다면 갈비가 걸린 것이다. 어린이가 갑자기 침을 흘리고 음식 먹기를 거부하면 식도에 이물이 걸린 것을 고려하여야 한다.

맬로리 바이스 증후군

이 병은 심하게 토하다가 식도 하부 또는 분문부의 점막에 열창(찢어지는 것)이 생기면서 출혈을 하는 것을 말한다. 어느 경우든지 심하게 토하면 생길 수 있으나 과음 후 다음날 아침에 토하다가 생기는 경우가 가장 많다. 처음에 토할 때는 괜찮다가 중간에 선혈이 넘어오는 것이 특징이며 대체로 저절로 멎지만 때로는 병원에 가서 내시경적 지혈이 필요할 수도 있다.

단순히 점막만 열창이 생기는 것이 아니라 전층이 찢어져서 구멍이 생기는 경우가 있는데 이런 경우를 보아하브 병이라고 한다. 이 경우에는 피하 공기가 생기며 늑막강에 공기와 액체가 고이고 종격동 염이 생겨서 매우 위험하므로 조기에 발견하여 수술하여야 한다.

식도 정맥류

식도 정맥류는 식도점막 하부에 원래 있는 가느다란 정맥이 비정상적으로 굵게 늘어나 있는 것을 말한다. 이것은 간경변증으로 인하여 문맥압이 높아져서 문맥으로 흐르는 피가 대정맥으로 직접 들어가는 우회로를 만들기 때문에 생긴다.

원래 뱃속의 창자에서 영양분을 흡수한 피는 모두 모여서 직접 대정맥으로 들어가지 않고 일단 간으로 유입되게 된다. 이렇게 창자에서 간으로 들어가는 정맥을 문맥이라고 하는데 간경변증이 되면 간 내로 혈액의 흐름이 나빠지므로 문맥의 압력이 증가되고 직접 혈액이 대정맥으로 들어가는 우회로가 형성된다.

식도 정맥류는 이런 우회로의 하나이며 이것은 파열되어서 식도 출혈을 일으키기 쉽다. 간경화증의 중요한 합병증의 하나가 식도 정맥류 파열이며 이것이 파열되면 대량 출혈을 일으켜서 토혈을 하고 한 번 출혈할 때마다 환자의 약 1/3이 사망한다.

이 출혈이 확인되면 내시경을 이용하여 직접 정맥에 응고제를 주사하는 경화요법을 시행하기도 하고 올가미로 정맥류를 결찰하기도 하며 가끔 응급 수술을 시행하기도 한다.

식도 양성 종양

식도 양성 종양으로는 식도의 점막 아래에 생기는 평활근종이 가장 흔하며 내시경 검사나 방사선 검사로 쉽게 확인이 가능하다. 이것은 대개 양성이므로 경과만 관찰하면 되지만 큰 것은 육종으로 변할 수 있으며 이 육종은 혈액을 따라서 전이될 수 있으므로 2cm 이상 크면 수술을 하여서 제거해야 한다.

때로는 내시경을 이용하여 덩어리를 적출하거나, 늑막에 공기를 넣으면 폐가 찌그러져서 공간이 생기고 이곳에 기계를 넣어서 마치 복강경과 같은 방법으로 수술을 하는 방법인 흉강경을 이용하여 제거할 수도 있고, 본격적으로 개흉을 할 수도 있다. 이런 양성 종양은 보통 증상이 없으나 매우 크면 식도를 막으므로 연하곤란이 발생된다.

그 밖에 식도의 인상유두종이 흔한데 이것은 암이 되지는 않으며 피부에 생기는 '쥐젖'과 유사하다. 불안하면 간단히 조직 검사 겸자로 제거할 수도 있다.

식도 악성 종양

식도암을 말한다. 식도암은 65세 이상의 남성에게 많이 생긴다. 흡연과 알코올 과다 섭취와 관계가 있고 어떤 이유로든지 식도협착이 있는 부위에서 잘 생긴다.

따라서 담배도 오래 피우고 술도 많이 마시는 남성이 갑자기 음식을 삼키기가 어려워지면 단번에 식도암을 의심해야 한다. 세계적으로는 중국의 황하 지역, 이란, 카자흐스탄 등을 연결하는 아시아 지역에서 잘 생긴다.

대부분이 편평 상피암이며 일부가 바레트 식도에서 생기는 선암이다. 식도의 중부에 가장 호발한다. 서양에서는 최근에 식도 하부의 바레트 식도에서 생기는 선암이 증가되고 있다.

모든 암이 그러하듯이 초기에는 증상이 없으며 연하곤란이 생기면 적어도 식도의 내강을 2/3를 차지하는 종괴가 생겨야 한다. 따라서 일단 발견되면 조기 암인 경우가 드물다. 그 이유는 조기 암은 증상이 없을 때에 우연히 내시경 검사로 발견되는 경우가 많기 때문이다.

식도암은 진행하는 연하곤란이 특징이다. 즉 처음에는 큰 덩어리만 삼키기가 힘들지만 시간이 지나면서 점점 작은 덩어리도 삼키기 힘들게 되고 나중에는 물도 삼키기 어렵게 된다. 또 암종의 표면이 헐게 되면 삼킬 때에 통증이 생긴다. 암이 심하여 주위에 많이 전이되면 지속되는 흉통이 생기게 된다. 내시경 검사를 하고 조직 검사를 하면 쉽게 발견할 수 있지만 조기 암 발견을 위해서는 주의 깊은 관찰이 필요하다.

위 내시경 검사를 하는 의사들이 특별히 조심을 하지 않으면 위 속은 자세히 관찰하지만 일반적으로 식도는 내시경이 통과하는 장소로만 여겨서 관찰을 등한시하는 경향이 있는 것도 사실이다.

조기 식도암을 발견하기 위해서 식도점막에 요도액을 살포하면 암 부위만 염색이 안 되므로 이런 식도점막 염색법이 내시경 검사 중에 많이 사용된다. 최근에 내시경이 발달되면서 표면확산형 식도암도 발견이 되는데 이것은 암이 표면으로 퍼지며 깊이 파고 들어가지 않는 형태로서 내강이 좁아지지 않기 때문에 연하곤란이 잘 생기지 않는다.

조기 암은 수술하지 않고 내시경으로 제거하는 경우도 있으나 특수한 경우에 한하며 대개 수술을 한다. 식도암은 편평 상피암이므로 폐암이나 자궁경부암과 같은 종류이며 치료도 비슷하다. 방사선 조사에 잘 반응하는 성질이 있어서 위암과 같은 선암보다 치료를 하기가 좋으며, 약물치료와 방사선 조사를 함께 시행한 후에

최종적으로 병변부위를 수술한다. 비교적 초기 병변이어서 완전
절제가 가능하다고 생각할 때만 처음부터 수술한다.

2 위 질환

소화기 질환 중에서도 우리 나라 사람들은 유난히 위 증상을 호소하는 사람들이 많다. 이 때문에 어느 병원을 가보아도 소화기 내과의 환자가 가장 많다. 물론 암 중에서도 위암이 제일 많은 것도 사실이다. 서양 사람들은 소화 장애보다는 어지럽거나 머리가 아프거나 하는 등 다른 기관의 통증을 호소하는 사람들이 더 많다고 한다.

위는 다음 그림과 같은 모양을 하고 있으며 각각의 부위마다 명칭이 있다. 위는 쉽게 말하면 창자의 일부분이 크게 늘어나서 별도의 역할을 하는 기관이다. 위는 전정부, 위체부, 위저부로 나누며 식도와 연결되는 부위를 분문부라 하고 십이지장과 연결되는 부위에는 괄약근이 잘 발달되어 있는데 이곳을 유문이라고 한다.

위 점막에는 세 개의 대표적인 세포가 있는데 위 점막 표면을 미끈미끈하게 해주는 점액을 분비하는 점액 세포가 있고, 펩신을 분비하는 주세포가 있으며, 위산을 분비하는 특수 세포인 벽세포가 있다.

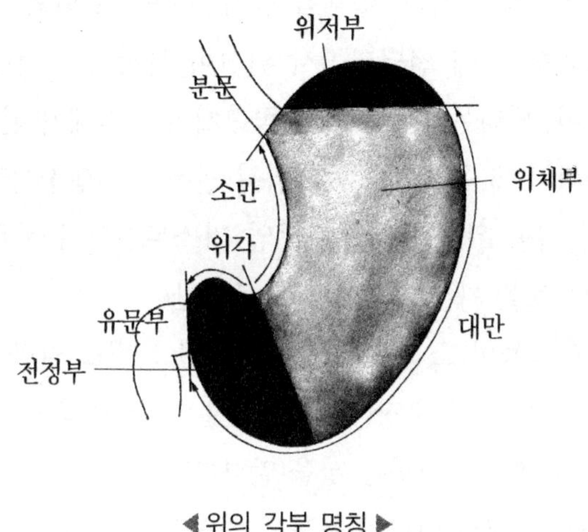

◀ 위의 각부 명칭 ▶

점액은 위점막을 감싸서 나쁜 물질이 직접 점막 세포와 접촉하지 않게 하는 작용을 한다.

펩신은 소화 효소의 하나이지만 소장의 소화 기능만큼 강력하지 않기 때문에 실제로 소화 기능에 큰 역할은 하지 못하고 있다.

위산은 위 속에서 음식물을 멸균하는 중요한 역할을 하지만 각종 위장병의 중요한 요소가 된다. 위산 때문에 위에서 소장으로 나가는 십이지장의 내용물은 거의 무균 상태가 된다. 다른 사람이 토한 물질을 보면 더러운 생각이 들겠지만 사실은 거의 무균 상태인 깨끗한 것이다.

위산은 실제로 공업용 염산과 똑같은 산으로서 위 속에서 많이 농축되면 산도(pH)가 1.5까지 떨어지며 이 정도면 피부에 닿았을 때 곧 손상을 입을 정도가 된다. 위산분비는 뇌상, 위상, 장상의 세 가지 자극 기전이 있다.

뇌상은 음식을 보거나, 냄새를 맡기만 하여도 뇌의 자극이 미주 신경을 통하여 위에 전달되어서 위산이 분비되는 형태이며 이것은 아트로핀, 벨라돈나와 같은 항콜린제로서 억제가 된다.

위상은 위 속에 음식물이 들어와서 전정부를 팽창시키고 음식물의 성분이 직접 위산 분비호르몬인 가스트린의 분비를 촉진하여 이것이 벽세포를 자극하여 위산을 분비한다.

장상은 음식물이 소장에 들어가면 위산 분비를 일반적으로 억제하는 작용을 하지만 소장이 너무 짧은 단소 소장이 되면 오히려 위산 분비가 매우 촉진되는 것을 말한다.

위는 우리 몸에서 이런 고농도의 염산을 분비할 수 있는 유일한 기관이며 또 이렇게 고농도의 염산이 속에 있어도 정상 상태에서는 점막이 손상을 받지 않을 수 있는 유일한 기관이다. 이 염산에 의하여 어떤 이유로든지 점막이 손상을 받으면 질병이 생기는데 그 대표적인 질환이 유명한 소화성 궤양이다.

위의 중요한 또 다른 작용의 하나는 음식물을 맷돌처럼 갈아서 잘게 부수는 일이다. 이렇게 해서 3~4mm 크기로 작게 부숴지면 이 작은 입자의 음식은 유문에서 선택적으로 십이지장으로 보내고 큰 것은 다시 위로 되돌려 보내져서 계속하여 작게 부순다.

김치 줄거리 같은 도저히 부숴지지 않는 큰 물질은 공복시에 위를 청소하는 큰 이동성 수축파가 생겨서 깨끗하게 위 속을 비워서 다시 다음 음식을 받아들일 준비를 하게 한다.

방사선 사진을 찍어 보면 위가 비어 있을 때에는 크기가 그렇게 크지 않다. 그러나 음식을 먹을 때에는 밥 두 그릇도 먹을 수 있고 자장면 세 그릇도 먹는 사람이 있을 만큼 많은 양을 먹을 수 있다.

이것은 위의 기저부가 음식물이 들어오면 긴장을 풀고 이완되어서 이곳에 우선 음식을 많이 저장할 수 있기 때문이다.

이런 현상을 수용성 이완이라고 하며 미주신경의 기능에 의한다. 따라서 십이지장궤양 때문에 미주신경을 절단하는 수술을 하게 되면 위의 모양은 정상으로 보이지만 이 기능이 없어져서 조금만 먹어도 포만감이 생겨서 많이 먹을 수 없게 된다. 기능성 소화불량 환자의 일부에서는 이런 수용성 이완 기능의 장애가 있어서 조기에 포만감이 생기는 경우도 있다.

기능성 소화불량

우리말에 "사촌이 땅을 사면 배가 아프다"는 말이 있다. 신경을 쓰면 배가 아파진다는 뜻이다. 아마도 이 말이 기능성 소화불량을 잘 표현하는 말이라고 생각된다. 이 병은 우리 나라 사람들의 생활의 질과 관계되는 중요한 병이며, 실제로 위장병으로 종합병원을 찾는 환자의 1/2 내지 2/3 정도를 차지하는 병으로서 우리 나라 사람들에게 가장 많은 병이다. 그러나 이 병으로 말미암아 사람이 죽는 법은 없기 때문에 매우 중요한 증상군의 하나이지만 실제적으로 연구가 어려운 실정이다.

우리가 소화불량이라고 하는 것은 대체로 식사를 하고 나면 통증이라기보다는 속이 불편하고 더부룩하며, 가스가 차고 메스껍거나 토하거나 조기 만복감 증세 등 여러 가지 상부 위장관 증상이 복합된 것을 말한다. 이와 유사한 것으로 과민 대장이 있는데 이것은 하부 위장관의 증상으로서 설사나 변비가 흔하고 아랫배가 거북하고 가스가 차는 것들을 말한다.

이 질환은 내시경 검사에서 궤양이 없다고 해서 비궤양성 소화불량이라고도 하며 흔히 일반인들이 이해하기 쉽게 신경성 위장병이라고도 부른다. 또 내시경 검사를 해보면 이런 환자에게서 만성위염이 흔히 발견되기 때문에 이 병을 만성위염과 혼동하여 사용하고 있다. 그러나 이런 증상은 만성위염이 없는 사람에게서도 나타날 수 있고 또 만성위염의 정도와 증상이 일치하지 않기 때문에 실제로 만성위염과는 다르다. 이 병은 수 년 또는 수십 년 지속되면서 증상이 좋아졌다 나빠졌다를 되풀이하면서 구체적으로 신경을 쓰는 일이 있을 수도 있고 없을 수도 있으며 예민한 성격에 의하여 생긴다고 일반적으로 생각한다.

의학적으로 기능성 소화불량의 정확한 정의는 지난 12개월 동안 적어도 12주 동안 윗배에 불편감이나 복통이 있어야 하고 각종 검사에서 구체적인 원인이 되는 소화성 궤양, 담석증, 위암 등 기질적인 병변을 보이지 않아야 한다.

이 기능성 소화불량도 자세히 그 증상을 나누어 보면 다음과 같다.

① 조기 포만감, 더부룩하며 가스가 차고 갑갑함이 주 증상이 되는 위 운동장애군

② 속이 비면 쓰리고 아프다가 음식을 먹으면 가라앉는 마치 소화성 궤양과 유사한 증상을 가지는 궤양 유사증상군

③ 가슴에 뜨거운 작열감이 있고 신물이 올라오는 역류성 식도염 유사증상군

이 세 가지로 구분할 수 있으며 이 중에서 위 운동장애군이 실제로 가장 많다. 이렇게 나누는 이유는 치료를 함에 있어서 증상에 따라서 차이가 있을 수 있기 때문이다.

이 병은 아직도 여러 가지 원인이 복합되어서 생길 것으로 생각하며 일부 환자에서는 위 내용물이 십이지장으로 배출되는 시간이 지연되어 있기도 하며, 신경이 예민하거나, 우울증이 있거나, 신경을 쓰면 악화되는 경향이 있어서 일부 환자는 위장관의 증상이 보통 사람보다 더 예민하게 느끼게 되는 것이 문제라고 주장하는 학자도 있다. 또한 이 병은 사회적으로 스트레스를 많이 받는 직업에 종사하는 사람들에게 많은데 특히 은행원, 교사, 택시운전기사 등에서 많은 것 같다.

담배와 술이 이 병을 악화시키는 것은 분명하다. 어떤 환자들은 밀가루로 만든 음식, 우유, 육류를 먹으면 속이 불편하다고 하는 것을 보면 음식과도 관계가 있어 보인다. 헬리코박터가 위염을 일으키는 중요한 인자의 하나이지만 이것이 기능성 위장장애를 일으키는 것으로는 보지 않는다. 따라서 기능성 위장장애 환자에게서 이 균이 발견된다고 하더라도 모두 치료를 하지는 않으며 환자 자신이 원할 경우 치료를 한다. 10% 정도에서는 오래된 기능성 위장장애 증상이 완전히 치유되는 것도 사실이다.

이 병을 한 번에 확진할 수 있는 검사 방법은 없으며 여러 가지 검사를 해보아서 결정적으로 중한 병이 없다는 사실이 중요하며 즉 제외 진단이 중요하다. 기능성 소화불량증으로 생각되는 환자가 왔을 때 어느 검사를 할 것인가를 결정하는 것이 중요한데 최근 1~2년 내에 종합 검사를 한 번도 받아보지 않은 사람은 우리 나라에 위암이 매우 많은 점을 감안하여 위장관 내시경, 복부 초음파, 간 기능을 포함한 혈액 검사, 혈구 검사, 대변 충란 검사 및 잠혈 검사 등을 하며 진찰을 해보아서 다른 병이 의심이 되면 여러 가지 확대검사를 한다.

환자의 나이도 중요한데 40세 이전이라면 우선 약물치료를 시행하여서 증상이 호전되지 않으면 검사를 해보는 것이 좋고 40세 이상에서는 1차적으로 검사가 필요하다. 또 수년 간 지속되는 증상이라고 하더라도 최근 2~3개월 동안에 증상이 악화되었거나, 지금까지 없었던 증상이 새로 생겼거나, 이유 없이 체중이 줄면 자세한 정밀 진단이 필요하다.

이런 기능성 소화불량 환자들이 종합병원을 찾아오는 이유는 병을 오래 앓고 있기 때문에 혹시 암이라도 생기지 않았는가 하는 불안감 때문이다. 그러나 암과 같은 중병을 가진 사람은 그렇게 오래 살 수 없기 때문에 암에 대한 공포를 가질 필요는 없다.

치료로서는 증상에 따라서 대증 요법을 시행하며 증상이 가벼운 경우에는 신경안정제나 항우울제를 사용하여 효과를 보는 경우가 많다. 또 위장관 운동이 저하된 것으로 생각되면 위장관 운동을 증가시키는 약으로 돔페리돈, 메토클로프로파마이드, 이토프라이드, 레보프라이드 등을 사용할 수 있다. 이런 병에는 일종의 정신 요법이 효과가 있어서, 유명한 의사에게 처방을 받고 대화를 나누면 같은 처방이라도 더 효과가 있다. 따라서 이 병의 치료를 위해서는 의사와 환자간의 원만한 관계가 중요하다는 것을 알 수 있다.

담배는 절대로 끊어야 하며 술은 가능한 한 줄여야 한다. 환자

자신의 경험에 의하여 속을 불편하게 했던 음식은 구태여 먹을 필
요가 없으며, 매우 짜거나, 매운 양념이 강한 음식은 피하는 것이
좋다. 또 커피는 피하는 것이 좋고, 스트레스를 덜 받고 살도록 노
력하는 자세도 중요하다. 어떤 약이든지 약을 복용할 때에는 혹시
위장에 영향이 있지 않을까 고려하여야 하며 감기약, 관절염약,
고혈압약 등 여러 가지 약제가 증상을 악화시킬 수 있다.

이 병은 일평생 동안 조절하면서 사는 병이지 맹장염처럼 수술
하면 한순간에 낫는 병이 아님을 명심해야 한다.

위염

사람들은 흔히 염증이라고 하면 마치 피부에 난 뾰루지처럼
곪는 염증을 연상하고 위에 염증이 있다고 하면 위가 곪아
서 터지는 무서운 병을 연상한다. 그러나 원래 염증이라고 하는
것은 우리 몸에 맞지 않는 어떤 물질이 체내에 들어오거나 접촉하
였을 때 또는 반드시 외부에서 들어오지 않고 체내에서 자체 생산
하는 물질도 신체에 맞지 않으면 신체의 조직이 반응을 하는 것을
모두 염증이라고 한다.

이런 염증이 일시적으로 생겼다가 없어지면 급성 염증이고 오랫
동안 지속되면 만성 염증이 된다. 따라서 위 속에 어떤 맞지 않는
물질이 들어오면 급성 또는 만성 염증을 일으킨다.

염증 때문에 때로는 위 점막이 소장이나 대장의 점막으로 변화
될 수도 있고 십이지장 점막이 위 점막으로 변화될 수도 있는데

이렇게 점막의 형태가 바뀌는 것을 화생이라고 한다.

위염의 중요한 원인으로는 헬리코박터 파이로리균, 알코올, 담즙, 엔세이드(NSAIDS)라고 하는 비스테로이성 소염제, 각종 화학약품 등이 있다.

위염은 보는 학자마다 분류가 다르고 이론이 많았기 때문에 1990년 세계의 여러 학자들이 호주의 시드니에 모여서 시드니 계통에 의한 분류라는 것을 만들었으며 지금은 전 세계적으로 이 분류를 사용하고 있다.

위염의 임상적인 문제점의 하나는 매우 흔히 보는 것이지만 증상과 염증의 정도가 잘 일치되지 않는다는 점이다. 또 실제적으로 만성 위염이라는 말은 기능성 소화불량과 혼동하여서 사용되고 있다.

🌿 급성 위염

급성 출혈성 및 미란성 위염 : 급성 출혈성 위염은 여러 가지 원인으로 인하여 위점막에 점상 출혈, 반상 출혈이 생기면서 실제로 위 벽이 벗겨지거나 궤양이 생기면서 다량의 출혈이 있기도 한다. 위 벽이 깊게 패이지 않고 살짝 벗겨진 정도를 미란이라고 하며 위염이 심하면 생길 수 있다. 이 미란이 심해지면 궤양이 될 수도 있으나 미란이 모두 궤양이 되지는 않고 이 상태로서 끝난다. 이런 미란 상태가 되면 미란 주위의 점막이 부어 올라서 마치 문어발에 흡판 모양의 구조를 가지게 되며 이런 모양이 3개월 이상 지속되면 만성 미란이라고 한다.

출혈성 미란의 원인은 다양하여서 엔세이드 같은 약제가 가장 많은 원인이지만 커피만 마셔도 가벼운 출혈성 미란이 생길 수 있다. 뇌종양이 있거나, 심한 화상을 입었거나, 중환자실에 입원을 하여야 하는 정도의 심한 전신 질환이 있는 경우에는 이런 신체적인 스트레스만으로도 심한 출혈성 위염이 생길 수 있다. 이런 경우에 내시경으로 관찰하면 위 벽에 크고 작은 미란이나 궤양이 다발하며 출혈이 흔히 나타나는데 내시경을 하는 의사들은 이런 것을 급성 위점막 병변이라고 부른다.

알코올은 급성 위염을 일으키지만 알코올 중독자의 위점막은 의외로 정상이어서 만성 위염은 일으키지 않는다.

바다장어와 같은 바닷물고기 생선회를 잘못 먹으면 아니사키스라고 하는 기생충에 감염된다. 아니사키스충에 감염되면 기생충이 위점막을 파고 들어가 급성 위염을 일으키고 심한 상복부 통증을 일으키는데 회를 먹은 지 일주일이 지나도 통증이 지속될 수 있다.

엔세이드(NSAIDS ; 비스테로이드 성 소염제) 위염 : 노인 인구가 증가하면서 관절염, 척추 질환, 근육통의 치료뿐만 아니라 심장 혈관 질환이나 뇌혈관 질환에서 혈전의 형성을 방지하기 위한 목적으로도 엔세이드를 사용하는 사람들이 많아지고 있다. 엔세이드는 중요한 치료제이지만 급성 위염을 일으키고 나아가서는 나이 들어 중요한 소화성 궤양의 원인이 되므로 별도로 설명을 한다. 또 많은 류머티스양 관절염 환자도 부득이하게 이런 약을 사용하여야 하므로 똑같은 문제가 발생된다. 아스피린을 비롯한 모든 비스테로이성 소염제가 거의 동일하게 급성 위염을 일으키며 전신적으로 작용해서 위점막의 방어능력을 저하시키므로 소화성 궤양을 잘 일으킨다.

노인이 이런 약을 장기간 복용하고 있는 경우에는 노인의 특성 상 별 증상 없이 지내다가 자기도 모르게 오랫동안 조금씩 출혈이 있어서 심한 빈혈이 생기기도 하고, 갑작스러운 위장 출혈의 원인이 되기도 하며, 궤양이 매우 거대할 수도 있어서 주의를 해야 한다. 이렇게 엔세이드를 장기간 사용해야 하는 경우에는 오메프라졸과 같은 양자 펌프 억제제를 함께 사용하여 위를 보호하여야 한다. 최근에는 위장관에 미치는 부작용을 극소화한 새로운 기전에 의한 소염진통제가 개발되어 쓰이고 있다.

위점막의 적응기전과 위염의 예방 : 어떤 종류든지 위점막에 손상을 일으키는 물질을 계속적으로 투여하면 처음에는 강한 반응이 일어나지만 나중에는 점점 적응이 되어서 반응이 적어지거나 거의 일어나지 않게 된다. 이런 현상을 적응이라고 한다.

예를 들면, 술을 마실 때에도 도수가 약한 맥주부터 마시면 나중에는 독한 위스키를 마셔도 위점막의 보호가 가능하다. 이론적으로는 아스피린 1알을 미리 복용해도 적응기전이 작용하므로 다음에 약효가 강한 다른 약이나 도수가 센 술을 마셔도 위점막의 보호가 가능하게 된다.

🍃 만성 위염

여기서 다루고자 하는 만성 위염은 일반인들이 기능성 위장 장애와 혼동하여 사용하고 있는 의미의 만성 위염이 아니고 순수한 병리학적인 만성 위염을 말한다.

만성 위염은 병변이 적어도 3개월 이상 지속되는 것을 말하며 병리적인 정도와 증상과 전혀 관계 없이 진행되는 경우가 많다. 그 중 위축성 위염은 화생성 위염을 거쳐서 위암의 전구단계가 된다고 알려져 있다.

만성 헬리코박터 위염 : 헬리코박터는 만성 위염의 중요한 요소이며 마지막에 위암에까지 이르게 한다. 자세한 것은「헬리코박터」편에서 설명하였다.

엔세이드, 알코올 및 담즙성 만성 위염 : 엔세이드 약제를 오래 복용하면 만성 위염이 생기는 것을 생각할 수 있는데, 실제로 이런 약을 오래 쓰면 만성 위염이 생긴다는 증거는 없다. 엔세이드는 분명히 국소에 닿아서 급성 위염을 일으키며 또 전신적인 효과로서는 위점막의 보호 작용을 하는 프로스타글란딘을 저하시키는 효과가 있어서 위궤양의 중요한 원인의 하나가 되고 있는 것을 보아서는 오래 상용하면 위점막의 변화를 일으킬 가능성은 있다.

헬리코박터에 의한 만성 위염이 있는 환자의 엔세이드 장기간 사용은 어떤 관계가 있는가 하는 것도 확실히 증명되어 있지 않다. 그래서 엔세이드를 장기간 사용하는 사람에게서 헬리코박터 균을 없애는 것은 위염의 부작용 예방과는 관계가 없다는 설이 유력하다. 그러나 헬리코박터가 오히려 엔세이드의 부작용을 줄이는 효과가 있다고 주장하는 학자도 있다.

술과 만성 위염 : 과음 후에 일시적으로 급성 위염이 생기고 심하면 출혈성 위염이 생기며 이로 말미암아 과음 후 다음날 아침에는 식사하기가 힘들고 토하는 경우가 많다. 이를 우리는 숙취라고 한다. 그러나 알코올 중독자처럼 계속하여 음주를 하는 경우에는 위염이 있는 경우를 보기 어렵다. 실제로 이런 사람에게 심한 위염이 생긴다면 알코올 중독이 되기 어려울 것이다.

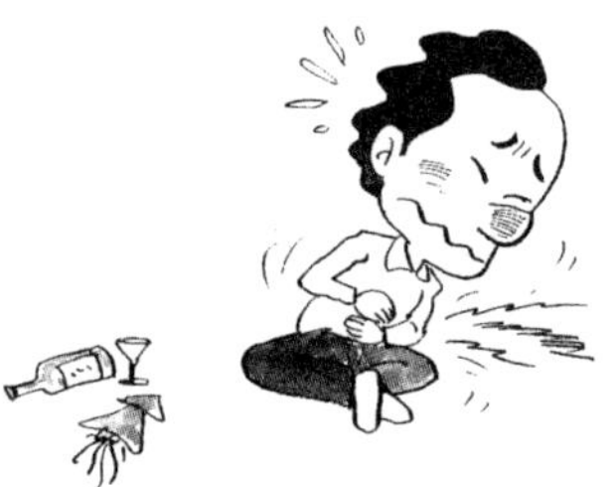

담즙과 만성 위염 : 담즙의 역류는 만성 위염과 관계가 있어 보인다. 특히 위를 부분 절제한 경우에는 담즙이 위 내로 계속 역류하며 이 경우에는 만성 위염의 원인이 되고, 담즙이 섞인 소장액은 알칼리성이기 때문에 이를 알칼리성 위염이라고 하며 주로 위축성 위염이 나타난다. 위가 정상으로 남아 있는 사람 가운데서도 유문의 기능이 약하여 담즙이 위 내로 역류하는 현상이 만성 위염의 중요한 원인의 하나로 여겨지고 있으나 아직까지는 담즙을 중화시키는 약이 개발되어 있지 않다.

내시경적 만성 위염의 구분 : 만성 위염은 원칙적으로 위점막의 조직을 검사하여 현미경으로 관찰하였을 때 내리는 진단방법이다. 그러나 위 내시경으로는 위 속을 직접 관찰할 수 있기 때문에 내시경 관찰만으로도 만성 위염을 진단할 수 있다.

위 내시경 검사상 위점막이 불규칙하게 발적이 되어 있거나 빗살모양으로 발적이 된 것이 보이면 만성 표재성 위염이라고 한다. 또 위점막이 얇아져서 위 벽의 혈관이 투영되어서 보이고 퇴색 되어 보이면 위축성 위염이라고 한다. 위점막의 주름이 1cm 이상으로 굵어져 보이고 점막이 융단처럼 벨벳모양을 하면 비후성 위염이라고 한다. 또 위축성 위염 중에서 위점막이 장점막으로 치환되면서 위점막에 무수한 작은 과립상의 융기를 보이고 회백색의 색조의 변화를 보이면 화생성 위염이라고 한다.

이런 만성 위염들은 서로 복합적으로 나타나기 때문에 내시경 검사로는 가장 두드러진 병변을 보고 진단을 하게 된다. 이 중에서 특히 위축성 위염과 화생성 위염은 거의 같은 것으로 보며 이런 점막은 위암의 발생장소가 되므로 이런 위염이 심한 사람은 1년에 한 번씩 정기적인 내시경 검사를 하는 것이 바람직하다.

胃가 헐었을 때

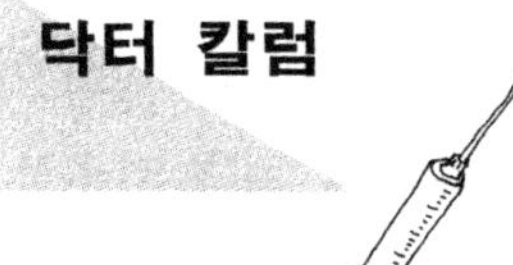

닥터 칼럼

환자 중에는 흔히 『속이 아파 병원에 가서 위내시경검사를 했더니 위가 벌겋게 염증이 심하고 많이 헐었다』고 말하는 사람들이 있다. 이런 환자들은 혹시 암과 같은 큰 병에 걸린 것이 아닌가하고 걱정부터 하는 경우가 많다.

이는 내시경 검사를 한 의사가 설명을 자세히 해주지 않은 책임도 있거니와 환자 자신이 멋대로 해석하는 경우도 많다. 위가 벌겋게 염증이 있다고 하는 것은 설명을 잘 해줘야 하는 말이다. 위 속은 입 안이나 마찬가지로 붉은 색을 띠고 있다.

특별히 급성 위염이 심하면 위점막 여러 곳에 발적이 나타나며 손톱으로 긁어놓은 것처럼 붉은 줄이 생기기도 하고 피가 맺히기도 하며 부어오르기도 한다. 또 간경화증 등 간이 나쁠 경우에도 위점막이 충혈되어 전반적으로 시뻘겋게 발적이 될 수도 있다. 일반적으로 아스피린 같은 진통제와 독한 술을 마시고 난 후 급성 위염이 생길 수 있는데 이 때에는 속이 아픈 경우가 많다. 위의 여러 곳이 헐었다고 하는 말도 잘 이해해야 한다.

실제로 위점막이 둥그렇거나 타원형으로 근육층이 드러나도록 깊이 파이는 것이 소화성궤양이다. 그 외에 점막층이 약간 벗겨진 상태는 미란이라고 한다. 이런 미란은 대개 여러개가 생기며 때로는 염주처럼 서로 연결되어 생기기도 하고 벗겨진 주위가 부어올라서 3개월 이상 오래 치료해도 잘 없어지지 않는다.

미란의 과다와 소화불량 증상과는 잘 일치하지 않는다.

최근에 들어서는 위점막의 만성염증이 헬리코박터 파이로리균과 밀접한 것으로 드러나고 있다.

이 균은 위염뿐아니라 위암의 발생과도 깊은 관련이 있는 것으로 알려졌다. 우리 나라 사람들은 70~80% 정도가 이 균에 감염되어 있어 이들을 모두 치료하기는 어렵지만 소화성 궤양이나 소화불량이 심한 경우에는 선택적으로 이 균을 근절시키는 약물투여가 필요하다.

- 민영일(서울 중앙병원 내과 과장)

〈문화일보〉

소화성 궤양

흔히 궤양이라고 하면 피부의 궤양을 생각하기 쉽다. 즉 피부가 헐어서 둥그렇고 깊게 파이는 것을 말한다. 소화성 궤양에서도 궤양이라고 하는 것은 단순히 헌 것을 말하는 것이 아니다. 위점막은 내부에서부터 점막층, 점막근층, 점막하층, 고유근층, 장막의 다섯 층으로 되어 있는데 파여 들어가는 깊이가 점막하층까지 도달하였을 때를 궤양이라고 하며, 점막에만 국한되면 미란이라고 한다. 대개의 궤양은 원형, 타원형, 또는 선형이며 때로는 불규칙한 모양을 보일 수도 있다.

소화성이라는 말은 위 속의 소화액이 자체 조직을 소화해서 생긴다는 말로서 예전부터 써오던 말이지만 사실은 실제와 맞는 말은 아니다. 소화성 궤양은 위산을 함유한 위액이 적셔주는 장소에 생긴다. 따라서 위 속은 물론이려니와 십이지장 구부, 식도 하부에도 잘 생긴다.

소화성 궤양의 병인을 한마디로 말하면 공격인자와 방어인자의 불균형에 의하여 발생된다. 그러나 이 소화성 궤양을 원인에 따라서 3가지로 나눈다면 헬리코박터 관련 소화성 궤양, 엔세이드 관련 소화성 궤양, 기타 양자가 모두 아닌 소화성 궤양으로 나눌 수 있다. 우리 나라 등 헬리코박터 감염이 많은 나라에서는 헬리코박터 소화성 궤양이 대부분이지만, 미국 등 서양에서는 엔세이드 관련 소화성 궤양이 훨씬 많다. 공격인자로서 중요한 것은 위산, 펩신, 헬리코박터가 있고 방어인자로서는 위 속의 점액, 위점막에서 분비하는 중탄산염과 프로스타글란딘, 위점막 세포 자체의 방어 기능 등이 있다.

위산 분비가 많을수록 공복시에 속이 쓰리고 음식을 먹으면 좀 나아지는 전형적인 소화성 궤양의 통증이 나타나지만 원래 소화성 궤양은 "위산이 없으면 소화성 궤양도 없다"는 말도 있듯이 반드시 위산 분비가 과다하여야 하는 것은 아니다. 위산 분비의 과다 여부에 관계 없이 소화성 궤양의 치료는 위산의 분비를 억제하거나 분비된 위산을 중화시켜야 한다. 펩신도 위점막 손상을 일으키는 인자의 하나이지만 이것을 억제하는 약은 별로 중요하게 쓰이지 않고 있다.

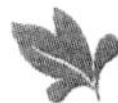 위궤양과 십이지장궤양의 차이점

십이지장궤양은 위궤양에 비하여 젊은 연령에서 많이 나타나고 공복시에 아프고 음식을 먹으면 가라앉는 소화성 궤양의 전형적인 증상이 더 뚜렷하다. 십이지장궤양은 헬리코박터와 100% 관계가 있지만 위궤양은 약 80% 관계가 있고, 위궤양은 암으로 변할 수 있지만 십이지장궤양은 암으로 변하지 않는다.

위궤양도 궤양의 장소에 따라서 차이가 있는데 전정부에 생기는 궤양은 십이지장궤양과 유사한 점이 많으나 위의 상부로 올라갈수록 위산분비가 적어지며, 상부의 위궤양은 노인에게 많이 나타난다. 특히 위 체상부 후벽에 생기는 궤양은 출혈을 잘하며, 이런 상부에 있는 궤양은 재발이 잘되고, 증상도 식후 즉시 아픈 경우가 많으며, 체중 감소를 동반하는 등 십이지장궤양과 다른 특징이 있다.

 **헬리코박터와 소화성 궤양**

"헬리코박터가 없으면 궤양도 없다"라고 말할 정도로 소화성 궤양과는 절대적인 관계가 있으며 헬리코박터의 치료가 가장 중요한 일차적인 치료가 되고 있다. 자세한 내용은 「헬리코박터」편을 참조하기 바란다.

엔세이드(비스테로이드성 소염제)와 소화성 궤양

모든 종류의 엔세이드는 소화성 궤양을 일으킨다. 엔세이드는 아스피린, 부루펜, 낙센, 설린닥 등의 스테로이드가 아닌 소염진통제를 말한다. 특히 노인 인구가 증가되고 퇴행성 관절염, 류머티스양 관절염 환자가 많아지면서 이런 약제성 궤양이 많아지고, 이로 인한 출혈 및 천공도 많아지고 있다. 그러나 노인에서 흔하게 발생하기 때문에 약이 발달되었어도 소화성 궤양에 의한 사망률이 줄지 않고 있다. 그 위험도는 복용량에 비례하며 위궤양은 10~20배, 십이지장궤양은 5~15배 잘 생기며 복용자의 1/3에서는 특별한 변화가 없다. 낙센이나 부루펜을 장기간 사용시에는 사용자의 25~30%에서 궤양이 생기며, 일 년에 1~3% 정도 궤양이 생기는 것으로 추정된다. 최근에는 셀렉시콥, 로펙시콥 등 위장에 부작용이 매우 적으면서 치료효과가 탁월한 COX-2 약이 개발되어서 류머티스양 관절염에 사용되고 있다

치료로는 엔세이드 사용을 중단하는 것이 가장 중요하지만 그것이 어려울 때에는 H_2 수용체 차단제는 효과가 없고 양자펌프 억제제인 오메프라졸 등을 함께 사용하거나 COX-2 억제제가 사용될 수 있다. 또 프로스타글란딘제제인 마이소프로스톨도 사용할 수

있으나 설사를 하는 부작용이 따를 수 있다.

 ## 기호품과 소화성 궤양

홉연은 소화성 궤양을 지속시키며 치료가 되었더라도 흡연을 하면 1년 이내에 모든 소화성 궤양이 대부분 재발한다. 그러므로 소화성 궤양 환자는 절대로 금연하여야 한다. 음주는 직접적으로 궤양을 악화시키는 것은 아니라고 되어 있지만 알코올은 위산 분비를 촉진하므로 이론적으로는 낮은 농도의 술도 해롭다. 그러나 알코올 중독자에게서 소화성 궤양이 증가되지는 않는다.

 ## 기타 유전적 소인과 자연환경

소화성 궤양은 상당한 유전적 소질을 가지고 있어서 특히 십이지장궤양에서 그러하다. 소화성 궤양은 봄과 가을에 나빠지는 경향이 있으며 우리 나라 사람들은 흔히 계절을 탄다고 한다. 또한 소화성 궤양은 만성 폐질환, 간경변증, 만성 신부전증, 부갑상선 기능 항진증에서 잘 생긴다.

위산 분비 호르몬인 가스트린을 분비하는 종양이 췌장 등에 생기는 경우에는 위산 분비가 너무 많아서 이 병에서 소화성 궤양이 생기면 십이지장 제2부 등 보통 볼 수 없는 장소에 궤양이 생기며 위산이 소장 효소액을 불활성화해서 소화흡수장애가 일어난다. 이런 병을 졸린거엘리슨 증후군이라고 한다.

 ## 소화성 궤양의 증상

오목가슴이나 오른쪽 윗배를 찌르는 듯하거나, 칼로 베는

것 같은 심한 통증이 음식이 다 내려간 식후 1~3시간 후인 공복 시에 발생하며 이 때 음식을 먹거나 물이라도 마시면 통증이 가라 앉는 것이 특징이다. 이런 증상을 통증-음식-통증감소현상이라 고 하며 소화성 궤양의 특징적인 증상이다. 산이 많이 나오는 십 이지장궤양에서 더 특징적이며 위궤양에서는 식후에 바로 아픈 경우도 흔하다. 또한 곤히 잠이 든 새벽 1~2시인 한밤중에 갑자 기 심한 복통이 생겨서 깨어나게 된다. 그러나 새벽이 되면 통증 이 가라앉고 오히려 잠이 든다. 십이지장궤양이 후벽으로 있으면 등쪽이 아플 수도 있다.

　십이지장궤양에서는 체중 감소는 없지만 위궤양에서는 체중 감 소가 나타날 수 있다. 일부 환자는 소화성 궤양이 있어도 증상이 전혀 없다가 출혈만 일으키는 경우도 있다.

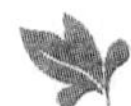 소화성 궤양의 진단

　상부 위장관 방사선 촬영을 할 수도 있으나 조직 검사가 가 능한 상부 위장관 내시경 검사가 더 유리하다. 위궤양이 있으면 혹시 암이 있을 가능성을 생각하여 반드시 조직 검사를 하여야 하 며, 어디서든지 궤양이 발견되면 CLO검사 등 헬리코박터 검사가 필요하다. 궤양이 십이지장 제2부에 있거나 하면 혈액 내의 위산 분비 호르몬인 가스트린을 측정하여 졸린거엘리슨 증후군이 아닌 지 알아보아야 한다.

 소화성 궤양의 내과적 치료

　내과적 치료시에 일부러 죽을 먹을 필요는 없다. 다만 지나치게 맵거나 짠 음식은 피하는 것이 좋다. 우유는 좋은 제산제가 되지만 우유에 함유된 칼슘이 반동적으로 산 분비를 촉진하므로 좋지 않다는 설도 있다. 단, 담배는 절대로 금하여야 하며 술도 삼가는 것이 좋다. 커피는 안 마시는 것이 유리하다. 엔세이드 등 약을 먹어야 할 경우에는 궤양치료에 영향이 있는지 한 번은 고려하여야 한다.

최근에 벽세포에서 위산이 분비되는 기전이 알려지면서 그 화학적 과정에 관여하는 효소를 억제하는 물질이 개발되어서 이런 약들이 소화성 궤양치료제로 쓰이며, 하루에 한 알만 먹으면 위산 분비를 충분히 억제할 수 있게 되었다. 약 8주만 사용하면 치유가 된다. 이런 약으로 H_2 수용체 차단제인 시메티딘, 라니티딘, 록사티딘, 파모티딘 등이 있고 양자 펌프 억제제인 오메프라졸, 라베프라졸, 란조프라졸, 판토프라졸 등이 있다.

제산제로는 각종 겔(gel) 제제가 있어 통증을 신속하게 가라앉히는 데 유리하지만 자주 복용해야 하는 불편이 있다.

그 밖에도 항콜린제로서 피렌제핀이 있고 궤양 도포제로서 아루사루민이 있으며 프로스타글란딘제제로서 마이소프로스톨 등이 사용된다.

헬리코박터가 발견되면 반드시 제균하도록 해야 하며 제균 여부를 알아보는 것은 요소호기 검사가 가장 정확하기 때문에 내시경 검사를 다시 하지 않아도 된다. 혈액 검사로는 세균의 존재 여부는 알 수 있어도 제균의 여부는 알 수 없다. 단, 위궤양의 경우에는 1~2개월 후에 완치가 되었는가 하는 것을 내시경 검사로 알아보며 반흔 자리는 다시 한 번 조직 검사를 해서 암의 존재 여부를 재확인하는 것이 안전하다.

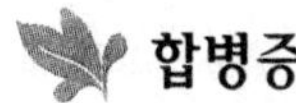 **합병증**

소화성 궤양은 그 자체는 아프기는 해도 생명에는 위험이 없다. 단, 합병증이 생기면 생명이 위태로워질 수도 있다.

이런 합병증들은 최근에 약이 좋아지면서 많이 줄어들었지만 엔세이드에 의한 궤양에서는 아직도 출혈, 천공의 합병증이 많다.

중요한 합병증으로는 다음과 같은 것들이 있다.

첫째, 난치성 궤양이 있다. 이것은 양자 펌프억제제를 8~12주간 사용하였어도 아직도 열려 있는 궤양을 말하며, 궤양 반흔이 동반되거나 유문 궤양 등에서 흔하다. 대개 수술로서 치료를 하는 것이 권장된다.

둘째, 출혈이 있다. 이것은 궤양의 밑바닥에 혈관이 노출되어서 터지기 때문이며 하혈과 토혈의 원인이 된다. 보통 내시경을 사용하고 혈관 응고제를 주사하여 지혈을 할 수 있지만 지혈이 안 되거나 자주 재발하면 수술을 하여야 한다.

셋째, 천공과 침윤성 궤양이 있다. 위나 십이지장이 복강 내로 구멍이 생기면 대개 뱃속 전체에 퍼지는 미만성 복막염을 일으켜서 응급수술을 하여야 한다. 십이지장 구부의 후벽에 궤양이 생겨서 이것이 깊이 파고들어가면 복강 내로 터지지 않고 뒤쪽으로 궤양이 침투하여서 고름주머니를 만들 수도 있다. 이 경우에는 등쪽에 통증이 매우 심한 것이 특징이다.

넷째, 장폐색이 있다. 십이지장 폐색이 제일 흔하며 유문 폐색이 일어날 수도 있다. 이들 합병증은 출혈을 제외하고는 대개 수술로서 치료를 해야 한다.

마지막으로 위암 발생의 가능성이 있다. 십이지장궤양은 암이 되는 경우는 없다. 그러나 위궤양은 오래되면 일부가 암이 될 수도 있으므로 위궤양이 오래가는 사람은 정기적인 내시경 검사와 조직 검사가 필요하다.

외과적 치료

지금은 약이 좋아져서 합병증이 많이 줄어들었으므로 수술을 하는 경우가 드물지만 지금도 약물치료에 반응을 안 하는 난치성 궤양이나 합병증이 생긴 경우에는 수술을 시행한다.

수술을 할 경우에도 궤양 자체를 도려내는 것이 아니라 근본적으로 위산 분비를 억제하는 수술을 하며 보통 전정부를 절제하고 소장을 연결하여 주는 수술을 가장 많이 한다.

십이지장궤양에서는 여러 가지 방법으로 미주신경을 절단해서 위산 분비를 억제하는 수술을 하기도 한다.

위를 수술하여서 위가 작아지거나, 미주신경을 차단한 경우에는 위저부에서 음식을 먹으면 이곳에서 받아들이는 수용성 이완이 없어지거나 약해져서 의외로 많이 먹을 수가 없다. 먹고 나도 바로 소장으로 배출되기도 하며 특히 함수 탄소(탄수화물)로 되어 있는 밥이나 죽, 빵 등의 음식섭취는 나쁘다. 이렇게 음식이 소장으로 빨리 배출되면 덤핑 증후군이 발생된다. 이 증상은 식후 30분에 생기는 전기 증상과 식후 3시간 후에 생기는 후기 증상으로 나눌 수 있으며, 이런 증상이 생기면 식은땀이 나고 창백해지며 기운이 없어지고 가슴이 두근거려 눕게 된다. 흔히 이런 증상이 생기면 '위를 수술해서 그렇겠거니' 하고 지내는 사람이 많으나 실제로는 덤핑 증상인 경우가 많다.

전기 덤핑은 농도가 진한 음식물이 소장으로 빨리 유입되어서 생기며, 후기 덤핑은 혈당이 강하해서 생긴다. 이런 덤핑 증상이 있는 경우에는 함수 탄소 종류를 가능하면 피하고 단백질이나 지방을 섭취하며 음식을 자주 먹도록 하는 것이 유리하다. 특히 죽이 해롭고 예를 들면, 불고기도 덩어리를 잘 씹어서 먹는 것이 좋다.

때로는 이런 수술 후에 위와 장을 크게 연결을 해주어도 잔류 위의 배출 기능이 약해져서 음식물이 소장으로 잘 내려가지 않고 오래 남아 있는 경우도 있다. 이런 경우에는 위석이 잘 생긴다.

위 양성 종양

종양은 새로 자라나는 신생물로서 커지는 덩어리나 혹을 말한다. 이 중에서 한곳에서 커지기는 하지만 규칙적으로 자라나며 생명을 파괴하지 않는 것이 양성 종양이고, 신생물이 자라나되 일정한 규칙 없이 멋대로 커지며 다른 장기에 퍼져나가서 마지막에는 자신의 생명자체를 파괴하는 종양을 악성 종양이라고 한다. 암종과 육종, 림프종이 악성 종양에 속한다.

위의 양성 종양은 대개 폴립모양으로 나타난다. 폴립이라고 하는 것은 마치 버섯 같다고 해서 용종이라는 말을 쓴다. 용종은 여러 개가 있을 수도 있고 대장이나 소장에도 동시에 있을 수도 있다.

용종 모양의 암도 있을 수 있으나 내시경을 하면 대체로 암성 용종인지 아닌지 구별이 가능하며 또 조직 검사를 하면 어떤 종류의 용종인지 감별을 할 수 있다.

양성 용종이라고 하더라도 크기가 매우 크면 수술로 제거하며 출혈을 하거나 암으로 변할 가능성이 있는 용종은 반드시 제거하여야 한다. 용종 중에서도 과형성 용종은 암이 되지는 않지만 선종성 용종은 암이 될 수 있으므로 선종성 용종은 내시경적으로 제거하는 것이 보통이다.

과형성 폴립의 일부는 헬리코박터가 감염되어 있다고 하며 이 균을 제균하면 용종이 작아지거나 없어진다고 보고되고 있다.

위점막하 종양은 위 상피에서 생기는 용종이 아니고 점막하층에서 생기는 종양으로서 대개 위 벽의 근육에서 기원하는 근종이 가장 많지만 위 벽의 간질을 형성하고 있는 다른 세포에서도 점막하 종양이 생길 수 있어서 섬유종, 신경종 등이 있을 수 있다. 이런 종양들은 2cm 이상 커지면 육종으로 변해서 암과 같은 악성이 될 수 있으므로 이런 종양이 있는 다른 사람들은 6개월 내지 1년에 한 번씩 내시경 검사가 필요하다.

내시경 검사를 하여도 일반 점막이 싸고 있으므로 색깔의 변화가 없고 부드럽게 솟아오른 병변으로 알아볼 수 있으며 때로 그 정상에 궤양이 생겨서 대량 출혈을 일으킬 수 있다. 대부분 우연히 발견되며 증상이 없다.

양성 종양의 일반적인 문제점은 첫째, 양성 종양이 혹시 악성 종양으로 변화할 수 있는지, 만약 변화할 수 있다면 언제 변화하는지 미리 알아볼 수 있는가 하는 점이다. 점막 자체에서 생기는 양성 종양은 언제든지 악성으로 변화할 수 있다. 특히 선종인 경우에는 악성화될 수 있다. 그러나 이런 양성 종양이 언제 악성화하는 지는 도저히 알 수 없으므로 크기가 매우 크면 악성 변화의 위험성이 커지는 것으로 간주한다.

둘째, 계속적으로 자라다 보면 용종의 한편이 헐거나 출혈을 하는 등 합병증을 일으킬 수 있다. 따라서 자주 추적 검사를 해보는 수밖에 없으며, 이 추적 검사 기간도 6개월 간격인지 1년 간격인지 정해진 것이 없고 의사의 판단에 따르는 수밖에 없다. 대체로 선종이 2cm 이상 되면 위험성이 있을 가능성이 많다.

그 밖에 양성 종양이 유도하는 기시부가 되어서 장 중첩을 일으킬 수 있고, 양성 종양도 커지면 장폐색을 일으킬 수 있으며, 점막하 종양에서 흔히 경험하는 것처럼 그 정점에 궤양이 생겨서 출혈의 원인이 되기도 한다.

셋째, 환자에게 주는 심리적 압박감이다. 대부분의 양성 종양은 물론 없던 것이 생긴 것이기 때문에 자라난 것은 사실이다. 그러나 암처럼 무조건 크게 자라는 것이 아니므로 불안해 할 것은 없고 의사에게 맡겨 두는 것이 좋다. 그래도 불안하면 대부분의 양성 종양은 내시경을 통한 복강경 수술 등으로 제거해 버리는 것도 가능하다.

위 악성 종양

위의 악성 종양에는 위암, 위 림프종, 위 육종, 그 밖에 전이성 암이 있다. 이들은 발견 즉시 치료하지 않으면 사람이 사망하게 된다.

 **위 림프종**

사람의 핏속에는 붉은 빛을 내고 산소를 운반하는 적혈구와 우리 몸을 방어해 주는 각종 백혈구가 있다. 이 백혈구 중에 림프구가 있는데, 이것은 골수에서 만들어지며 신체 여러 부분에 림프절을 형성하고 있다. 쉽게 말해서 편도선도 일종의 림프절이며, 손이나 발에 염증이 생기면 겨드랑이나 서혜부에 가래톳이 서는데 이 때 아프고 부어오르는 것이 림프절이다.

림프종은 이런 림프구가 모여 있는 림프절에서 생기는 악성 종양이며 이런 악성 림프구가 핏속에 퍼지면 림프성 백혈병에 해당한다.

위 림프종에는 위에서 처음 생기는 원발성 림프종과 전신의 다른 곳에 생긴 림프종이 위에 퍼지는 속발성 림프종이 있다.

위는 위장관 중에서 원발성 림프종이 가장 잘 생기는 곳이며 이런 원발성 림프종은 내시경 소견으로는 융기된 종양, 궤양성 종양, 조기 위암 모양, 비후성 위염 모양 등의 여러 형태로 나타나며 조직 검사로서 확진할 수 있다. 원발성 림프종으로서 크기가 작고 하나만 있으면 수술로서 제거하지만 만일 수술 후에 조금이라도 남아 있을 가능성이 있으면 수술 후 항암요법을 다시 시행하게 된다. 여러 곳에 있거나 속발성일 가능성이 있을 때는 항암제로 화학요법을 시행하거나 방사선 치료를 시행한다.

림프종은 화학요법이나 방사선 치료에 잘 반응하여 이 방법으로도 완치가 가능한 악성 종양이다. 그러나 수술 이외의 요법을 하였을 때에는 재발을 대비하여서 정기적인 추적 검사가 반드시 필요하다. 또 이런 치료에 잘 반응할수록 치료시에 림프종 조직이 급격히 감소되므로 위에 구멍이 생길 위험이 있으므로 주의를 한다.

예전에는 몰랐던 병으로서 말트 림프종이라고 하여서 최근에 알려진 림프종이 있다. 이것은 헬리코박터가 감염이 되어서 유발하는 림프종으로 점막 관련 림프 조직 유래 림프종이라고 번역할 수 있으나 습관적으로 말토마라고 쓰고 있다. 즉 위점막에 정상에서는 없던 림프 조직이 생기고 이곳에서 림프종이 생겨서 위점막을 파괴하는 림프종이다. 이것도 악성도가 높은 것과 낮은 것이 있는데 악성도가 심하지 않은 저도 말토마인 경우에는 헬리코박터를 제균함으로써 70~90%에서 림프종 자체가 치유되는 경우가 많아서 주목의 대상이 되고 있다.

위암

위암은 위 선암으로서 우리 나라에서 제일 많은 암이며 남성에서는 1위, 여성에서는 자궁암 다음으로 많은 암이다. 위암은 우리 나라, 일본, 헝가리, 칠레 같은 나라에 많고 미국, 캐나다, 호주 등에서는 매우 적으며 인도, 태국 등은 음식을 매우 맵게 먹는 나라이지만 위암 발생율은 낮다. 서양에서도 예전에는 위암이 많았지만 냉장시설의 도입 이후 음식을 신선하고 짜지 않게 먹으면서 위암이 줄어들었다는 설이 있다. 그러나 미국 등 서양에서는 분문부 및 식도 하부의 선암이 증가되는 경향을 새롭게 보이고 있는데 이것은 역류성 식도염에 의한 바레트 식도에서 선암이 생기기 때문인 것으로 여겨진다.

우리 나라에서는 매년 1만 4천 명이 위암으로 사망하며 남자는 인구 10만 명 당 약 25명, 성인 중년 남자의 약 500명당 한 명꼴로 위암이 발견된다. 위암은 40대 이후에서 급격히 증가하는 경향을 보이며 2 : 1 정도로 남자가 여자보다 많다. 가까운 일본에서는 위암이 최근에 현저히 줄어들고 있으며 우리 나라에서도 위암이 차츰 줄어드는 경향을 보인다는 통계가 나오고 있다.

위암의 발생에는 모든 종류의 암이 그러하듯이 유전적인 소질과 환경적 요인이 관여한다. 위암은 가족적 발병이 알려져 있고, 여자보다 남자가 더 잘 걸리며 A형 혈액형을 가진 사람에게서 위 벽을 따라서 넓게 퍼져나가는 미만성 암이 잘 생긴다. 한편 젊은 여성도 위암에 걸리면 미만성 암이 잘 발생하기 때문에 그 발전 속도가 빠르고 예후가 매우 나쁘다. 위암 발생에 생활환경이 관계된다는 좋은 예를 미국에서 발표한 적이 있다.

미국에서 중국과 일본인 이민자를 대상으로 연구한 결과를 보면 이민 1세에서의 발병률은 모국인과 비슷하지만 2세에서는 1세보다 감소하고 3세에서는 미국인과 동일한 발생률을 보여서 환경이 절대로 중요하다는 증거가 된다.

발암물질의 한 가지로 잘 알려진 나이트로소아민 계통의 물질이 있는데 이것은 식품 속에 함유될 수도 있고 특히 단백질이나 지방이 탔을 때 잘 생기는 것으로 알려져 있으므로 고기를 구워 먹을 때 탄 것을 먹는 것은 이론적으로는 나쁘다.

위암과 헬리코박터 파이로리 감염에 관하여는 지금은 전 세계적으로 거의 모든 학자들이 이 균이 위암을 일으키는 데 중요한 역할을 한다고 믿고 있다.

위암의 초기 증상으로는 막연한 소화불량이 있는 것이 가장 흔하다. 그러나 그 정도의 소화불량도 없는 경우가 많다. 만일 체중 감소가 심하거나 복통이 심하면 병이 매우 진행된 것을 의미하게 된다. 위암이 궤양을 동반하면 소화성 궤양과 같은 속 쓰림이 있을 수 있다. 이 때문에 속이 쓰리다고 해서 무조건 제산제나 산 분비 억제제를 사용하면 증상이 좋아지기 때문에 위암의 발견이 늦어질 수 있다.

위암이 생길 수 있는 40세 이후의 나이에서 소화불량이 생겨서 적어도 1개월 이상 지속되면 반드시 검사가 필요하다. 드물지만 조기 위암에서 혈관이 노출되어 출혈을 일으킬 수 있다.

암이 진행되면 빈혈, 압통이 생기고 체중 감소가 심하며 점점 식사를 못 하게 되고 그대로 두면 보통 6개월을 넘기기가 어렵다. 병이 많이 진행되면 윗배에서 덩어리를 만질 수 있으며 특히 좌측 빗장뼈 바로 직상부의 목에서 콩알만한 딱딱한 덩어리가 만져지면 위암이 비르효 씨 림프절에 전이가 된 것을 의미한다. 이렇게 원격 전이가 된 경우에는 수술이 불가능하다.

위암의 진단은 상부 위장관 내시경 검사를 하고 이 때 의심스러우면 조직 검사를 시행하여 암세포를 발견함으로써 확진한다. 위 방사선 검사로서도 병변의 부위를 찾을 수도 있으나 이 방사선 검사에서 의심이 되면 내시경 검사로 다시 확진하여야 하며 발견율이 내시경 검사에 비하여 떨어진다. 암이 주위에 어느 정도까지 퍼졌는지를 알아보는 데에는 복부 초음파 검사도 있지만 아직까지는 복부 CT 검사가 가장 유리하다. 그러나 이 검사도 1cm 이하의 림프절을 발견하였더라도 그것이 반드시 암의 전이라고 단정할 수 없고 좁쌀만한 작은 전이 병변은 있어도 알아보지 못하므로 결국은 개복수술을 해보는 경우가 많다. 그러나 아직까지는 개복 여부를 결정하는 데에는 CT 검사가 가장 중요하다.

조기 위암이라고 하는 것은 위암의 전이 여부에 관계 없이 위 벽의 층이 5개 층인데 위의 두 층까지인 점막하층까지만 암이 침범한 경우를 말하며 이것은 내시경 검사로서 대개 짐작이 가능하다. 이런 경우에는 수술을 하여서 완치율이 95%를 넘기 때문에 이 조기 위암을 별도로 취급한다. 이런 조기 위암은 보통 우리 나라에서는 모든 위암의 30% 정도를 차지하고 있으나, 검진센터에서 우연히 발견되는 위암의 경우에는 조기 위암이 75%에 이르고 있다. 조기 위암을 발견하기 위해서는 위암이 잘 걸리는 40세 이상이 되면 적어도 1년에 한 번은 위 내시경 검사를 받는 것이 중요하다. 일본에서는 전체 위암 중에 조기 위암이 약 70%로 치유가 가능하며 이것은 일본인 모두가 어떤 형태로든지 내시경 검사를 1년에 한 번씩 받고 있기 때문에 가능하다.

진행 위암은 조기 위암 단계를 넘어서 진행된 단계를 말하며 수술로써 완치율이 15~30%로 다양하며, 폴립모양으로 튀어나온 암이나 옆으로 퍼지지 않고 파여 들어간 암은 비교적 예후가 좋고, 특히 미만성 위암이라고 하여서 위 벽에 넓게 퍼져나가서 위 벽이 마치 딱딱한 가죽처럼 굳어버리는 종류는 가장 예후가 나쁘다. 이렇게 특별히 예후가 나쁜 암은 젊은 사람에게서 흔하며 50대 이전의 여성에게서 흔하다.

융기가 된 병변이 있거나 함몰된 병변이 있어서 모양이 혹시나 암이 아닌가 하는 정도로 이상해 보여서 조직 검사를 해보면 암이라고까지는 판정이 안나오고 전암 병변으로서 이형 또는 형성이상 병변이라고 하는 것이 있으며 이런 것이 발견된 경우에는 그 이형의 정도를 보아서 내시경으로 가능한 한 떼어내서 제거하는 것이 원칙이다.

위암의 치료는 근본적으로 병변을 포함하여 위를 2/3 정도, 또는 위를 전부 절제하고 주위의 림프절까지 긁어내는 광범위한 수술을 하는 것이 원칙이다. 위암이 위저부나 위 분문부 등 상부에 있으면 위의 전정부를 남겨둘 수가 없고 위를 전부 절제하여야 한다. 위의 하부를 남겨두면 위의 전정부에서 위산을 자극하는 기능이 남아 있어서 위산 분비가 오히려 많아지고 수술 후에 심한 문합부 궤양이 생길 가능성이 많기 때문이다. 위가 없는 경우에 식도와 소장을 직접 연결하게 되면 소장이 어느 정도 위의 역할을 대신해서 거의 불편을 못 느끼는 경우도 있지만 소화장애가 있거나 토하고 싶을 때 마음대로 토할 수 없다는 불편이 있다.

최근에는 작은 병변에 대하여는 광범위한 절제를 하지 않고 축소수술을 하려는 경향이 나타나고 있다. 특히 내시경적 점막절제술이라는 것이 있다. 이것은 대체로 1~2cm의 작은 병변이면서 점막 층에만 암이 국한되어 있고, 융기형이거나 함몰형이라고 하더라도 궤양이 없고, 암의 분화도가 좋은 경우에 한하여 초음파 내시경 검사 등으로 전이가 없고 침윤의 깊이가 점막에만 국한된 것이 확실시되면 내시경을 사용하여 점막 하층까지 도려내는 방법이다. 선택적으로 이 치료가 요즘 많이 사용되고 있어서 좋은 효과를 거두고 있으나 이 시술에 능숙한 의사가 필요하며 시술 후에 반드시 정기적인 추적 재검이 필요하다. 또 조기 위암 환자에서 고령이든지 몸 상태가 개복이 불가능한 경우에는 조금 무리가 되더라도 본인이나 가족의 동의 아래에 이런 방법을 시행하여 볼 만하다.

위암의 약물요법은, 수술을 하였지만 암이 남아 있을 것 같거나 확실히 남아 있는 경우, 전이로 인해 암을 수술할 수 없을 때에 하게 된다. 이런 경우 혹시 남아 있을 것을 우려해서 하는 경우와 이미 남아 있는 경우는 다르게 생각한다. 오히려 남아 있을 우려가 있을 때에 하는 것을 보강치료라고 하며 재발을 방지하는 의미에서 중요하다. 수술이 불가능한 경우에는 시행은 해볼 수 있으나 아직도 탁월한 효과를 보이는 약이 개발되지 않아서 여러 가지 약을 복합해서 사용하고 있으며 암이 작아져서 좋아지는 경우도 약의 종류와 환자에 따라서 달라서 약물치료 후에 생존기간도 수개월에서 수년 정도로 다양하다.

화학요법은 환자의 몸 상태, 환자의 희망에 따라서 결정하여야 하며 기대되는 효과와 약의 부작용을 고려하여서 환자에게 이익이 가도록 하여야 한다. 즉 화학요법을 하게 되면 머리카락도 빠지고 입맛이 떨어져서 식사를 못하게 되어 정맥영양을 시행할 가능성이 많기 때문이다. 고령의 진행 암 환자라면 수술이 불가능한 경우에 구태여 약물요법을 시행할 필요가 있는지 더 신중히 고려해야 할 것으로 생각된다.

위암을 예방하기 위해서는 식생활을 개선해야 한다. 신선한 과일과 채소를 많이 먹어야 하며 소금을 가능한 한 조금 섭취해야 한다. 그러기 위해서는 음식을 싱겁게 조리하는 것이 중요하다. 또 육류를 먹을 때에 새까맣게 태운 고기를 먹지 않도록 하는 것도 좋은 것으로 여겨지고 있으나 이것도 얼마나 많이 자주 먹느냐 하는 것이 문제가 된다. 담배는 끊어야 한다.

헬리코박터 균의 제균이 위암 예방에 도움이 될 것으로 보이지만 이 균에 걸려 있는 사람이 너무 많고, 치료에 드는 비용, 치료의 부작용 등을 고려할 때에 아직까지도 위암 예방 차원에서 이 균을 제균할 것인가 하는 점은 결론에 이르지 못하고 있다.

환자에게 병명을 알려줄 것인가 하는 점이 항상 문제가 되고 있다. 이것은 비단 위암환자에만 국한된 것은 아니며 모든 암환자에서 문제가 되고 있다. 가끔 환자에게는 제발 병명을 알려 주지 말라고 하는 보호자들을 많이 본다. 서양에서는 암환자에게 암에 걸렸다는 사실을 곧바로 직접 알려주고 있다. 그러나 우리 나라에서는 환자가 알면 실망을 하여서 혹시 자살이라도 하지 않을까 하고 걱정하는 사람들이 많다. 그러나 필자의 경험으로는 본인이 암에 걸렸다는 사실을 알아도 자살을 한 사람은 한 명도 보지 못하였다.

자신이 중병에 걸렸다는 사실을 알게 되면 처음에는 주위 사람들을 원망하고, 부인하며 화를 내고 실망하지만 결국에는 현실을 받아들이고 의사와 협조를 잘하며 가족들과도 오히려 대화가 좋아질 수 있다.

근본적으로 살고 죽는 것은 환자 자신의 일이다. 따라서 본인이 정확하게 병을 알고 최종적으로 수술을 하든지 항암제를 사용하든지 결정하는 것이 중요하며 삶을 마감하는 단계에 있어서는 신변을 깨끗하게 정리할 수 있는 기회를 갖게 하는 것이 도리라고 생각한다.

필자도 아직은 보호자가 강력히 원하면 암이 있다는 사실을 알려 주지 않고 있기는 하지만 의사가 거짓말쟁이가 되고 있다는 느낌이 든다. 특히 본인의 병이 중대한 것이며 어떤 치료를 시행하면 희망이 있다고 생각되는 경우에도 본인이 암인지를 몰라서 치료를 거부할 경우에는 반드시 사실대로 알려 주어서 직접 환자의 협조를 구해야 한다.

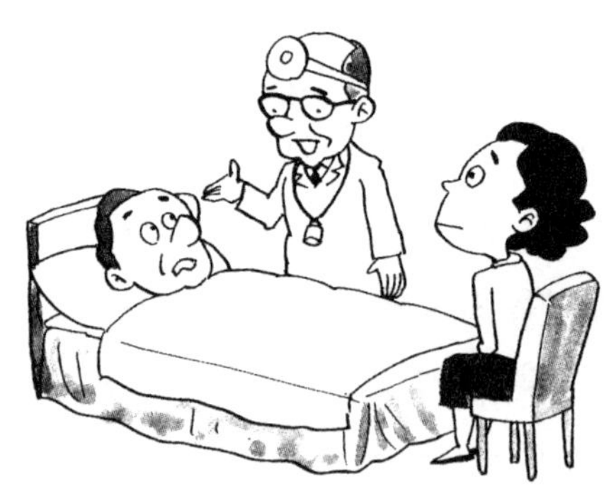

위 육종

위 속에 있는 근종, 섬유종, 신경종 등 점막 하 종양이 악성화하는 것을 말한다. 육종이 되면 혈관을 통한 전이를 잘하여 그 결과가 암과 비슷하며 항암요법도 거의 효과가 없으며 전이가 되기 전에 수술로 제거하는 것이 유일한 치료 방법이다. 점막 하 종양이 크면 클수록, 또 그 정상에 궤양이 있는 경우에는 육종을 의심할 수 있다. 때로는 위 내강으로 자라지 않고 위 벽의 밖으로 크게 자라는 경우도 있는데 이 경우에는 CT나 초음파 검사에서 발견되지 않으면 조기 진단이 매우 어렵다.

위의 전이성 암

위에도 다른 장기의 암이 전이될 수 있다. 특히 유방암, 폐암, 흑색종의 전이가 흔하며 간암, 췌장암 등은 직접 인접하여 퍼질 수 있다. 이들 전이성 암은 내시경으로 대개 여러 개가 보이며 화산 분화구와 같은 병변을 보이는 경우가 흔하다.

위석

위 속에 돌이 생긴다는 말이다. 위석은 실제로 돌을 먹어서 생기는 것은 아니며 먹은 음식물이 굳어서 딱딱해지는 것이다. 이렇게 딱딱해지는 데에는 머리카락 같은 털을 많이 먹은 경우에 음식물과 엉겨 붙어서 생기는 모발 위석이 있고, 땡감 같은 감을 많이 먹는 경우에 이것이 위 속에서 덩어리가 되는 식물성 위석이 있다. 이런 식물성 위석은 우리 나라에서는 대구사람들에게서 비교적 흔하다.

위석이 있으면 위 벽을 압박하여 궤양을 형성할 수도 있고 뚫고 밖으로 나갈 수도 있다. 만일 작게 부숴져서 소장으로 내려가면 소장의 가장 좁은 곳인 회맹부에 걸려서 소장 폐색을 일으키기도 한다. 위석은 내시경으로 잘게 부숴서 입으로 꺼내기도 하지만 소장으로 큰 덩어리가 내려가지 않도록 조심해야 한다.

방사선사진으로는 큰 암과 구분이 어려울 때가 있다. 위를 부분 절제한 경우에 위 속에서 소장으로 음식물 배출이 늦어져서 위석이 생기는 경우도 비교적 많다.

3 십이지장 질환

십이지장은 위에서 곧 바로 연결되는 소장으로서 소장 중에서도 철의 흡수 등 가장 중요한 역할을 하는 부분이며 12개의 손가락 넓이를 합친 길이만 하다 하여 붙여진 이름이다. 사람이 살아 있으려면 적어도 십이지장을 포함하여 소장의 1m가 남아 있어야 한다.

십이지장은 흔히 세 부분으로 구분하며 제1부를 구부, 제2부를 하행각, 제3부를 횡행각이라고 부른다. 내시경으로는 보통 제2부까지 관찰이 가능하다.

흔히 위장관을 상부 위장관, 하부 위장관으로 크게 나누는데, 식도, 위, 십이지장까지를 포함해서 상부 위장관이라고 한다. 트라이츠 인대 하부의 소장과 대장을 하부 소화관이라고 한다. 이렇게 나누는 이유는 상부 소화관에 병이 있어서 출혈이 있는 경우에만 위로 토하는 것이 가능하기 때문이다.

십이지장 구부는 십이지장궤양이라는 소화성 궤양이 가장 잘 생기는 곳으로 유명하다.

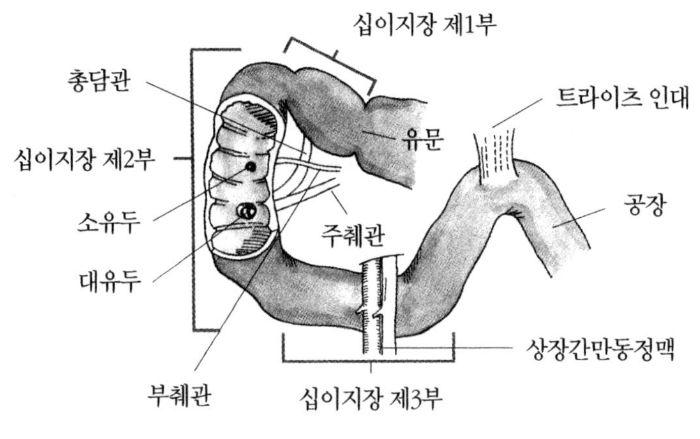

◀ 십이지장의 해부도 ▶

십이지장염

십이지장염도 발적성 십이지장염, 미란성 십이지장염이 있고 십이지장 점막이 위 점막으로 변화하는 위 상피 화생 병변도 있다. 이 화생성 병변에 헬리코박터가 기생하게 되면 이곳에서부터 십이지장궤양이 발생된다고 믿어지고 있다.

근본적으로는 십이지장염은 위염과 비슷한 병변으로 간주하지만 십이지장염은 그것이 증상을 초래하는 지 불분명하다. 심한 미란성 병변은 십이지장궤양과 비슷한 증상을 일으키며 위산 분비의 과다와 관계가 있는 것 같다. 특히 헬리코박터를 제균한 후에 일시적으로 미란성 십이지장염이 생겼다가 없어지기도 하는데 이 때에는 십이지장궤양과 유사한 증상을 일으킨다. 십이지장염이 심하면 십이지장궤양이 되는 것은 아니라고 생각된다.

십이지장궤양

십이지장궤양은 사실은 소화성 궤양의 가장 전형적인 병변으로서 위산 분비가 과다하여서 생긴다. 이 병에 관하여는 「소화성 궤양」에서 설명하였으므로 참조하기 바란다.

졸린거엘리슨 증후군이라고 하여서 췌장이나 십이지장에 위산 분비를 촉진하는 호르몬인 가스트린을 분비하는 종양이 있을 경우에는 위산 분비가 너무 많아서 십이지장궤양뿐만 아니라 십이지장 제2부 등 엉뚱한 곳에 궤양이 생길 수 있으며 위산이 소장에 있는 소화효소를 불활성화하므로 소장에서 소화 흡수 장애가 일어나서 설사가 날 수 있고 일반적인 소화성 궤양의 치료에서는 잘 반응하지 않고 재발을 하며 수술을 해도 수술한 위에 또 궤양이 생기는 것이 특징이다.

이 병을 치료하려면 가스트린을 분비하는 종양을 발견해서 제거해야 하지만 그렇지 못하면 다량의 양자 펌프 억제제를 사용하거나 아예 위를 전부 절제하여야 한다.

드물게 소장에 생기는 궤양성 질환인 크론병이 십이지장에 생길 수도 있다. 이 크론병은 위나 식도에도 생길 수 있지만 더욱 더 드물다. 이런 크론 성 십이지장궤양은 소화성 궤양이 아니기 때문에 치료가 전혀 다르고 예후도 다르다.

십이지장 종양

십이지장에도 여러 종류의 양성 종양이 모두 생길 수 있으나 매우 드물다. 폴립모양의 선종은 물론 점막 하 종양도 생길 수 있으나 위의 경우와 치료는 동일하다. 단, 십이지장에는 점막하층에 부루너라고 하는 특수한 선 조직이 있어서 이곳에서 폴립모양의 양성 종양이 잘 생긴다. 이것은 그 첨부에 선의 개구부가 보이는 것이 특징이며 매우 크지 않으면 구태여 치료를 서두를 필요는 없다.

십이지장구부의 선암은 매우 드물며 십이지장궤양이 암이 되는 경우는 없다. 그러나 이곳에는 암이 원래 드물기 때문에 만약 암이 생기면 의사들이 얼른 생각하지 못하기 때문에 늦게 발견되는 경우가 많으며 예후도 불량하다. 매우 드물게 십이지장 제3부에 암이 생기는 경우가 있는데 이 때에는 십이지장이 이 부위에서 협착이 일어나므로 위 및 십이지장의 협착된 상부가 확장되며 음식이 내려가지 않아서 토하게 되는데 담즙을 포함하는 노란 위액을 토하는 것이 특징이다. 십이지장구부가 막힌 경우에는 토해도 토한 물에 담즙이 섞이지는 않는다.

십이지장에서 가장 흔한 암은 유두부 주위에 생기는 유두부 주위암이다. 이 암에 관하여는 담도의 암에서 설명한다.

담도 췌장 질환

담도는 담즙을 만들어서 십이지장 제2부의 대유두까지 전달해 주는 기관을 말하며 이 길에는 쓸개라고 하는 담낭이 붙어 있다. 담즙은 간 내에서 간세포에 의하여 만들어지며 이 담즙이 간 내에 마치 나뭇가지처럼 분포해 있는 길을 통해서 간 밖에 있는 총담관에 모여지고 일단 담낭 속에 저장되어서 농축된 다음 식사를 하면 담낭이 수축하면서 담즙이 한꺼번에 십이지장으로 내보내지게 된다.

담낭은 간에서 분비되는 여러 가지 물질을 농축하는 곳이므로 이곳에는 어떤 물질이나 고농도로 들어 있을 수 있다. 흔히 사람들이 곰의 쓸개를 좋아하는 것은 아마도 이런 이유가 아닌가 생각된다. 필자는 초어라는 생선의 쓸개를 날로 먹고 병에 걸린 환자도 보았는데 동물의 쓸개를 함부로 먹는 것은 어떤 독성 물질이 농축되어 있는지 모르므로 위험하다.

유두부는 십이지장 제2부에 있는 담즙과 췌액이 십이지장으로 유입하는 개구부로서 보통 젖꼭지처럼 튀어나와 있으므로 유두부

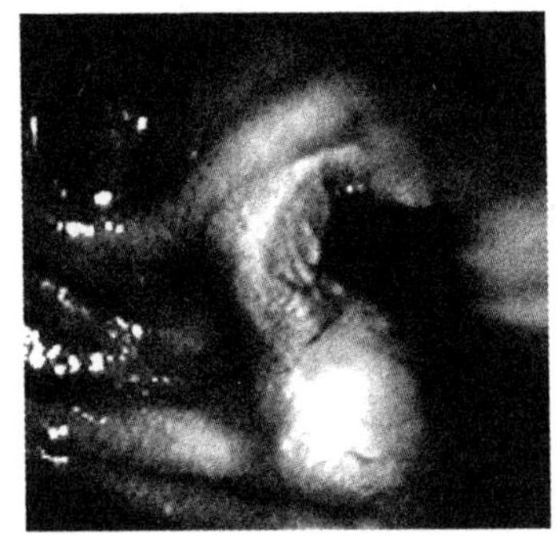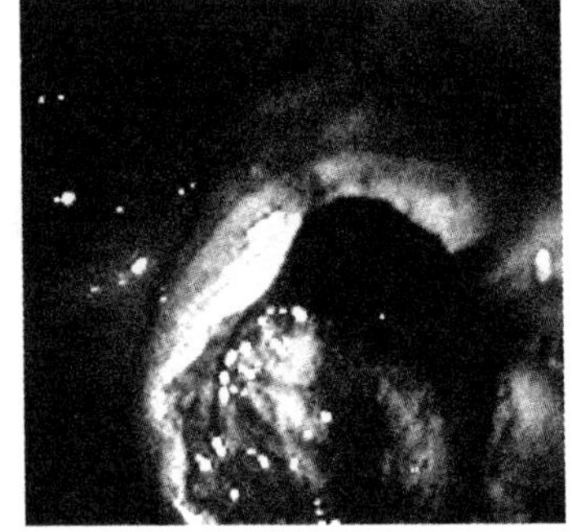

◀ 유두절개 전 ▶　　　　　◀ 유두절개 후 ▶

라고 한다. 유두에는 비르숭관이라고 하는 대유두와 산토리니관이라고도 하는 소유두가 있다. 대유두가 크고 췌액과 담즙을 동시에 십이지장으로 내보내는 중요한 개구부 역할을 하며 소유두는 췌장의 일부의 췌액만 내보내는 개구부 역할을 한다.

췌장을 우리말로는 이자라고 하며, 위의 뒤에 자리잡고 있으며 아미레이스 · 라이페스 · 트립신 등 각종 소화 효소를 분비하여 함수 탄소(탄수화물) · 지방 · 단백질의 각종 영양분을 소화하여 흡수하게 하는 중요한 역할을 하며, 뱃속에 있는 '침샘'과 같다(아직도 교과서에서는 '아미레이스'를 독일식으로 '아밀라아제'로 번역하고 있어서 이것이 습관이 되었으나 기왕에 모든 학문용어를 영어에 따른다면 '아미레이스'로 번역하는 것이 타당하므로 필자는 이와 같이 하기로 한다). 이 췌장은 또 그 실질 내에는 랑게르한스섬이라고 하는 특수한 조직을 가지고 있어서 포도당의 대사에 관계되는 인슐린과 그 밖에 여러 가지 소화에 관계되는 호르몬을 직접 혈액 속으로 분비하고 있다.

췌장에서 분비되는 소화효소는 활성 성분의 전 단계로 분비가
되어서 소장에 들어와서 활성화된다.

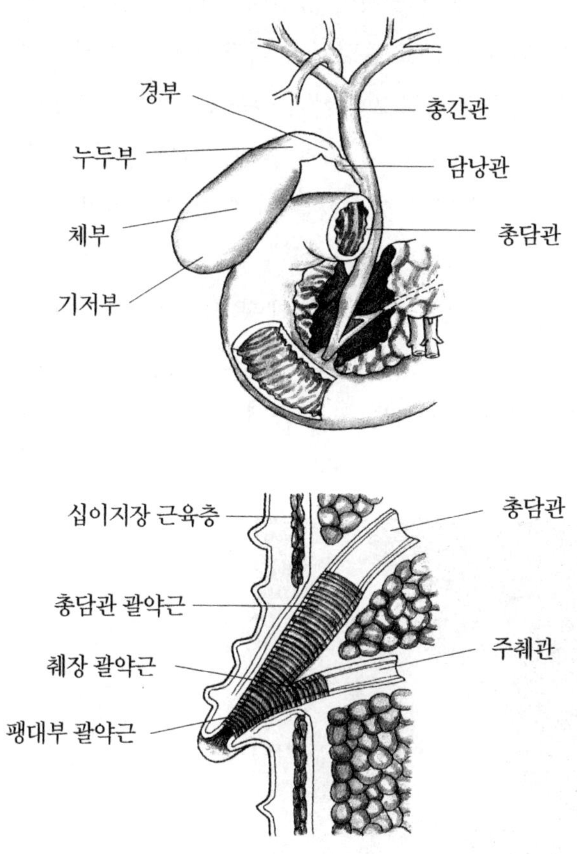

【 담낭, 간외담관 및 총담관 십이지장 접합부의 해부학적 구조와 명칭 】

담석증

담석은 담즙의 성분이 여러 가지 원인에 의하여 들러붙어서 딱딱한 덩어리를 형성하는 것이다. 담석증은 문자 그대로 담도 내에 결석이 생기는 것을 말한다. 가장 흔한 것은 담낭 담석이지만 간내 담석도 있고 총담관 담석도 있으며 각각의 장소에 따라서 담석의 치료도 다르고 담석의 성분도 차이가 있다.

담석은 그 성분에 따라서 크게 콜레스테롤 담석과 색소석으로 나눌 수 있으며, 또다시 색소석은 갈색 담석과 흑색 담석으로 나눌 수 있다.

콜레스테롤 담석은 순수 콜레스테롤 담석과 콜레스테롤이 주성분인 것으로 나눌 수 있는데, 담낭 담석은 대부분이 이 콜레스테롤 담석이다. 서양인에서는 순수 콜레스테롤 담석이 많고 우리 나

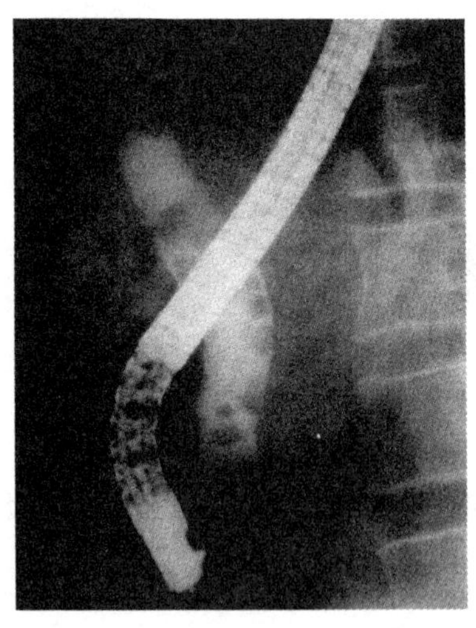

◀ 총담관 내에 여러 개의 담석이 보인다. 내시경적 역행성 담도 촬영 소견이다.

라 사람에서는 콜레스테롤이 주성분인 담석이 많다.

최근에 우리 나라 사람에서도 모든 병이 서구화되면서 서양인에게 많은 콜레스테롤 담석이 증가하고 있다. 특히 순수 콜레스테롤 담석이 늘고 있으며 간내 담석에서도 콜레스테롤 담석이 나타나고 있다. 순수 콜레스테롤 담석은 백색의 결정체로 되어 있으며 방사선사진에서도 방사선이 투과하므로 보이지 않으며 오직 초음파 검사로만 발견이 가능하며 물에 뜨는 성질이 있고 약물 투여로서 녹일 수 있다. 그러나 우리 나라 사람의 담낭 콜레스테롤 담석은 순수한 것이 아니기 때문에 잘 녹지 않으며, 이전에 체외 충격파 쇄석술을 이용하여 콜레스테롤 담석을 잘게 부수고 약으로 녹이려고 시도하였던 적도 있었지만 그 결과가 시원치 않아서 지금은 담낭 담석에 관하여는 필요할 경우 복강경 수술을 하여서 담낭 절제를 하고 있다.

간내 담석과 총담관 담석은 거의 대부분이 색소석이며 갈색석이 압도적으로 많다. 이것은 마치 누런 진흙덩어리처럼 보인다. 우리 나라 사람에서는 다른 나라 사람에 비하여 간내 담석이 많은데, 이것은 아마도 간디스토마 같은 기생충과 관계가 있지 않은가 생각된다. 색소석에는 칼슘성분이 많이 함유되어 있어서 방사선 사진에서 잘 볼 수가 있다.

우리 나라 인구의 약 5%가 담석을 가지고 있으며 담낭 담석이 압도적으로 많고 여성이 약간 많다. 담석은 여성 특히 임신중인 여성들에게 많이 발생되며, 위 절제를 하여도 담석이 많이 생긴다는 설도 있다. 입으로는 음식을 먹지 않고 혈관으로만 영양을 오랫동안 공급받는 경우에도 담낭이 기능이 없이 늘어나서 담석이 잘 생긴다.

담석이 담낭의 담낭관이나 유두부와 같은 좁은 곳을 빠져나갈 때에 경련을 초래하여 심한 통증을 일으킨다. 이것을 담도성 통증이라고 한다. 이 통증은 기름진 식사를 하고 자다가 밤에 잘 일어나며 담낭이 오른쪽 윗배에 있지만 실제로 통증은 오목가슴에서 심하거나 때로는 윗배에 있을 수도 있으나 "꼭 체한 것 같다"고 또는 "위경련이 발작하였다"고 하는 사람이 많으며 통증이 일단 일어나면 너무 심해서 병원 응급실에 가서 진통제를 맞는 경우가 많다. 대개 30분 이상 3~4시간 정도 계속되다가 멎게 된다. 이 통증이 그 이상 지속되고 오른쪽 윗배로 옮아가면서 아프게 되고 숨을 크게 쉬면 딱딱 마쳐서 들이쉬던 숨을 중지하게 되고, 오른쪽 윗배를 손으로 눌러서 통증이 느껴지면 급성 담낭염이 되는 것이므로 곧바로 병원에 가서 치료를 받아야 한다.

담석증의 진단은 우선 복부 초음파 검사를 하면 담낭 담석은 쉽게 발견할 수 있다. 간내 담석도 초음파 진단이 매우 유용하지만 총담관 담석의 진단에서는 약간 진단율이 떨어지며 복부 CT 검사가 유용하다. 특히 담석증의 합병증을 알아보는 데에는 이 검사가 필요하다. 검사를 해보면 담석은 아니고 담낭 내에 찌꺼기 또는 오니(汚泥)가 고여 있는 것을 가끔 볼 수 있는데 이것은 미세한 담석 입자가 있는 경우가 많으므로 장차 담석이 될 수 있다.

치료에 있어서 담낭 담석은 증상이 없으면 그대로 경과관찰만 하면 된다. 이것은 증상이 없는 담낭 담석이 문제가 될 확률과 수술의 위험성을 고려할 때 그 위험성이 높기 때문이다. 단, 담석에 의한 통증이 있으면 수술을 하며 당뇨병이 있거나 담낭이 석회화되어 있는 경우에는 증상이 없어도 미리 수술을 하는 것을 원칙으로 한다.

담낭 담석은 담석만 제거하는 경우는 없고 담낭 자체를 제거하여 근본적으로 치료를 하며 지금은 복강경 수술로 담낭 절제를 비교적 편하게 할 수 있다.

간내 담석과 총담관 담석은 발견되면 반드시 치료를 하여야 한다. 간내 담석은 일반적으로 간의 한 엽에만 국한되어 있으면 그 엽을 절제하는 수술을 하게 된다. 그러나 여러 곳에 있으면 간을 모두 절제하는 것은 불가능하므로 외부에서 간내로 통로를 만들고 이 통로를 통하여 담도경을 넣어서 간내의 결석을 여러 번에 걸쳐서 제거하며 협착이 있는 곳은 넓혀 주게 된다. 이런 시술을 경피경간 담도경적 담석제거술이라고 한다. 총담관 담석은 요즘은 수술을 하지 않고 내시경을 이용하여 대유두를 절개하고 그곳을 통하여 바스킷으로 담석을 잡아서 꺼냄으로써 치료를 한다.

오랫동안 만성적인 소화불량이 있는 사람이 병원에 가서 복부 초음파 검사를 하면 담낭 담석은 쉽게 발견된다. 이 때 '담석이 원인이었겠구나' 하고 선뜻 담낭을 절제하는 수술을 받으면 먼저 증상이 그대로 남는 경우가 흔하다. 이것은 원래의 기능성 소화불량은 담석과는 무관하였으며 오히려 수술로 말미암아 소화불량이 악화될 수도 있기 때문이다.

담낭을 절제하고 나서 오른쪽 윗배 통증이나 소화불량이 나타나고 고통을 받게 되는 것을 담낭 절제증후군이라고 하며, 이것은 어떤 하나의 병이 아니고 여러 가지가 원인이 될 수 있다. 하여튼 담낭은 절제하고 나서도 증상이 남거나 심해질 수 있으므로 수술

전에 신중히 생각하여야 하며 증상이 애매한 담석은 수술을 하지 않는 것이 좋다.

최근에는 담낭을 절제하는 수술을 받은 사람들이 많다. 담낭이 없으면 신체에 지장이 없느냐고 묻는 사람이 많은데 담낭이 없어도 아무 지장이 없다.

담낭염 및 담도염

급성 담낭염의 95%는 담낭 담석이 담낭관에 걸려 있으면 세균이 증식하고 담낭 벽에 염증이 생겨서 담낭에 고름이 생기고 그대로 방치하면 터져서 복막염이 되고 위험하게 된다. 급성 담낭염이 생기면 한축이 있는 발열과 더불어 오른쪽 윗배가 몹시 아프게 되며 담낭이 있는 곳을 누르면 압통이 심하며 가끔 동그란 덩어리를 만질 수도 있다.

급성 담낭염 중에는 담석 없이 생기는 경우도 있다. 이런 무담석성 담낭염은 중환자실에 입원해 있는 중환자, 전신 화상 환자, 타박상 환자, 다발성 결절성 혈관염과 같은 질환이 있는 환자들에서 생긴다. 수술치료는 원칙적으로 같다.

최근에는 담낭염이 심하면 당장 수술을 하기보다는 피부를 통하여 담낭으로 돼지꼬리 모양의 관을 삽입하여 우선 고름을 짜낸 후에 체온이 내려가고 경과가 좋아진 후에 복강경 수술을 하거나 개복을 한다.

만성 담낭염은 담낭의 염증이 오래되어서 담낭 벽이 비후가 되

고 때로는 담낭이 딱딱하게 만져지며 담낭의 기능이 소실되는 경
우를 말하며 특히 기름진 음식을 먹으면 소화장애의 원인이 될 수
있다. 수술을 하여서 제거하여야 한다.

총담관염의 경우에는 총담관에 담석이나 디스토마가 있어서 발
생된다. 담도는 담석에 의하여 담즙이 원활하게 흘러내리지 못하
면 장내 세균이 올라가서 염증을 일으킨다. 이 때는 담석이 총담
관을 막으므로 폐쇄성 황달과 더불어 오른쪽 윗배에 통증이 생기
면서 수시로 떨고 열이 나게 된다. 자세히 관찰하면 열이 나기 전
에 이미 빌리루빈이 소변으로 배설되므로 소변이 붉은 색을 띠는
것을 알 수 있다. 이 경우에도 염증을 가라앉히고 유두 절개술을
시행하여 내시경으로 담석을 제거한다. 만약 한 번에 제거가 다
안 되면 내시경적으로 담도에 가느다란 관을 삽입하고 그 관을 코
로 빼내어서 담즙 주머니를 몸에 달아 놓고 배액을 해서 염증을
가라앉히면서 천천히 여유를 두고 담관 담석을 제거하게 된다.

최근에 내시경의 기법이 발달되면서 총담관 담석과 이에 의한
염증을 개복 수술을 하지 않고 치료하게 된 것은 매우 획기적인
발전이다.

담도암 및 담낭암

간 내 담도이든지 간외 담도이든지 어디나 암이 생길 수 있
다. 담석은 어디에 있든지 만성으로 담도를 자극해서 담도
암을 잘 일으키게 하는 원인이 된다. 담도에 생기는 암은 암이 어

디에 생기는가에 따라서 치료도 다르고 그 예후도 다르다.

담낭암은 10대 암 중에 3%를 차지하며 1:3~4로 여성에게 많으며 60~80세에서 잘 생긴다. 90%에서 담석이 함께 나타나므로 담석이 중요한 원인이 된다. 담낭암은 특히 예후가 불량하여 한때는 담낭암이 확실하면 의사들이 수술을 기피하였고 개복을 하는 이유는 오직 담낭암이 아닌 것을 확인하기 위해서였다.

복부 초음파 검사를 하게 되면 작은 담낭 용종이 많이 발견된다. 이 용종 중에는 선종이 있어서 이것이 1cm 이상으로 커지면 담낭암으로 변할 수 있으므로 반드시 추적검사를 해서 1cm 이상이 되면 담낭 절제를 하는 것이 좋다. 그러나 대부분의 담낭의 작은 용종은 그대로 있으므로 6개월 내지 1년에 한 번 검사만 하면 된다. 담낭 용종과 구분하기가 어려운 것이 담낭에 생기는 콜레스테롤증이다. 이것은 콜레스테롤이 밥풀덩어리처럼 되어서 붙어 있는 것으로 초음파 검사로서 구별이 가능하다. 또 담낭에는 선근종증이 있는데 이것은 드물게 암으로 변하며 1cm 이상 크기 때문에 발견되면 담낭 절제를 하여야 한다.

담낭암은 처음에는 담낭 속에서 종양이 자라나며 나중에 담낭 밖으로 암이 퍼져야만 증상이 나타나므로 증상이 생기면 이미 진행이 된 병이다. 예전에 담낭암이 의심이 되어도 개복을 하는 이유는 황색종과 같은 다른 질환을 감별하기 위해서였다. 그러나 최근에는 담낭암이 간에 전이되더라도 적극적으로 광범위하게 수술을 해보려는 시도가 많아지고 있다.

담도암은 간내 담도암과 간외 담도암이 있다. 간 속에 생기는 담도암은 조기에 혹시 우연히 간내 담석을 치료하는 도중에 발견하여 수술을 하면 모를까 대개 증상이 있어서 발견이 되었을 때에는 수술을 해도 크게 효과를 보지 못하는 경우가 대부분이다. 단, 좌우측 간내 담관이 결합하는 분기점에 생기는 암은 분기점암 또는 사람의 이름을 따서 클라츠킨종양이라고 하는데 이것은 다른 곳에 생기는 담도암에 비하여 예후가 좋으므로 적극적으로 광범위 절제를 하여서 좋은 결과를 보는 경우가 흔하다.

그 외에 총담관에 생기는 암은 일찌감치 암으로 인하여 총담관이 좁아지거나 내강에서 안으로 자라나는 종양이 생겨서 담도를 폐쇄하기 때문에 황달이 생겨서 알 수 있고 역행성 담도촬영을 하여서 쉽게 진단된다.

유두 주위에는 십이지장의 다른 곳에 비하여 암이 많으며 황달이 생기는 특징적인 증상이 있어서 빨리 발견만 되면 수술치료가 가능한 곳이다. 그러나 불행하게도 유두암은 초기에는 증상이 없으며 암세포가 커져서 담즙의 흐름을 막아서 황달이 생기면 그 때서야 비로소 황달의 원인을 찾는 검사를 하다가 보면 내시경 검사로 유두의 종양을 볼 수 있는 경우가 많다. 증상만으로는 췌장 두부암과 유사하지만 췌장 두부암보다는 수술하였을 때 예후가 좋으며 췌장 두부암은 복통을 동반하는 경우가 많지만 이 유두암은 말기가 아니면 통증을 동반하지 않는 것이 특징이다.

유두 근처의 암의 수술이 모두 그러하듯이 소위 휘플 수술을 한다. 이 수술은 십이지장, 담도, 췌장의 두부 위의 전정부까지를 포함한 광범위한 절제를 하는 것으로서 매우 큰 수술에 속한다.

간디스토마증

간흡충증이라고도 한다. 성충은 작은 버들잎같이 생겼다. 우리 나라에서 많았던 회충, 십이지장충, 요충, 촌충 등 각종 기생충은 거의 볼 수 없게 되었지만 이 간디스토마증은 아직도 우리 나라의 5대 강(한강, 낙동강, 금강, 섬진강, 영산강) 유역을 따라서 많이 있다.

이 기생충은 사람의 몸에서 충란이 대변으로 배설되어서 민물에서 몇 개의 중간 숙주를 거쳐서 사람에게 기생이 가능한 형태가 되어서 감염된다. 따라서 충란이 이런 제1중간 숙주나 제2중간 숙주에 노출되지 않게 하는 연결고리를 끊으면 이 병에 걸리지 않게 된다.

간디스토마의 제1중간 숙주는 민물에 있는 쇠우렁인데 다슬기라고도 한다. 제1중간 숙주에서 자라난 유충은 제2중간 숙주인 참붕어, 잉어 등 비늘이 있는 민물고기의 비늘에 붙어서 근육 내로 침입하고 사람이 이런 생선을 날로 먹어서 간디스토마증이 생긴다. 조리하는 과정중에 도마에 묻어서 걸릴 수도 있다. 쇠우렁이 없는 청정한 물에서 기른 고기라면 몰라도 이스라엘 잉어에도 있을 수 있다.

이 기생충이 감염이 되면 주로 간내 담도에서 기생하면서 7년 정도는 살 수 있으며 그 동안에 체내에서 기생충의 수가 늘어나는 것은 아니지만 원래 많이 감염되어 있으면 마치 담석과 같은 작용을 하여서 담도를 파괴할 뿐만 아니라 간을 손상시킬 수도 있다. 오래되면 담석 및 담도암을 잘 일으키는 원인이 된다.

생선회와 胃

닥터 칼럼

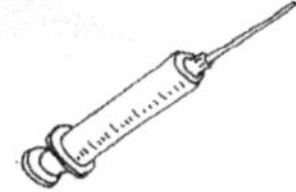

일부에선 생선회는 위에서 소화가 잘되지 않아서 건강에 좋지 않다는 의견이 있다고 하는데 왜 그런 말이 생겼는지 모르겠다. 예전부터 일본이나 우리 나라에서는 생선회를 즐겨 먹어 왔으며 최근에는 전 세계적으로 확산되고 있지 않은가.

필자는 생선회를 들 때에는 가격이 좀 비싸더라도 싱싱한 고급생선의 회를 들도록 권하고 싶다.

반드시 활어가 좋은 것은 아니다. 어항 속에서 인위적으로 오래 살려 놓는 경우 생선의 영양이 모두 빠져 나가서 실제로는 아무 맛이 없을 수 있기 때문이다.

생선회를 잘못 먹으면 여러 가지 병에 걸릴 수도 있다. 가령 민물생선회는 간디스토마에 걸릴 수 있다. 그러나 이론적으로는 전혀 인분에 오염이 되지 않은 물에서 양육한 생선에는 디스토마가 기생할 수 없다.

다행히도 요즘은 「프라지콴텔」이라고 하는 약이 있어서 구충에는 어려움이 없다.

바다회, 그 중에서도 특히 붕장어를 잘못 먹으면 아니사키스라는 바다 생선 회충에 걸린다. 이것은 살아 있는 실 같은 성충이 위나 장의 벽을 뚫고 들어가면서 심한 통증과 출혈을 일으킨다. 섭취한 지 일주일이 지나도 살아서 움직이는 것을 본 적이 있다. 내시경으로 보아서 꺼낼 수도 있지만 장내에 박혀 있는 것은 스스로 수명을 다할 때까지 기다릴 수밖에 없다.

부산 지방에서는 이런 환자가 많이 발견되고 있다.

복어를 잘못 조리하여 먹으면 복어중독이 되어 호흡마비, 근육마비로 심하면 사망할 수도 있다. 그 밖에 생굴, 게장 등을 먹는 경우 바닷물에서 죽지 않고 살아 있는 인체에 유해한 균에 감염될 수 있다. 대표적인 것으로 콜레라, 파라헤모리쿠스 중독, 회저병 등이 있다.

이런 몇 가지 문제만 제외하면 생선회가 육식보다도 몸에 이로운 것으로 생각되므로 많이 섭취해도 문제가 없을 것이다.

-민영일(울산의대 내과)

〈문화일보 1995. 5. 3.〉

이 병에 걸리지 않으려면 민물고기를 날로 먹지 않아야 하며 인분을 하수에 버려서 강물을 오염시키지 않아야 한다.

다행히 이 병에는 프라지콴텔이라는 특효약이 있어서 이 약을 체중 1kg당 25mg으로 계산하여 이것을 세 번에 나누어서 2일간 투여하면 거의 완치된다.

급성 췌장염

췌장의 급성 염증은 다른 장기의 염증과 그 발병기전이 전혀 다르다. 즉 췌장에서 분비되는 소화효소가 여러 가지 잘 모르는 이유로 인하여 췌장 내에서 활성화해서 췌장 자체를 소화시켜서 녹이는 염증이다. 그 정도가 다양하여서 췌장의 부종만 있다가 쉽게 낫는 종류가 가장 많지만 때로는 출혈성 췌장염이 되어서 췌장이 완전히 녹아버려서 사망하는 경우도 있다.

급성 췌장염의 원인은 모르는 경우가 많지만 알려진 것으로는 담석증이 약 30~75%의 원인을 차지하고 그 다음으로는 음주가 약 30%를 차지한다. 서양에서는 음주에 의한 췌장염이 많으며 우리 나라에서도 음주성 췌장염이 점점 늘고 있으며 특히 만성 췌장염은 대부분 그 원인이 음주에 있다. 실제로 담석성 췌장염 환자의 대변을 보면 담석이 대변으로 나오는 것이 많이 관찰된다.

급성 췌장염의 췌장성 통증은 담도성 통증과 유사하여 처음에는 윗배가 아프지만 더 심하며 오래가고 왼쪽 복부에 있을 수 있는 것이 다르다. 음주를 하고 나서 또는 담석이 있는 사람이 마치 담석에 의한 통증처럼 윗배의 통증이 심하거나 왼쪽 윗배의 통증이 있으며 담석의 통증보다도 더 심하며 6시간 이상 가며 입원하여서 진통제의 투여가 필요한 경우가 많다.

급성 췌장염에서는 혈액 검사를 해보면 혈액에 췌장 효소인 아미레이스와 라이페이스가 정상의 3배 이상 증가되고, 심하면 혈청 알부민이 감소되며 백혈구 증가가 심하게 나타나고, 신장 기능이 나빠져서 소변이 덜 나오고, 혈중 칼슘치가 감소되며 호흡곤란이 생길 수도 있다. 이와 같이 여러 가지 장기에 동시에 이상이 생기면 생명이 위험할 수도 있고, 또 췌장 삼출액이 모여 있는 곳에 세균이 침입하여 복강 내에 농양이 형성되면 그대로 두었을 경우 생명이 위험하다.

합병증 중에 삼출액이 고여서 한군데 모여 있다가 6주 후에도 남아 있고 그 벽이 두껍게 형성되면 이것을 가성낭종이라고 한다. 이 가성낭종은 경과를 보아서 없어지지 않으면 외부에서 관을 넣어서 배액을 하여야 한다.

치료에 있어서 담석이 원인인 것이 확실시되면 빠른 시기에 내시경적 역행성 담도 췌장 촬영을 해서 담석이 걸려 있으면 담석을 제거하여 췌장염이 좋아질 수 있다. 음주에 의한 경우에는 절대로 금주를 하여야 하지만 지금까지 금주를 제대로 하는 급성 췌장염 환자를 보지 못한 것 같은 감이 들 정도로 금주를 지속하는 사람이 드물다.

급성 췌장염에는 특별한 치료가 없고 정맥주사로 영양을 공급하여 전신상태를 좋게 하면서 음식을 먹지 않게 해서 췌장을 쉬게 하고 통증을 느끼지 않도록 하면서 기다리는 수밖에 없다. 급성

췌장염의 초기에는 트라시롤 또는 포이 등 단백질 분해 효소 억제
제를 사용해 볼 수 있으나 그 효과는 미미하다.

만성 췌장염

만성 췌장염은 급성 췌장염이 오래 경과해서 생기는 것이 아
니라 급성 췌장염과 전혀 다른 병이다. 만성 췌장염도 가
끔 급성 췌장염의 발작을 일으킬 수 있다. 만성 췌장염은 췌장의
만성 염증으로 인하여 섬유화되면서 췌장 실질이 위축되는 것을
말하며 마치 간 질환에서 간경변증과 유사하다.

만성 췌장염의 원인으로는 알코올이 가장 중요해서 약 70~80%
가 알코올이 원인이다. 하루에 75~100mg 이상의 알코올을 매일
5년 이상 마시면 만성 췌장염이 생길 수 있다. 술을 먹어서 일시적
으로 급성 췌장염이 생길 수는 있지만 알코올 중독자의 췌장염은
근본적으로 만성 췌장염이다.

만성 췌장염은 몇 가지 형태로 나눌 수 있는데 만성 석회화성 췌
장염이 가장 흔하다. 이것은 알코올이 원인인 경우가 가장 많으며
췌장이 석회화가 되고 주췌관에 췌석이 생기게 된다. 또 만성 폐
쇄성 췌장염이라고 해서 주췌관이 불규칙하게 좁아지고 근위부의
췌관은 확장이 되는 형태가 있다. 이 경우에도 췌장 실질은 위축
이 된다. 또 어떤 종류는 만성 췌장염인데도 불구하고 가끔 급성
으로 악화되는 경우도 있다.

만성 췌장염의 가장 중요한 증상은 도저히 참을 수 없는 복통이

다. 이 복통이 계속되어서 진통제를 계속 사용하다보면 마약 중독
자가 되는 경우도 있다. 그 밖에는 췌장의 실질이 줄어들어서 생
기는 인슐린 부족에 의하여 당뇨병이 생길 수 있고, 효소가 부족
하여 흡수 장애가 생길 수 있다. 그러나 말기가 아니면 흡수 장애
가 생기는 경우는 드물다.

만성 췌장염이 오래되다 보면 실제로 자가췌장제거와 같은 췌장
이 없는 상태가 되어서 췌장염의 말기 증상이 나타날 수 있고 이
때에는 오히려 통증은 사라지는 경우도 있고 아미레이스나 라이페
이스도 정상이 될 수도 있다. 만성 췌장염의 치료는 복통을 치료하
는 데 목적이 있다. 만일 진통제를 사용해서도 치료가 안 되면 전
체 췌장을 절제하는 수술을 하기도 한다.

만성 폐쇄성 췌장염의 경우에는 치료가 좀 다르다. 내시경을 이
용하여 대유두에서 주췌관 입구를 절개하고 이곳을 통하여 주췌
관의 좁은 곳에 스텐트를 삽입할 수도 있고 또 오랫동안 스텐트를
유치하였다가 제거하면 췌장염의 통증이 생기지 않고 좋아지는
경우가 있다. 또 푸에스토 수술이라고 해서 확장된 주췌관과 공장
을 직접 연결해 주는 췌장 공장 문합술을 시행할 수 있다. 주췌관
의 췌석이 췌관을 막고 있어서 만성 췌장염의 증상이 가라앉지 않
는 경우에는 체외충격파 쇄석술을 이용하여 체외에서 췌석을 부
서뜨린 후 내시경을 이용하여 제거가 가능하다.

췌장암

췌장암은 우리 나라의 암 중에서 5번째를 차지하고 있는 비교적 흔한 암이다. 이 암은 초기에는 증상이 뚜렷하지 않기 때문에 증상이 있어서 발견되면 이미 진행이 되어서 근치적 수술의 가능성이 매우 적고 예후가 매우 불량한 암으로 유명하다.

췌장암은 두 가지 형태로 발견된다. 췌장 두부는 십이지장의 내부에 꽉 끼워서 물려 있는 것 같은 형태를 하고 있기 때문에 이곳에 암이 생기는 경우에는 비교적 이른 시기에 암 덩어리가 담도를 눌러서 폐쇄성 황달이 초래되어 검사를 해서 췌장암이 발견되는 경우이다. 이 경우에는 그래도 수술을 해볼 만한 경우가 많다.

또 다른 종류는 복통이 심하고 체중이 줄어서 위내시경 검사 등 웬만한 검사는 다 해보았으나 이상이 없었고 최종적으로 CT나 MRI 검사를 해서 췌장암으로 진단하는 경우이다. 이 경우는 췌장의 체부나 미부에 암이 생기며 일반적으로 발견이 되었을 때에는 많이 진행된 경우가 많다.

췌장암 환자는 통증이 심하며 통증을 느끼는 모습이 약간 특이하다. 일반적으로 똑바로 누우면 몹시 아프지만 무릎을 가슴에 고이고 상체를 앞으로 굽히면 통증이 덜해지는 특징이 있어서 그런 자세를 취하고 앉아 있는 환자가 많다.

진단은 우선 의심을 해보는 것이 중요하다. 만성 췌장염이 오래되면 췌장암이 잘 생기는 것으로 되어 있고 또 실제로 췌장암 환자를 보면 만성 췌장염이 있는 경우가 많다. 기존에 당뇨병이 있는 사람이나 당뇨가 없던 사람에게서 당뇨가 생기고 복통이 생기면 췌장암의 발생을 의심할 필요가 있다.

검사 방법으로는 초음파 검사로도 도움이 될 수 있으나 복부 CT가 종양을 가장 잘 보여주며 때로는 확진을 위해서 경피적 세침세포진(PCNA) 검사가 필요하다. 복부 MRI 검사가 종양을 잘 보여주기도 한다. 작은 췌장암에서는 초음파 내시경 검사가 도움이 될 경우가 많다. 치료는 수술밖에 없으며 두부의 암은 휘플 수술을 하며 때로는 췌장 전 적출을 하지만 예후는 나쁘다.

췌장의 기타 종양

췌장에는 췌장암 이외에도 양성 종양도 있으며 기타 여러 가지 특이한 종양이 있다.

주췌관이나 주췌관의 분지에서부터 점액을 분비하는 종양이 생기면 계속적으로 췌관을 통하여 점액이 흘러나오기 때문에 내시경 검사를 하면 대유두는 크게 구멍이 나 있고 그곳으로부터 점액이 많이 흘러나오는 것을 관찰할 수 있다. 이 경우를 특별히 췌장 내 점액분비 종양이라고 한다. 이 경우에는 반드시 암은 아니고 양성 종양인 경우도 있지만 원칙적으로 수술을 해야 한다. 그 밖에도 췌장에는 우리가 흔히 물혹이라고 하는 양성 또는 악성 낭종이 생길 수 있고 이것들은 커지기 때문에 빨리 발견하여 수술을 하면 치유되는 경우가 많다.

췌장에는 인슐린을 분비하거나 기타 다른 소화기 호르몬을 분비하는 특수한 조직인 랑게르한스섬이 있는데 이곳에서도 인슐린 분비 종양이나 가스트린 분비 종양 등 양성 또는 악성 종양이 생길 수 있다.

유명한 것으로 인슐린을 분비하는 인슐린 분비 종양이 생길 수 있는데 이것은 인슐린을 과다 분비하기 때문에 당뇨병과는 반대로 음식을 먹어도 금방 저혈당에 빠지게 되며 심하면 저혈당 때문에 의식이 나빠지고 정신이상이 있는 사람처럼 보일 수도 있고 저혈당을 만회하기 위해서 계속 음식을 먹기 때문에 비만하게 된다. 저혈당에 의한 뇌 기능 이상 때문에 생기는 증상을 정신과적인 병으로 오인하여 정신과를 먼저 찾아가는 경우도 흔하다. 가스트린 분비 종양은「소화성 궤양」편에서 설명하였다.

기능성 담도 췌장 질환

담도와 췌장에도 마치 기능성 소화불량이나 과민 대장과 같은 기능성 질환이 알려지고 있다. 이 질환에 걸린 환자는 담도성 통증이나 췌장성 통증과 유사한 통증으로 환자는 괴로운데 검사를 해보면 아무런 이상도 나타나지 않는다.

담도와 췌관이 개구하는 대유두에는 양쪽 관의 말단부에는 괄약근이 있어서 분비를 조절하고 있으며 이 괄약근의 기능이 나쁘면 통증이 유발되는 것으로 보고 있으며, 이런 경우에는 괄약근을 절개하면 통증이 없어지는 경우가 있어서 관심의 대상이 되고 있다.

5 소장 질환

소장은 십이지장 구부에서 시작하여 회장 말단부에서 대장으로 연결되는 회맹변까지 그 길이가 약 7m되는 우리 몸에서 가장 긴 창자이다. 회맹변에는 밸브가 있어서 대장의 내용물이 소장으로 잘 역류되지 않게 하는 작용을 한다. 그러나 소장을 취급할 때에는 십이지장은 상부 위장관 질환에서 다루고 십이지장과 소장이 연결되는 왼쪽 윗배의 트라이츠 인대 하부의 소장부터 대장을 포함하여 하부 위장관 질환에서 다루게 된다. 소장은 왼쪽 윗배에 주로 위치하는 회장과 오른쪽 아랫배에 위치하는 공장으로 나누어지며 특히 공장 말단부에서는 담즙 산이 재흡수되는 등 회장과 공장의 기능이 약간의 차이가 있다.

소장에서는 우리가 섭취한 음식물을 최종적으로 분해해서 체내로 흡수하는 작용을 한다. 이 때 음식물은 췌액, 담즙, 소장에서 분비되는 소화액들에 포함된 효소에 의하여 흡수될 수 있는 작은 입자로 분해된다. 단백질은 아미노산으로, 탄수화물은 포도당과 같은 단당류로, 지방은 지방산과 글리세린으로 분해된다. 단당류

와 아미노산은 핏속으로 흡수되며, 지방산과 글리세린은 흡수세
포 내에서 지방분으로 재구성되어서 락틸이라고 하는 일종의 림
프관으로 흡수되어서 가슴에 있는 굵은 흉곽림프선으로 모여서
나중에 핏속으로 유입된다. 동맥경화증에 중요한 콜레스테롤도
간에서 만들어지기도 하지만 이와 같이 음식물에서 흡수되기도
한다. 이런 영양분의 흡수를 도와주기 위하여 소장은 융모 모양의
상피로 이루어져 있고 총 흡수 면적이 약 200m² 에 이른다. 흡수된
영양분과 수분 및 전해질은 문맥이라는 혈관을 통하여 일단 간으
로 가서 간에서 필요한 만큼만 내보내고 나머지 영양소는 모두 저
장했다가 식간에 필요한 때에 알맞게 핏속으로 내보내주게 된다.

사람들이 흔히 물은 대장에서 흡수하는 것으로 잘못 알고 있다.
소장 내로는 하루에 외부에서 마시는 물 약 1500cc를 비롯하여
침, 위액, 담즙, 췌액, 소장액 등을 합친 약 9L의 물이 유입된다.
따라서 소장에서 수분의 흡수가 전혀 안 되는 경우에는 이론적으
로 약 9L의 설사가 생길 수 있다. 이렇게 막대한 양의 물은 영양소
가 흡수될 때 함께 흡수되며, 또한 소금기, 칼륨, 마그네슘 등 각
종 전해질이 흡수될 때 함께 흡수되기 때문에 대부분의 물이 소장
에서 재흡수되어 버리고 약 500cc 정도의 물만 대장으로 넘어가게
된다. 따라서 대장에서 물이 전혀 흡수가 안 되는 경우라고 하더
라도 대장으로 인한 설사는 하루에 500cc 정도밖에 안 되므로 대
장성 설사는 설사의 양이 많지 않다.

이와 같이 소장은 생명을 유지하기 위한 거의 모든 물질을 흡수
하는 장소이므로 소장이 없으면 살아 있을 수가 없으며 생명을 유
지하려면 십이지장을 포함하여 적어도 1m의 소장이 남아 있어야

한다.

사람은 태어나서 모유에서 시작하여 각종 음식을 먹고 살아간다. 이 때 음식물에 들어 있는 물질이 우리 몸에 면역적으로 적합한지 안 한지를 가려내는 작용을 하는 것이 바로 소장이다. 즉 음식물이 소장에서 면역적으로 적합하다는 판정을 받지 못하면 알레르기 증상을 초래하게 된다. 알레르기는 신체에 면역적으로 적합하지 않은 많은 물질이 음식물을 통하여 섭취되어서 생긴다. 일부에서는 이런 물질이 피부에 접촉을 하거나, 폐 속으로 흡인되어서 생길 수도 있다. 이런 역할 때문에 소장에는 림프기관이 잘 발달되어 있고 이로 말미암아 소장은 거부반응이 일어나기가 쉬워서 가장 쉬울 것 같아 보이는 소장 이식은 다른 장기 이식에 비하여 매우 어렵고 성공하기가 힘들다.

흡수장애 증후군

흡수장애 증후군은 먹은 음식물을 소화하여 흡수하는 과정 중에 어느 곳에라도 말썽이 있으면 발생된다. 이런 과정을 크게 소화효소가 작용하여 분해가 잘 안 되는 장관 내의 이상에 의한 흡수장애와 마지막으로 분해된 영양소를 장 세포 내로 빨아들이지 못하는 흡수면 부족에 의한 것의 두 가지로 나눌 수 있다.

장관 내의 이상에 의한 흡수장애는 담관이 막혀서 담즙이 안 나오거나, 만성 췌장염으로 인하여 췌장 소화액 분비가 부족한 경우, 소장 내에 혐기성 세균이 증식하여서 이 세균이 소화효소를 분해해서 불활성화하는 경우 등이 있다. 소장은 어느 부분에서든지 내용물이 끊임없이 아래로 막힘 없이 이동해야 하는데 좁은 곳이 있거나 끝이 막힌 관이 달려 있거나, 병이 있어서 장의 운동이 제대로 안 이루어지는 부분이 있거나 하는 경우에는 이곳에 장 내용물이 고여 있게 되고 그러면 대장에만 존재하는 혐기성 세균이 이곳에서 증식하여서 내용물이 썩게 되고 이렇게 되면 이 균이 소장 내에 있는 각종 효소를 분해해버린다. 이런 현상을 맹관증후군이라고 한다. 맹관이라고 하는 것은 한쪽 끝이 막힌 관을 말한다. 만성 췌장염이 있어서 췌장 소화액이 근본적으로 모자라도 흡수장애가 생기며, 담즙이 모자라도 지방질 소화가 안 되어서 설사가 나기 쉽다.

우리 나라 성인들 중에는 우유를 마시면 소화가 안 되고 가스가 차며 설사가 난다는 사람이 많다. 이런 현상은 동양인에게서 선천적으로 흔하며 유당 분해효소인 락테이스가 부족한 사람이 많기 때문이다. 우리 나라 사람을 대상으로 한 연구에 의하면 성인의 90%에서 락테이스가 부족하다는 보고도 있다. 이런 사람들은 요구르트를 복용하면 증상이 좋아지는 효과가 있다.

최근에 체중조절제로 사용되는 제니칼은 라이페이스의 기능을 억제하여 지방질 흡수를 약 30% 정도 적게 하는 약제이다. 따라서 이 약은 체중을 줄여주는 약이 아니라 지방질을 많이 섭취하였을 때 지방질의 소화 흡수를 방해하므로 지방질을 많이 섭취하는 사람에게 효과가 있으며 또 지방질 흡수시에 지방질에 녹는 비타민 A, D 등이 이 약을 장기간 사용하면 부족할 수 있으므로 별도의 복용이 필요하다. 이 약을 복용하면 처음에는 기름기 설사를 해서 대변을 참지 못하고 실금을 하기 쉬운 것이 단점이다.

흡수면 부족에 의한 흡수장애는 여러 가지 병으로 인하여 소장을 광범위 절제를 하여서 100m 이내만 남아 있는 짧은 소장의 경우에 우선 나타날 수가 있다. 또 소장의 마지막 흡수를 담당하는 소장의 융모가 파괴되는 경우에는 흡수 면적이 줄어들어서 흡수가 안 되는데 이런 병으로는 우리 나라에 아직까지 알려지지 않고 서양에 많은 밀가루 성분의 알레르기에 의한 셀리악스프루라는 병이 있다. 그 외에도 이 융모가 파괴되는 병으로서는 열대성 스프루, 면역글로불린 결핍증, 휘플 병 등 여러 가지가 있다.

흡수장애의 증상은 설사를 동반하는 영양 실조이다. 흡수장애가 있으면 물에 둥둥 뜨고 풀어지는 지방변을 보는 것이 특징이지만 이것은 실제로 흔하지 않고 설사나 묽은 변을 보는 경우가 많다.

영양 실조의 초기에는 간혹 가벼운 설염이 생겨서 입이 아픈 정도이지만 오래되면 영양 실조의 모든 증상이 나타난다. 심한 체중 감소가 나타나고 피골이 상접하게 되며, 알부민 부족으로 인하여 다리부터 부종이 나타난다. 또 각종 비타민이 부족하여서 야맹증, 피하 출혈, 모낭성각화증이 나타나서 피부가 거칠고 닭살처럼 된다. 빈혈이 심해서 창백해지고 비타민 D 부족으로 인하여 골연화증이 생겨서 뼈가 휘며 부러지게 되고 마지막으로 사망하게 된다.

흡수장애에 의한 영양 실조가 있는 환자가 있으면 우선 정맥주사를 통하여 강한 영양제를 주입하며 이것을 경정맥 영양이라고 한다. 일단 영양을 보충한 후에 소장 방사선 사진, 소장점막 조직 검사 등 여러 가지 복잡한 검사를 통하여 원인 병을 확인하게 된다.

소장 종양

소장도 다른 위장관과 마찬가지로 여러 가지 양성 종양과 악성 종양이 모두 있을 수 있지만 실제로 매우 드물다. 또 소장의 종양이 드문 관계로 처음부터 소장의 종양을 생각하기 어렵기 때문에 소장 종양은 소장이 폐색되거나 출혈이 있는 등 합병증이 생겨야만 발견되는 경우가 많다.

진단에 있어서는 십이지장과 회장 말단부를 제외하고는 내시경이 도달하지 못하기 때문에 질병의 존재 진단은 소장 방사선 사진으로 하며 최종적인 진단은 개복을 해서 알게 되는 경우도 많다. 소장 내시경도 개발은 되어 있지만 소장 전체를 보기는 어렵고 대개 공장의 일부까지를 관찰할 수 있다. 최근에 튜브 없이 캡슐 모양의 내시경을 삼키면 이것이 장의 운동을 따라서 아래로 이동하면서 전파를 통하여 영상을 전달하는 내시경이 개발되었지만 조직 검사를 할 수 없고 영상이 선명하지 못한 단점이 있다.

소장에 림프종이 생기면 때로는 흡수 장애를 일으키는 경우도 있다.

회맹부 질환의 특성

회맹부는 회장 말단부와 대장의 맹장이 회맹변이라는 밸브를 통하여 연결되는 부위를 말한다.

이곳은 크론병, 궤양성 장염과 같은 대장의 병이 소장으로 진행

될 수도 있고, 소장의 병이 대장으로 전이될 수도 있다. 또한 이곳에는 림프선이 매우 발달되어 있어서 림프선을 중심으로 시작하는 림프종, 장결핵, 장티푸스궤양 등과 유 암종도 많이 생긴다.

또 충수도 이곳에 있기 때문에 충수에 생기는 충수염이 천공되거나 하면 이곳까지 염증이 침범된다.

회맹부는 해부학적으로 왼쪽 윗배에서 오른쪽 아랫배로 비스듬히 놓인 장간막의 상부에 있고 또 상행 결장이 놓여 있는 자리에 세로로 파여 있는 도랑 같은 대장구를 통하여 위나 간이 있는 윗배의 복강과 통하기 때문에 윗배에 생기는 십이지장궤양 천공, 담낭염 천공 등이 있으면 염증이 이곳으로 파급될 수도 있으며 반대로 이곳의 충수염 천공의 염증이 위쪽으로 파급되어서 간하부 농양을 형성할 수도 있다.

이와 같이 회맹부는 여러 가지 병이 많이 있는 곳이므로 항상 조심하여서 진단하여야 하는 골치 아픈 장소이다.

6 염증성 장 질환

대장과 소장에 만성 염증을 일으키는 병은 모두 염증성 장 질환이라고 할 수 있지만 일반적으로 소화기 전문 의사들이 염증성 장 질환이라고 할 경우에는 궤양성 대장염과 크론병을 말한다. 우리 나라에는 베체트 병이 특히 많기 때문에 이 병을 포함하는 것이 보통이다.

이런 병들은 아직 그 원인이 분명하게 밝혀지지 않았고 일단 걸리면 만성적으로 경과하며 치료법도 마땅한 것이 없으며 그 병태 생리가 비슷한 점이 많기 때문에 함께 취급한다.

궤양성 대장염과 크론병은 원래 유대인이나 서양인에게 많은 병이었으며, 크론병의 경우 얼마 전까지만 해도 우리 나라에는 거의 없는 병이라고 생각하였으나 최근에 급격히 증가하는 추세에 있으며 궤양성 대장염도 점점 많아지고 있다. 이런 현상은 식생활 및 생활양식이 서구화되면서 일어나는 현상이다.

베체트 병은 서양에서는 장을 침범하는 경우가 많지 않으나 우리 나라에서는 비교적 많은 편이다.

● 궤양성 대장염과 크론병의 감별진단

임상양상	궤양성 대장염	크론병
직장출혈	매우 흔함 - 90% 대개는 정도의 출혈 대량 출혈 - 3%	흔하지 않음, 대개 잠혈반응만 양성 대량 출혈은 매우 드묾
설사	조기 발현, 소량의 빈번한 설사	비교적 설사는 가볍거나 없음
복통	배변 직전의 긴박감	장선통, 식후에 심함
발열	합병증 없을 때는 드묾	30~50%
복부종괴	드묾	흔함, 특히 오른쪽 아랫배에 종괴
대장경소견	미만성의 표재성 궤양, 연속성 병변, 거의 언제나 직장 침범	정상 점막을 사이에 두고 종괴형 또는 분명한 궤양
조직소견 　염증반응 　육아종	미만성, 점막에 국한 드묾	점막 하층보다 심한 부종, 섬유화 흔함 - 50%, 심재성
경과	재발, 관해의 반복 - 65% 만성적 활동형 - 20~30% 급성 전격성 - 5~8%	보통 서서히 진행 전격성은 드묾
병변범위 확장	직장 및 S상 결장염은 10~13%에서, 좌측 결장염은 20%에서 상부로 확장	절제 전에는 보통 범위의 확장 없음. 절제 후에는 50%에서 범위 확장
절제 후 재발	드묾	흔함 - 50%

　염증성 장 질환의 원인은 아직까지는 확실히 밝혀진 것은 없으나 유전적인 소질이 있어야 하며, 장 속에 있는 여러 가지 세균이 관여하고, 이런 세균이 만들어내는 염증이 중요하면 이 염증을 낫게 하는 면역기구가 체내에서 불완전하여서 생긴다고 볼 수 있다.

　원인이 밝혀진 염증성 장 질환으로는 장결핵, 아메바성 장염, 장티푸스, 세균성 이질, 거대세포 바이러스 등이 있다.

궤양성 대장염

궤양성 대장염은 원래 덴마크·노르웨이·스웨덴 등의 북구 및 미국·캐나다 등 북미에 많고 특히 유대인에게 많은 병으로 유명하다. 서구에서는 인구 10만 명당 연간 발생률은 2~10명이고 유병률은 10만 명당 35~100명이며, 우리 나라의 유병률은 송파구 주민을 대상으로 한 필자의 연구에 의하면 인구 10만 명당 6.6명으로서 일본과 유사하다. 그러나 우리 나라의 발병률이 점점 증가하는 추세에 있으며 최근에는 궤양성 대장염 환자들의 모임도 만들어져 서로 정보를 나누고 있다.

이 병은 비흡연자에게서 호발하므로 흡연이 이 병의 발병을 막아준다는 보고가 있으며 최근 니코틴 패치가 이 병의 치료에 효과가 있다는 보고도 있다.

이 병은 대장점막이 근본적으로는 염증 때문에 약해져서 조금만 건드려도 부서지며 짓무르는 현상을 보이는 것이기 때문에 이 약한 점막이 탈락되어서 궤양이 무수히 많이 생기고 이 탈락된 곳으로부터 피가 삼출하므로 혈변을 보며, 하부 복통이 있고 화장실에 자주 가는 이급후중이 있는 것이 특징이다. 이 병이 생기면 통증은 정도의 차이를 두고 다르지만 혈변이 있는 것이 특징이다. 따라서 혈변이 없으면 궤양성 대장염이 아니다.

이 병은 보통 항문에 가까운 직장에서부터 시작하여 상부로 올라가서 전체 대장에 퍼지며 때로는 회맹변을 넘어서 회장에까지 염증이 확산된다. 이렇게 염증이 위로 계속 확장되는 것도 있고 직장에만 국한되는 것도 있다. 직장에만 염증이 있으면 직장 점막이 예민해져서 변을 보고 나도 계속 보고 싶은 이급후중이 심하게 되며 변을 볼 때마다 혈액이 나오게 된다.

이 병은 병변이 점막 층에만 국한되는 점이 크론병과 다른 점이다. 오래되면 대장이 마치 연관처럼 뻣뻣해지고 점막은 거의 탈락된 상태가 된다. 또 오래 경과하면서 점막이 탈락되지 않고 남아 있던 부분은 주위의 점막이 재생됨에 따라서 과도한 재생을 해서 마치 무수한 폴립모양을 취하게 되는데 이런 것을 가성폴립이라고 한다.

이런 가성폴립이 때로는 국수 다발 모양을 할 수도 있다. 대장의 협착이 생기기도 하지만 이것은 크론병에서 더 문제가 된다. 궤양성 대장염은 점막에만 염증이 생기는 병이므로 궤양성 대장염에서 협착이 발생되면 우선적으로 암을 생각해야 한다. 천공도 잘 생기지 않으며, 독성 거대결장의 경우에 천공이 잘 생긴다. 이 독성 거대결장은 급성이거나 전격성인 심한 궤양성 대장염 환자의 대장 운동이 갑자기 마비되면서 크게 확장되는 현상을 말한다. 일반적으로 방사선 사진상에서 결장의 지름이 8cm 이상이 되면 이 병을 의심하여야 하며 스테로이드, 항생제 등을 사용하여서 강력하게 치료하여도 72시간 이내에 증상이 호전되지 않으면 터질 수 있으므로 조기에 수술을 하여야 하는 무서운 합병증이다.

일단 20~30대의 젊은 연령에서 이 병에 걸리게 되면 악화와 관해를 되풀이하면서 일생을 지속하며 17년 이상 오래 앓게 되면 매년 0.5%씩 누적 발생률을 가지고 대장암이 잘 생긴다는 사실이 중요하다. 20년을 경과시는 대장암 누적 발생률이 5~10%, 30년이 되면 12~20%로 추정된다. 암도 전체 대장을 침범한 장염에서 훨씬 잘 생기며 직장만 침범된 경우에는 오래되어도 암의 발생률은 그다지 높아지지 않는다. 따라서 오래 또 광범위한 대장염을 앓는 환자는 1년에 한 번씩 대장 내시경 검사를 반드시 하여서 암의 발생 유무를 관찰해야 한다.

또 이 병의 합병증으로서 무릎이나 발목에 관절통이나 관절염이 올 수 있고 피부에는 홍반성 결절이 잘 생긴다. 이 홍반성 결절은 피부에 붉은 반점이 생기면서 누르면 매우 아픈 멍울이 주로 정강이 앞 부분에 잘 생긴다. 이 병 외에도 폐결핵과 같은 만성 염증성 질환에서 잘 생긴다. 괴사성 피부화농이라고 하는 피부가 곪는 병이 생길 수도 있고 간에 경화성 담도염이라고 하는 담도가 여기저기 좁아지면서 굳어지는 병이 생길 수도 있다.

내시경으로 관찰하면 대장점막 전체가 발적이 심하며 크고 작은 궤양이 무수히 산재하며 점막을 조금만 건드려도 금방 문드러지며 출혈을 하는 것이 특징이다. 궤양과 궤양 사이에 정상 점막이 없는 것이 특징적이다. 조금 나아지면 코 같은 점액이 부착되고 궤양은 치유되지만 무수한 반흔이 보이며 점막의 혈관 투영상이 파괴되어서 불규칙하게 된다. 가성폴립을 볼 수도 있고 심하면 마치 기찻길 같은 긴 궤양을 볼 수도 있다.

그러나 이런 궤양성 대장염과 유사한 점막 변화는 세균성 장염에서도 나타날 수 있으므로 초진하는 환자는 아메바와 이질균의 검사가 반드시 필요하다. 조직 검사를 하여서 이 소견과 임상 증상과 종합하여서 진단을 내릴 수 있다.

궤양성 대장염은 비교적 약물치료에 잘 반응한다는 점이 매우 다행이다.

처음에 피가 많이 나오고 화장실에 자주 가게 되는 급성기에는
부신피질 호르몬제인 코르티코스테로이드를 관장하여서 직접 대
장에 넣거나 정맥주사하게 되며 급성도가 심하지 않으면 프레드
니솔론이라고 하는 부신피질 호르몬제를 경구투여하게 된다. 요
즘은 스테로이드제의 부작용을 줄이는 약으로서 부데소나이드가
개발되어서 널리 쓰이고 있다.

프레드니손, 프레드니솔론, 코르티손 등으로 알려진 부신피질
호르몬제는 원래 부신피질에서 나오는 우리 신체에 중요한 호르
몬을 대체하는 약제이다.

부신은 신장의 상부에 고깔모양의 삼각형으로 붙어 있는 작은
장기로서 그 겉을 피질이라고 하는데, 이 피질에서 나오는 호르몬
이 코르티코스테로이드로서 사람의 몸이 염증 등의 급격한 자극
에 반응을 할 때 그 염증을 줄여주는 중요한 역할을 하며 이것이
없으면 사람이 살 수 없는 중요한 호르몬이다. 이런 물질은 그 화
학적 구조에서 스테로이드라고 하는 구조를 가지고 있어서 흔히
스테로이드라고 하며 이 스테로이드가 포함되지 않은 아스피린,
부루펜 등의 소염 진통제들을 크게 비스테로이드성 소염제
(NSAID)라고 부른다. 부신 피질 호르몬제를 오래 사용하면 스테로
이드 장기 복용의 부작용이 큰 문제가 된다.

흔히 노인들이 약국에 가서 오이씨 같은 작은 관절염 약을 사서
오래 사용하면 입맛이 좋아지고 통증이 없어지며, 붓고 살이 찌
며, 당뇨가 생기고 피부가 약해지는 등 여러 가지 부작용이 생긴
다. 이런 것을 소위 약제성 쿠싱증후군이라고 하며 이것이 바로
이 약의 부작용이다.

심하면 비만이 되고 뱃살이 터지고, 피부가 약해져서 조금만 건드려도 피하출혈을 하며 얼굴이 달덩이 같아지며 시뻘겋게 붉어지고 여드름이 많이 생기는 것이 특징이다.

원래 부신 피질에 종양이 있어서 부신 피질 호르몬이 많이 나오면 똑같은 증상이 생기는 것을 볼 수 있다. 외부에서 부신 피질 호르몬을 너무 많이 오래 공급받아 생기는 약제성 쿠싱증후군의 경우에는 외부에서 호르몬을 투여하기 때문에 자기의 부신 피질에서 부신 피질 호르몬의 자체 공급이 없어지므로 갑자기 약을 끊으면 호르몬 부족으로 인해 기운이 없고 견디기가 어렵게 된다.

이 약은 지금도 거의 만병 통치약처럼 원인을 잘 모르는 병 또는 자가면역 질환에 널리 사용되고 있지만 심한 부작용 때문에 전문의의 처방이 필요한, 함부로 사용할 약이 아니다. 따라서 궤양성 장염에 있어서도 급성기에만 사용하며 가능한 한 빨리 끊어야 하고 일단 사용을 시작하였으면 끊을 때에 단계적으로 조금씩 양을 줄여가면서 장기간에 걸쳐서 끊어야 한다. 스테로이드 제제의 투여로서 급성기가 완화되면 곧바로 설파살라진이라고 하는 약을 경구투여하여 유지요법을 하게 된다. 이 약은 류머티스양 관절염에도 많이 사용되는 약이다.

이 약은 오래 사용하여도 부작용이 매우 적은 약이지만 원래 5-아미노살리실산과 설파피리딘이 연결된 구조를 가지고 있으며, 그 치료 효과를 내는 부분은 5-아미노살리실산이며 설파제가 붙어 있음으로써 대장으로 약이 전달되면 대장 내의 세균에 의하여 이 연결이 끊어지면서 효과가 있는 5-아미노살리실산이 유리되게 된다. 따라서 이 약에는 설파제가 포함되어 있으므로 설파제에 부작용이 있는 환자는 사용이 곤란하다.

임신중에 사용하여도 아기에게 전혀 부작용이 없는 것으로 알려져 있으나 남자의 정자 수를 감소시킨다는 보고는 있다. 5-아미노살리실산은 반드시 대장에서만 작용해야만 하는데 그대로 경구투여하면 소장에서 흡수되어 버리는 문제가 있었다. 이러한 문제점을 해결하기 위해서 연구끝에 새로운 5-아미노살리신산으로만 된 약제가 개발되어서 쓰이고 있다. 그러나 살라조피린보다 더 효과가 좋은 것은 아니며 설파제 부작용이 있는 환자, 소장에 병이 생기는 크론병과 소장을 침범한 궤양성 대장염에 사용이 가능하다.

이런 약들은 이 병이 완전히 관해 상태에 이르렀어도 지속적으로 유지요법을 시행하여야 하며, 약의 투여를 중지했을 때 다시 재발하는 경우가 많다.

궤양성 대장염은 대장에 생기는 병이므로 대장만 없어지면 나을 수도 있다.

궤양성 대장염은 일평생을 지속하면서 궤양과 혈변을 일으키며, 또 오래되면 암이 될 수도 있고, 오랫동안 부작용이 많은 스테로이드 같은 약을 써야 한다. 따라서 이런 점들 때문에 심한 고통이 따르면 이른 시기에 대장을 모두 절제해 버리는 수술을 하는 것도 유리하다.

도저히 걷잡을 수 없는 출혈이 있거나, 일주일 이상 스테로이드를 사용하여도 대변의 횟수와 혈변이 줄어들지 않거나, 기존의 약을 사용하여도 계속 재발되어 환자가 견디기 곤란한 경우, 암의 우려가 있거나 이미 암이 생긴 것이 발견된 경우에는 대장을 모두 제거하는 수술을 하게 된다.

　단, 이런 수술을 서두르지 못하는 것은 수술 자체의 위험이 있고 대장이 없을 때 대변을 보게 하기 위하여 영구 장루술을 시행하여 소장을 복벽에 연결함으로써 복부로 대변이 나오는 것이 문제가 있었기 때문이다. 그러나 회장 항문낭 문합술 —— 회장의 끝을 직장의 유사한 주머니로 만들어서 항문에 연결함으로써 변을 참았다가 가끔 배설시키는 보통 항문에 해당하는 기능을 만들어 주는 수술 —— 이 가능하게 되어서 대장 전 적출술이 많이 행하여지게 되었다.

크론병

　크론병은 크론이라는 사람이 처음 기재한 이래 이렇게 불리고 있다. 이 병은 위장관의 어디에든 침범할 수 있는 궤양성 질환으로서 소장에 가장 잘 침범하며 회장 말단부에서 가장 흔하게 시작한다.

　궤양성 장염의 한 가지 종류이며, 코르티코스테로이드 · 설파살라진의 약물 치료제 등 여러 가지 면에서 궤양성 대장염과 유사한 점도 있으나, 소장을 주로 침범하고 위장관의 전층을 모두 침범하며, 건너뛰는 병변이 있다는 점 등이 달라서 넓게 궤양성 장염의 양극에 궤양성 대장염과 크론병이 있으며 그 중간에 어느 쪽에도 정확하게 넣을 수 없는 미확정성 대장염이 있다고 여러 학자들이 믿고 있다.

　크론병은 궤양성 대장염과 마찬가지로 북미와 북유럽의 백인에게 많고 연간 발생률은 인구 10만 명당 1～6명이며 유병률은 인구 10만 명당 10～100명으로 궤양성 대장염보다는 약간 적다. 궤양성 대장염과 달리 이 병은 흡연자에게 많으며 15～25세의 젊은 층에서 호발한다.

이 질환은 우리 나라에서는 약 10년 전까지만 해도 거의 볼 수 없었으나 요즘은 급격히 증가되는 추세를 보여서 이제는 젊은 사람이 배가 아프고 단백질이 저하되어 있든가, 혈변이 있고 빈혈이 있으면 이 병을 먼저 고려하게 될 정도로 많아지고 있다. 이전에 유사한 질환은 모두 결핵성 장염이었으나 지금은 결핵성 장염보다는 크론병이 더 많은 것으로 추측된다. 일본에서도 결핵성 장염이 줄어들면서 크론병이 급격히 증가되기 시작하였다고 주장하는 학자가 있다. 우리 나라에서는 아직도 크론병은 궤양성 대장염보다는 적어서 궤양성 대장염의 약 30% 정도이다.

크론병의 원인은 궤양성 대장염과 마찬가지로 확실하지 않다. 그러나 마이코박테륨 파라투버클로시스 같은 세균 또는 허피스 바이러스 등 여러 가지의 감염과 관계가 깊다고 주장하는 학자들도 있다.

크론병은 임상적으로 복통과 묽은 변, 체중 감소를 주로 호소하며 혈변은 흔하지 않다. 궤양이 심하면 혈액 속의 단백질이 누출되어서 저알부민 혈증이 나타나기도 한다.

필자는 개인적으로 크론병의 진단이 가장 어렵게 느껴진다. 일반적으로 다른 위장병은 병력을 문진하고 진찰을 하면 대체로 어느 정도 감을 잡을 수 있으나 이 병만큼은 전혀 짐작이 곤란하고 소장촬영을 해야만 비로소 알 수 있기 때문이다. 요즘은 이 병의 발병이 늘어나면서부터 이 병에 대해 관심을 더 많이 가지고 복통이 있는 환자들을 대하고 있다.

이 병은 병리학적으로 소장, 특히 회장 말단부를 매우 잘 침범하며, 궤양성 대장염이 점막층에만 염증이 국한되는데 반하여 전층을 침범한다. 또 병변이 연결되어 있지 않고 건너뛰는 성질이 있는데 이 건너뛰는 현상을 스키프 병변이라고 하며 매우 중요한 특징으로 여긴다. 또 이런 건너뛰는 병변의 일종으로 항문을 잘 침범하여 항문이 찢어져서 보통 대변을 볼 때 통증이 있는 치열, 치루, 항문 주위 농양 등을 잘 형성하므로 항문에 늘 문제가 있고 배가 아픈 사람은 이 병을 한 번은 생각하여야 한다.

치루는 항문 주위에서 누공을 형성하는 것으로서 겉에 피부로 누공을 형성해서 배설물이 새어나올 수도 있고 직장과 직장 내부, 방광, 질 등으로 누공이 형성하면 겉으로 보아서는 모르는 경우도 있다. 이런 누공이 막히면 고름이 생기는 것이 항문 주위 농양이다.

이 병은 대장을 침범할 수 있지만 궤양성 대장염처럼 직장을 먼저 침범하지 않으며 역시 건너뛰는 병변을 형성한다.

대장 내시경으로 관찰하면 장 점막이 부어올라서 마치 조약돌길 모양으로 울퉁불퉁하며 그 사이사이에 긴 종주하는 불규칙한 모양의 궤양이 있다. 피곤하면 입 속에 5mm 크기 정도의 작은 궤양이 생겨서 매우 아픈 것을 경험하는데 이런 병변을 아프타라고 하며 크론병의 초기 병변으로서 이와 유사한 아프타 모양의 병변이 장점막에 나타날 수 있다. 이것을 아프타양병변이라고 한다.

크론병에서 생기는 궤양은 궤양성 대장염의 경우와는 다르게 매우 깊고 근육층을 헤집고 생기는 것 같다고 하여서 열창성 궤양이라고 하며, 이런 종류의 궤양은 누공을 매우 잘 만들며 피부에 누공을 만들어서 대변이 밖으로 나오거나 창자와 창자 사이를 안에서 연결하는 누공을 잘 만드는 특징이 있다. 내시경 검사시에 조직 검사를 하여서 전형적인 육아종이 관찰되면 진단이 가능하지만 이런 육아종이 보이는 경우는 20% 정도에 지나지 않으며 여러 가지 소견을 종합하여 진단하는 경우가 많다.

치료에 사용하는 약은 급성기에는 스테로이드제제와 5-아미노 살리실산, 메트로니다졸 같은 항생제 등을 사용하지만 항생제가 효과가 없으면 아자타이오프린, 6-머캅토프, 사이클로스포린 같은 면역억제제를 사용하기도 한다.

이 병은 협착, 천공, 누공 등의 합병증이 매우 잘 생기며 이런 합병증이 생기면 수술을 해야 한다. 궤양성 대장염은 대장만을 제거하면 되지만 크론병은 소장 전체를 자르는 수술은 불가능하고 침범된 부위를 포함하여 넓게 절제하는 방법을 사용하는데, 병변이 여러 곳에 있거나 여러 번 재발을 해서 수술을 되풀이하다 보면 소장이 짧아져 단소 소장 증후군이 생겨서 생명에 영향을 미치게 된다. 크론병도 오래되면 암이 생기지만 궤양성 대장염보다는 그 발병률이 훨씬 낮다.

만성 질환 중에서 이 크론병만큼 환자에게 고통을 주고 낫지 않는 병도 흔하지 않고 또 일단 걸리면 일평생 동안 지속되기 때문에 현재는 환자들을 중심으로 모임이 결성되어 환자들 서로가 격려하고 돕고 있다.

참고) 환자 동호회 가입 문의 : 전화 02-3010-3901

서울중앙병원 소화기 내과 양석균 교수

베체트 장염

터키의 베체트라는 의사가 처음 기술한 병이어서 이런 이름으로 불리고 있다. 이 베체트 장염은 서양인에 비하여 우리 나라 사람에게 많은 것이 특징이다. 베체트 병은 원래 자주 재발하는 구강이나 외음부 궤양과 함께 눈에 포도막염을 일으키며, 피부에 발진을 일으키고, 심혈관 및 중추신경도 침범하는 병으로서 아직도 그 원인이 밝혀지지 않은 전신 병의 하나이다. 이 병이 장을 침범하면 크론병과 구분이 어려운 병변을 형성하며 치료법도 없어서 크론병에 준하여 치료를 하게 된다. 병변을 합병증 때문에 수술로써 절제하면 그 절제하고 이은 봉합 부위에 재발을 잘 하는 것이 특징의 하나이다. 주로 회맹부가 제일 많이 침범되지만 위장관의 어느 곳도 침범할 수 있어서 식도의 병변도 볼 수 있다. 조직 검사로도 진단이 안 되고 여러 가지 임상 증상을 종합하여 진단해야 하며, 이 점은 크론병과 매우 유사하다.

기타 장염

 **허혈성 대장염**

문자 그대로 혈액의 관류가 부족해서 대장의 점막이 괴사되고 궤양이 생기며 천공, 협착을 일으키는 병이다.

복부 내에 있는 모든 동맥은 서로 잘 연결되어 2중 3중으로 우회로가 만들어져 있기 때문에 어느 곳의 동맥이 서서히 막히면 우회로에서 혈액을 공급받게 되므로 허혈이 생기는 경우가 적다. 그러나 고령에 동맥경화가 심하면 거의 모든 혈관이 동맥경화증으로 인하여 나빠져 있기 때문에 우회로 형성이 쉽지 않아서 허혈이 생기기 쉬우며, 특히 대동맥이 막혔을 때 증상이 생기므로 갑자기 허혈성 장염이 나타나게 된다.

심장 내에 혈전이 생겨서 이것이 동맥을 따라서 이동하여 복부의 동맥을 갑자기 폐색하면 그 동맥이 관류하는 부위의 창자가 괴사되므로 이런 현상이 발견되면 수 시간 이내에 동맥을 막고 있는 혈전을 수술해야만 창자를 살릴 수 있다.

실제로 혈관이 막히지 않았어도 심한 출혈, 심부전증 등으로 충격이 오래 지속되어서 혈액의 흐름이 나쁘면 뇌와 심장에 우선적으로 혈액을 공급하고 창자의 혈액공급은 차단되어서 이 상태가 오래가면 혈관이 막히지 않았어도 허혈성 장염이 나타나게 된다.

원래 모든 창자는 점막층의 세포가 소멸하고 재생하는 세포회전이 가장 빨라서 혈액을 가장 많이 필요로 하며 혈액 공급이 부족하면 우선적으로 점막층이 손상을 받게 된다.

허혈성 장염은 동맥경화가 심한 고령자에게 흔한 병이며 장염이 생기기 전에는 허혈에 의한 복통이 있어도 거의 진단이 불가능하다. 허혈성 장 궤사가 생기기 전 단계에서 식사를 하고 나면 창자가 혈액을 많이 필요로 하게 되어서 상대적으로 혈액공급이 부족하면 통증이 생긴다. 이것을 장 안기나라고 하지만 증상을 보아서 진단을 짐작만 하는 경우가 많다. 허혈성 장염은 갑작스러운 심한 복통과 더불어 혈변이 나타나고 대체로 내시경 검사로 진단이 가능하며 대장 협착 등의 후유증을 남기기 쉽다. 내시경적으로 가끔 위막이 나타나서 위막성 장염과 구분이 어려울 때가 있고 크론병, 궤양성 대장염과도 구분이 어려우나 고령에서 갑자기 발병한다는 점이 매우 중요하다. 대장 방사선 촬영을 해보면 대장의 점막하의 출혈, 부종 등으로 인하여 대장이 마치 엄지손가락으로 누른 것 같은 음영을 보이게 된다. 이런 허혈성 대장염은 혈액 공급이 나빠지기 쉬운 비만곡부에 호발한다. 비만곡부는 상부 장간막 동맥과 하부 장간막 동맥이 관류하는 부위가 서로 이행되는 부위로서 상대적으로 혈류의 흐름이 약한 곳이다.

치료로서는 어떻게 하든지 환자의 상태를 좋게 하여서 창자가 다시 살아날 때를 기다리는 것밖에는 방법이 없다. 천공이 생기거나 출혈이 너무 심하면 수술하여 절제하는 수밖에 없다.

결핵성 장염

흔히 결핵이라고 하면 폐병이라고 해서 폐결핵만을 생각하기 쉽지만 결핵균이 신체에 어디를 침범하는가에 따라서 우리 몸의 어느 곳에든지 결핵이 생길 수 있다. 위장관에서는 식도, 위, 소장, 대장, 복막 등 어디에든지 생길 수 있지만 위나 식도에는 흔하지 않고 소장과 대장이 만나는 회맹부에서 가장 잘 발생되며 임상증상이 궤양성 대장염이나 크론병 등과 구분이 안 되며 내시경 검사로 조직 검사를 하여서 건락성 괴사나 랑게르한스 거대세포 같은 특징적인 결핵 병변 또는 결핵균의 존재를 발견하여야 한다. 장결핵은 반드시 폐결핵이 있는 환자가 아닌 경우가 더 많으며 기혼 여성의 경우 나팔관과 같은 골반 결핵에서 질병이 파급되는 경우도 있으며 혈액을 통하여 균이 이곳에 정착할 수 있다.

회맹부를 침범하는 장결핵은 대장과 회장 말단부를 동시에 침범하는 경우가 흔하며 이곳에 궤양을 형성하고 점막이 비후가 되며, 때로는 천공을 일으키기도 한다. 복통, 설사, 미열, 체중 감소가 있으며 오른쪽 아랫배에 압통과 염증성 종괴를 만질 수 있는 경우도 있다. 대장 내시경 검사를 하면 크론병의 종행하는 궤양과는 다르게 횡행하는 궤양을 보이는 경우가 많고, 조직 검사로 결핵의 전형적인 건락성 괴사를 보거나 결핵에 특징적인 랑게르한스 거대세포를 포함하는 육아종을 보면 쉽게 진단이 가능하다. 그렇지 못하면 결핵균을 염색해 보아야 한다.

장결핵의 치료는 근본적으로 세균감염이므로 결핵균을 없애는 약을 쓰면 낫게 된다. 최근에는 약효가 뛰어난 약들이 개발되어 항결핵제로서 아이나, 리팜피신, 피라진아마이드, 에탐부톨 등을 함께 사용하면 일주일 이내에 환자의 상태가 호전되는 현상을 볼 수 있고 약 2개월이 지나서 내시경 검사를 해보면 병변이 좋아지는 것을 관찰할 수 있다. 2개월 후에도 증상이 좋아지지 않고 내시경 소견이 좋아지지 않으면 장결핵이 아니거나 장결핵과 동시에 생기는 크론병 등을 생각해서 재검토를 해야 한다.

일반적으로 결핵 약을 12개월 사용하는 것으로 되어 있으나 최근에는 6~9개월만 사용해도 된다는 주장도 있다.

아메바성 대장염

이질아메바에 감염이 되어서 아메바성 이질이 생기는 것이다. 아메바는 원충 종류로서 자기의 몸을 마음대로 변형시켜서 움직이는 단세포 동물이며 이렇게 움직이는 것을 아메바운동이라고 한다. 생태계에는 여러 종류의 아메바가 있으며 이질아메바는 사람에게 병을 일으키는 기생충이다. 대장아메바는 사람의 몸에서 기생하지만 질병을 일으키지 않는다.

이질아메바는 대변에 있는 포자에 감염된 음식이나 물을 먹어서 생기며 만성 아메바성 장염과 급성 아메바성 장염이 있다. 만성 아메바성 장염은 궤양성 대장염과 매우 유사한 증상을 가지며 조직 검사시에 아메바의 원충을 발견함으로써 진단할 수 있다. 급성 아메바성 장염은 아메바성 이질로서 갑자기 복통, 설사, 발열, 하혈과 곱똥을 보며 이중후급이 있는 것이 특징이며 내시경 검사를 해보면 장점막에 크고 작은 궤양이 산재하며 궤양과 궤양 사이에는 정상 점막이 있는 것이 궤양성 대장염과 다르다. 조직 검사를 해서 아메바를 확인함으로써 확진할 수 있고, 따뜻한 상태의 설사변을 현미경으로 관찰해보면 움직이는 아메바를 볼 수 있다. 확진만 되면 치료는 테트라사이클린과 같은 항생제만 써도 급성 증상은 좋아지지만 아메바가 죽는 것이 아니므로 항생제 치료만으로는 재발하거나 만성화할 수 있으며 다이요도퀸과 같은 항아메바 치료제의 사용이 중요하다.

이질아메바는 요즘은 우리 나라에서 거의 볼 수 없고 최근에 환자를 보는 경우는 동남아시아 등 저개발국가의 여행과 관계가 있을 수 있다. 예전에는 이 아메바가 대장에만 있는 것이 아니라 장밖에도 병변을 일으켜서 간 농양을 많이 형성하였으며 뇌나 폐 등에도 염증을 일으키기도 하였다. 이런 장외 아메바증에는 클로로퀸이라는 약을 오래 사용하여야만 완치가 가능하다.

항생제 관련 장염

항생제를 오래 사용하는 사람에게 흔히 설사가 생겼다가 항생제를 끊으면 설사가 없어진다. 이것은 항생제성 설사로서 항생제가 장내 세균을 변화시키는 등 여러 가지 원인이 관계가 될 것이다. 항생제를 사용하는 사람에게 대장점막에 발적이나 궤양이 생기면 항생제성 장염이 된다. 때로는 항생제 사용 후 대장에 출혈성 장염이 생겨서 하혈을 하는 경우도 있다.

대장에는 여러 종류의 정상 장내 세균이 무수히 많이 기생하고 있으며 이런 세균은 아기가 태어나자마자 즉시 감염되며, 회맹변을 중심으로 하여서 상부에는 호기성 세균이, 회맹변 하부의 대장에는 주로 혐기성 세균이 살면서 인체와 잘 조화된 상태를 유지하고 있으며 실제로 사람에게 유익한 일을 많이 하고 있다. 항생제 관련 장염은 항생제에 의해 장내 세균의 항상성이 파괴되어서 나타나는 질병이다. 장내 세균은 장내에만 있어야 하는데 신체의 면역력이 약화되거나 쇠약해지면 장 밖으로 나와서 다른 곳에 질병을 일으킨다. 이런 예로서 복수가 있는 간경변증 환자에게 생기는 자발복막염, 신우염, 담낭염 등이 있으며 이 때의 세균은 대부분이 장내 세균의 일종인 대장균이 문제가 된다.

장내 세균은 신체에서 생기는 물질을 분해하며 외부에서 들어오는 약제를 분해하는 역할을 많이 한다. 대장 속의 세균은 궤양성 대장염에 사용하는 설파살라진과 같은 약을 분해해서 약리 작용이 나타나도록 하기도 하며, 장 세포에 영양을 공급하기도 하며 장 세포의 성장을 조절하기도 한다. 한편, 이런 장내 세균은 해로운 일도 하고 있는데 담즙 산을 분해하여 독성이 있는 담즙 산을 만들며 방귀 냄새인 유황기의 냄새를 만들고 방귀의 성분인 수소와 메탄도 만들어낸다. 그 밖에도 여러 가지 물질을 분해하며 이렇게 하여 생산되는 물질들의 어떤 것들은 장암 형성에 관계가 있다는 학설이 있다. 또 대장의 혐기성 세균이 소장에서 증식하게 되면 소장 내의 소화효소를 분해하여서 흡수장애증후를 일으키기도 한다.

항생제 관련 장염 중에 유명한 것으로 위막성 장염이 있다. 이것은 클린다마이신, 세팔로스포린, 암피실린, 박트림, 리팜피신 등 여러 가지가 있으며 거의 모든 항생제가 이 병을 일으킬 수 있다. 이 병은 항생제를 사용함으로서 장내의 정상세균의 하나인 클로스트리듐 다이피셀이라는 세균이 새로 증식을 해서 이 균이 만들어내는 독성에 의해서 장내에 코 같은 황백색의 위막이 덮이며 환자는 설사, 발열, 이급후중을 호소하게 된다.

이 병은 특이하게도 한 병원, 또는 한 병동에서 여러 명의 환자가 발생할 수 있는 전염성이 있다고 알려져 있는 병원성 전염병의 한 가지이다. 내시경으로 진단하여서 전형적인 위막을 보면 즉시 진단이 가능하고 세균의 독소를 증명할 수 있는 검사도 있으나 종합병원에서만 가능하다.

이 병의 치료에는 또다른 항생제인 메트로니다졸이나 방코마이신을 사용하게 되는데 이런 치료약제도 위막을 형성할 수 있다고 알려져 있다.

방사선 장염

감마선, 베타선, 엑스선 등 모든 방사선은 세포를 파괴하며 발암성이 있다. 감마선과 엑스선은 깊은 투과력이 있으나 베타선은 투과력이 얕은 것이 특징이다. 신체의 세포는 방사선에 견디는 정도가 모두 다르며 일반적으로 조혈세포, 점막세포, 생식세포, 암세포 등 증식이 매우 빠른 세포가 먼저 손상을 받으며 뇌세포는 비교적 잘 견딘다.

방사선 장염은 자궁암의 치료나 그 밖에 복강 내의 암종을 방사선으로 치료하였을 때 잘 생긴다. 폐암이나 식도암을 방사선 치료할 때에도 식도에 염증을 잘 일으킬 수 있다.

방사선 조사 후에 위장관의 증상은 수 시간 이내에 급성으로 나타날 수 있지만 대체로 12주 이내에 오심, 구토, 설사가 나타나며 기운이 없고 먹을 수 없게 된다. 이 때에는 점막의 부종, 궤양, 출혈이 생기고 점액성 분비물이 나타나게 된다. 이 때에는 병력만 제외하면 모든 양상이 궤양성 대장염과 매우 유사하다.

이 시기가 지나면 증상이 저절로 좋아지고 6개월 내지 수 년에 걸친 잠복기를 지나서 만성 방사선 장염 증상이 나타나며 이 때에는 회복이 불가능한 변화로서 조직 속의 혈관이 파괴되어 허혈이 생기고 조직이 섬유화되어 비후된다. 또 장의 기능이 소실되고 쓸모가 없어지게 되어 뻣뻣한 파이프처럼 되고 장폐색 증상을 가지거나 만성 출혈의 원인이 된다. 이 때 장 내시경 검사를 해보면 확장된 모세 혈관을 볼 수 있다. 코르티코스테로이드로 관장을 할 수도 있고 내시경을 이용하여 레이저광을 혈관에 쏘여 출혈을 줄일 수 있다.

대장 질환

대장은 맹장, 상행결장, 횡행결장, 하행결장, S상 결장, 직장, 항문관으로 구성되어 있으며 약 1.3m 정도의 길이를 갖고 있다. 맹장에는 충수가 부착되어 있다.

대장에서는 영양분을 모두 흡수하고 남은 찌꺼기에서 최종적으로 수분을 흡수하여 대변을 굳혀서 직장에 보관하였다가 하루에

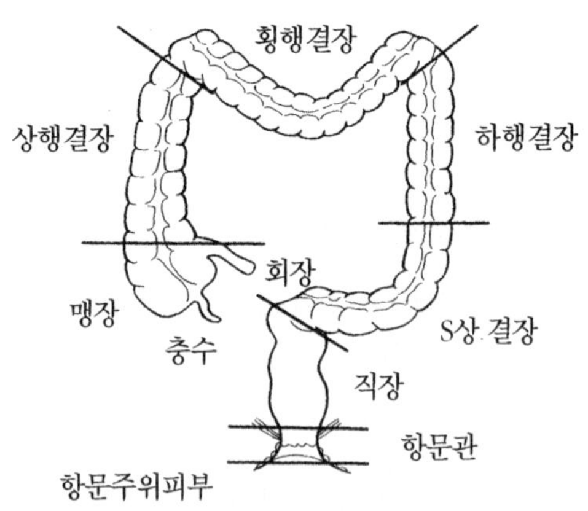

◀ 대장의 구분 ▶

한두 번 배변시에 체외로 내보내는 작용을 한다. 이 때에 대장으로 유입되는 수분의 양은 약 500cc 정도이며 수분이 모두 흡수되고 굳은 대변에는 약 50cc 정도의 수분만 남아 있게 된다. 대장에는 소장과는 다르게 공기가 차 있는데 이것은 주로 대장에 있는 세균이 장 내용물을 분해하여 만들어내는 수소, 메탄 등으로 구성되어 있다.

새와 같은 날짐승은 대변을 수시로 보아서 체중을 가볍게 하려고 하기 때문에 직장이 발달되어 있지 않다. 그러나 사람은 하루에 한두 번만 대변을 보게 되는데 이것은 직장에 대변을 모았다가 보기 때문이다. 직장의 이러한 작용 때문에 직장 내에 암종이 생기게 되면 이 암 덩어리를 대변으로 오인하게 되어서 자주 변의를 느끼게 되며 대개 직장암의 표면이 헐어 있으므로 변을 볼 때마다 피가 묻어 나오게 된다. 이런 것을 잘못 생각하면 장염으로 오인하기 쉽다. 또 궤양성 대장염이나 아메바성 직장염 등 직장에 염증이 있으면 점막이 예민해져서 직장에 내용물이 조금만 차 있어도 변의를 느끼게 되어 화장실을 들락거리게 되고 곱똥이나 혈변을 누게 된다. 이와 같이 자주 변의를 느끼고 변을 보게 되는 현상을 이급후중이라고 하며 설사와 함께 이런 증상이 있으면 직장에 병이 있는 것을 의미한다.

흔히 사람들이 맹장이라고 알고 있는 것은 사실은 충수이며 맹장은 대장의 처음 부분으로서 다른 곳에 비하여 팽대되어 있으며 이곳에 충수가 부착되어 있고 회맹변을 통하여 소장과 연결된다. 이곳의 내용물은 수양성이며 아래로 내려가면서 차츰 내용물의 수분이 흡수되어서 굳어지게 된다.

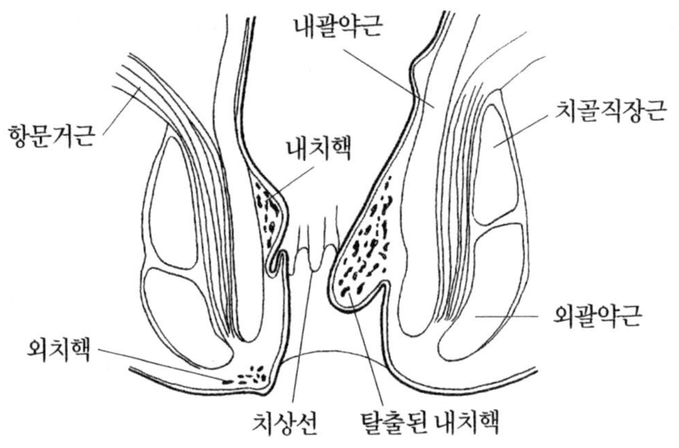

◀항문관 및 치핵▶

회맹변은 밸브 모양을 하고 있어서 대장의 물질이 소장으로 역류하는 것을 막는 역할을 하고 있다.

충수는 약 7cm 길이에 새끼손가락 굵기의 끝이 막혀 있는 튜브 모양의 장기로서 맹장에 달려 있으며 일반인들이 흔히 맹장염이라고 말하는 충수염을 일으키는 중요한 장기이다. 충수의 실제 기능은 거의 없어 사람에게는 퇴화된 기관으로 여겨진다. 소나 말과 같은 초식동물에서는 매우 길고 굵어서 소화에 중요한 역할을 하는 것으로 알려져 있다.

항문을 형성하고 있는 항문 괄약근으로 둘러 쌓여 있는 약 3cm 길이의 부분을 항문관이라고 한다. 이곳은 대변을 참을 수 있게 하고 평소에 대변이 밖으로 흘러나오지 않게 하는 중요한 역할을 한다.

이곳은 감각이 특이하게 발달되어 있어서 공기인 방귀와 물을 구분하여 공기인 방귀는 선택적으로 밖으로 내보내는 작용을 하고 있다. 어떤 이유로든지 항문관의 기능이 약하면 대변을 참지 못하고 지리게 되며 이런 현상은 노인에게 흔하다. 흔히 생기지는 않더라도 일단 발생되면 생활의 불편이 많고 정신적인 타격이 크게 된다.

과민 대장 증후군

과민 대장 증후군은 기질적인 병 없이 복통이나 복부 불쾌감과 더불어 배변 습관의 변화를 보이는 증상군이다. 기능성 소화불량이 위를 중심으로 한 상부 위장관의 기능성 질환을 말한다면 이 과민 대장은 기능성 하부 위장관 질환이라고 할 수 있다. 실제로 병원을 찾는 소화기 증상 환자들 중에서 기능성 소화불량 환자가 가장 많고 두 번째로 과민 대장 증후군 환자가 많다. 이 병은 기능성 질환이기 때문에 환자가 증상이 심해져서 사망하는 일은 없지만 사회가 복잡해지고 사람들이 많은 스트레스에 노출되면서 이런 환자가 늘고 있다.

과민 대장은 대장 운동의 이상과 대장의 지각 반응이 예민해져서 나타나는 질환으로 여겨지고 있지만 스트레스에 의한 대장의 반응으로 설명하는 것이 편하다.

우리 주위에서 신경을 쓰면 화장실을 자주 들락거리는 사람들을 흔히 본다. 눈만 뜨면 화장실을 몇 번이고 들락거리지만 밤에는

● 과민 대장 증후군의 매닝(Manning) 진단기준

1. 배변으로 완화되는 복통
2. 복통의 시작과 더불어 배변횟수가 늘어남
3. 복통의 시작과 더불어 대변이 더욱 묽어짐
4. 육안적인 복부팽창
5. 점액의 배출
6. 불완전한 배변감

● 과민 대장 증후군의 로마(Rome) 진단기준
(다음과 같은 증상이 최소한 3개월 동안 지속적이거나 반복적으로 있어야 함)

1. 복통이나 복부 불쾌감은
 • 배변에 의해 완화되거나,
 • 배변 횟수의 변화와 연관되거나,
 • 대변 굳기의 변화와 연관되어 나타나며,
2. 다음 증상 중 2개 이상, 최소한 배변 횟수의 1/4 이상 관찰되어야 함
 • 배변주기의 변화(하루 4회 이상 : 주당 3회 미만)
 • 대변굳기의 변화(덩어리/딱딱한 또는 묽은/수양성 변)
 • 배변의 변화(과도한 배변시 힘을 줌, 배변급박, 불완전 배출감)
 • 점액의 배출
 • 복부 팽창이나 복부 팽만감

화장실에 안 가고 잘 자며, 평소에는 설사를 자주 하고 배가 아프
다가도 여름에 휴가를 가면 언제 그랬느냐는 듯이 전혀 증상을 못
느끼는 사람들도 자주 본다.

사람이 많이 모인 데를 가거나 시험을 앞두고 공연히 화장실을
들락거리는 사람도 있다. 이런 현상은 일시적인 과민 대장 현상이
라고 할 수 있지만 과민 대장 증후군이라고 하려면 이런 증상들이
3개월 이상 또는 반복적으로 나타나야 한다.

과민 대장은 증상이 다양하기 때문에 다음과 같은 진단기준이

● 과민 대장 증후군의 감별 진단

변비 - 우세형 과민 대장 증후군	설사 - 우세형 과민 대장 증후군
대장게실성 질환	궤양성 대장염
대장 선암	크론병
산부인과적 질환	감염성 설사
자궁 종양	대사성 질환
자궁내막증	갑상선기능항진증
충수돌기염	아디슨병
소화성 궤양	졸린거-엘리슨 증후군
담낭염	유암종 증후군
대사성 질환	흡수 장애
당뇨병	유당 분해 효소 결핍증
갑상선기능저하증	

설정되어 있다. 하나는 매닝이라는 의사가 설정한 것이고 또 하나는 세계의 여러 학자들이 로마에 모여서 의논하여 결정한 것이다. 소화기를 전문으로 하는 의사들은 이 두 가지의 진단 기준을 사용하고 있다.

이 병은 기질적인 병이 아니므로 이 진단 기준에 맞더라도 일단 정밀한 검사를 하여서 기질적인 병이 없는지를 확인하는 절차가 중요하다. 표에서 보는 바와 같이 많은 질환을 감별한 후에 이런 기질적인 병이 없어야 비로소 과민 대장이라고 할 수 있다. 이 중에서 흔히 간과하기 쉬운 것이 우리 나라 사람에게 흔한 유당 분해 효소 결핍증이다. 이것은 유당을 먹고 난 후에 호기에서 나오는 수소를 측정함으로써 진단이 가능하다. 또한 과민 대장 환자는 점액 변은 많이 볼 수 있지만 피는 절대로 섞이면 안 된다. 피가 섞이면 기질적인 병을 생각하여야 한다.

과민 대장 증후군은 대체로 다음의 세 가지 증상 군으로 나누어 볼 수 있다.

첫째는 변비 설사 반복형이다. 며칠 주기를 두고 설사와 변비가 번갈아 나타나는 형태이다. 이 경우에는 치료제를 어느 증상에 맞추어야 하는지 어려운 때가 있다.

둘째는 경련장형이다. 변비 우세형이라고도 할 수 있다. 이 때에는 변이 토끼똥처럼 동글동글하거나 연필처럼 가늘고 대개 변비가 있으며 아랫배가 아프지만 대변을 보고 나면 통증이 없어진다. 대장의 경련이 있기 때문이며 때로는 점액이 섞이기도 한다. 이 때 절대로 점액에 피가 섞여서는 안 된다.

셋째는 무통성 설사형이다. 설사 우세형이라고도 할 수 있다. 이 경우는 배는 아프지 않지만 하루에 한두 번 대변을 볼 때마다 설사를 하는 경우를 말한다. 그러나 이런 증상이 오래되어도 체중 감소라든지 소화흡수가 안 되는 증상은 전혀 보이지 않고 생활을 할 수 있다.

이런 과민 대장 환자들에게는 대증적인 치료를 하게 되며 신경을 안정시키기 위한 약한 안정제나 항우울제가 효과가 있을 수 있다. 무엇보다도 중요한 것은 자세한 검사를 시행하여서 기질적인 질병이 없다는 것을 확인하고 안심시켜주는 것이 필요하며, 의사의 신뢰, 의사와 환자와의 원만한 관계가 중요하다. 증상과 관계 없는 가짜 약인 위약을 주어도 30~88%에서 반응을 하는 것은 이 때문이다. 또 본인이 어떤 식사가 나쁜 가를 경험하게 되는 경우가 많은데 이런 음식은 피하는 것이 유리하며 술과 담배를 삼가는 것이 매우 중요하다. 담배는 위장관의 운동의 부조를 일으켜서 증상을 초래한다. 술은 사람에 따라서 다른데 어떤 사람은 위스키가 나쁘고 어떤 사람은 맥주가 나쁘다고 한다.

대장 양성 종양

대장의 양성 종양도 위나 다른 위장관에서처럼 폴립모양으로 나타나는 과형성 폴립과 선종성 폴립이 있다. 또 장벽의 근육층에서 생기는 근종, 지방이 모여서 생기는 지방종 등 여러 종류의 점막하 종양도 있을 수 있다.

대장 양성 종양의 문제점은 소위 선종성 폴립-암 연결이라고 해서 대장암은 약간의 예외도 있지만 대부분이 처음에는 작은 선종성 폴립으로 시작해서 이것이 점점 커져서 암이 된다는 사실이다. 또 선종의 숫자가 증가될수록 대장암의 발생 위험률도 높아진다. 대장 선종을 내시경을 이용하여 완전히 제거했다고 하더라도 1/3 정도는 재발이 된다고 알려지고 있다.

따라서 조기에 이런 선종성 용종을 제거하면 대장암을 예방할 수 있다는 사실이 잘 알려져 있다.

대장 점막에서부터 생기는 양성 종양으로는 과형성 용종과 선종, 융모상 선종이 있으며 이들이 서로 섞여 있는 경우도 있다. 용종 중에서 커지면 암이 될 수 있는 것은 선종과 융모상 선종이며 특히 융모상 선종이 암이 될 가능성이 더 높다. 대장 선종의 크기가 1cm 이상이면 반드시 제거하는 것이 원칙이며 그보다 작은 것은 작열 조직 검사 방법으로 제거하는데 작열 조직 검사는 전기

소작을 하면서 조직 검사를 하는 방법을 말한다. 2cm 이상의 큰 용종에서는 조직 검사가 중요한 것이 아니라 용종 자체를 제거한 후에 다시 그 표본을 자세히 검사해서 암의 변화 유무를 확인하고 절단면에 암이 있는 것이 확인되면 장 절제 수술을 하도록 한다. 암으로 변화된 부위가 용종 전체에 있는 것이 아니고 용종의 일부에만 있을 수 있으므로 조직 검사로는 암이 있어도 암 부위가 채취가 안 될 위험이 있기 때문이다.

양성 용종이 무수히 많이 대장과 소장에 생기는 질환으로 포이츠제거스 증후군이라고 하는 가족성 용종 환자군이 있다. 이 용종 환자들은 입술에 검은 점이 있는 경우가 많고 소장 및 대장에 크고 작은 용종이 무수히 많이 생기는데 그 용종의 구조가 원래 있지 않아야 될 곳에 선천적인 유전적 소질에 의하여 잘못해서 생겼다는 의미로 과오종이라고 한다. 이것은 기본적으로는 양성 종양이지만 큰 용종에는 암이 잘 생긴다.

가끔 대장의 선종이 용종모양으로 융기되어 있지 않고 편평한 융기를 보이는 경우도 있고 그 변연이 마치 톱니모양을 보이는 경우도 있다. 이런 종양을 특히 측면 확장 종양이라고 하는데 이런 것들은 거의 조기 대장암인 경우가 많으므로 매우 중요하며 최근에 일본에서부터 시작하여 이제는 전 세계적으로 많이 발견되고 있다. 이런 종류의 종양은 이전까지 알려진 선종-대장암의 연결고리와는 무관하게 처음부터 암세포가 대장점막에서 직접 생기는 종류로 여겨지는 암이다.

치료는 대개 내시경을 사용하여 폴립을 절단하면 되지만 처음부터 편평한 모양인 경우에는 점막하에 생리식염수를 주사하여서 폴립모양으로 부풀린 후 올가미를 이용하여 잡은 후에 통전하여 절단하고 회수하게 된다. 이런 방법을 점막절제술이라고 한다. 종양이 매우 큰 것은 한 번에 절제가 안 되고 여러 번에 나누어서 절제를 하게 되고 이 경우에는 절제 후 폴립의 일부분이 남아 있지 않은지 철저히 검사를 해보아야 한다.

대장 악성 종양

우리 나라에서 대장암이 점점 늘고 있으며 서양처럼 대장암의 전성시대를 예고하고 있다.

이런 현상은 최근의 무증상인 성인의 대장내시경 검사의 결과에서 보면 성인의 약 6%에서 대장의 선종이 발견되고 있으며 여러 다른 병원에서도 이와 유사한 보고를 하고 있어서 선종이 대장암으로 변하는 것을 고려할 때에 얼마 안 되어서 우리 나라의 대장암 발병률도 선진국 수준으로 많아질 것이 예상된다.

이런 선종은 대장암에 선행하여 5~10년 먼저 나타나므로 이론적으로 이야기한다면 5~10년 후에는 우리 나라에도 대장암이 무수히 많아질 전망이다. 물론 이런 선종이 모두 암이 되는 것은 아니고 1cm 이상 커지면 암으로 발전할 가능성이 많아지지만 작은 선종이 이렇게 커지는 것은 실제로 매우 드물다.

미국을 비롯한 선진국에서는 남자는 폐암, 대장암순으로 여성은 유방암, 폐암순으로 나타났다. 우리 나라와 일본에서는 아직도 위암이 가장 많지만 차츰 줄어들고 있는 추세이다.

우리 나라에서 대장암이 느는 이유는 식생활이 서구화되면서 고지방, 저섬유의 식사를 하기 때문이다. 특히 동물성 지방의 섭취와 연관이 많다. 오메가 3-지방산이라고 하는 복합 불포화 어유 지방산과 올리브 기름의 지방산 등 식물성기름은 관계가 없는 것으로 알려지고 있다.

섬유소를 많이 섭취하면 변비를 없애고 대장게실의 발생을 억제하며 특히 대장암의 발생을 줄여주는 것으로 알려지고 있어서 건강을 위해서는 섬유소의 충분한 섭취가 매우 중요하다.

대장암은 약 25%의 환자에게서 가족력이 있다. 이런 가족력이 있는 군에서 생기는 대장암은 두 가지 종류가 있다. 하나는 가족성 대장 폴립증이라고 해서 어떤 가족에서는 대장에 수십, 수백 개의 크고 작은 선종성 폴립이 잘 생기는데 이런 가족에서는 어릴 적에 대장을 절제하여 제거하지 않으면 대부분 대장암이 생겨서 젊은 나이에 사망하게 된다. 다른 하나는 대장암이 유전적으로 잘 걸리는 집안이 있는데 이런 것을 유전적 비용종성 대장암 증후군이라고 하며 특히 이런 환자군에서 최근에 대장암에 대한 유전자 연구가 많이 되면서 이 병이 잘 알려지고 있다.

염증성 장 질환에서도 대장암이 잘 생긴다. 특히 궤양성 대장염이 오래되면 암이 잘 발생하며 병력이 7년 이상 되면 매년 정기적으로 내시경 검사를 시행하여 언뜻 보기에 암이 없어 보이는 장소라고 하더라도 일정한 간격을 두고 조직 검사를 해서 암으로 변할 수 있는 이형 세포를 찾도록 노력해야 한다.

크론병은 궤양성 대장암과 같지는 않지만 역시 대장암이 잘 생긴다. 이런 질병이 있을 때에 생기는 대장암은 위암과 마찬가지로 융기형, 함몰형 등 여러 가지 형태를 취할 수 있다.

대장암의 임상 증상은 암이 어느 곳에 생겼는가에 따라서 다르며 그 진행정도에 따라서도 다르다. 흔히 암은 아프다고 생각하면 큰 잘못이다. 암이 점막에만 국한되어 있으면 전혀 통증이 없다. 예를 들면, 흑색종이라고 하는 피부의 검은 점에서 생기며 매우 빠른 진행을 보이는 암이 대장점막에 무수히 많은 종양의 전이를 보이는 경우에도 전혀 통증이 없는 것을 볼 수 있다. 암에서 통증이 생기려면 암이 장벽으로 침윤해서 벽에 있는 감각신경을 자극하거나, 창자가 좁아지거나, 늘어나거나 하는 변화가 있어야 한다. 조기 대장암이나 선종인 경우에는 증상이 없는 경우가 대부분이며 이 때 증상이 생긴다면 혹시 융기성 종양이 선도 병변이 되어 장 중첩을 일으켜서 통증을 일으킬 수 있다. 대장암이 커지면 내강을 좁게 만들어서 장폐색의 증상을 일으킬 수 있으며 암의 표면이 헐어서 급성 출혈이나 만성 출혈로 인하여 빈혈이 초래될 수 있다.

맹장의 암을 포함한 우측 대장의 암은 이곳에서 큰 덩어리를 형성하지만 장벽을 깊이 침범하거나 주위에 침윤이 되기 전에는 아무 증상이 없고 때로 맹장 부분이 장내로 말려들어가는 장중첩이 생기면 아랫배에 통증이 생겼다가 풀리면 없어지곤 한다.

의사가 정밀한 진찰을 하면 밤알 정도의 크기에서는 겉에서 만져지는 경우가 있지만 아주 크기 전에는 여간해서 종괴를 만지기는 어렵다. 이 맹장 부위의 암은 커져도 그곳의 내용물이 묽기 때문에 폐색 증상을 초래하는 경우는 드물고, 암 종괴의 표면이 헐어서 만성 출혈을 일으켜 빈혈을 일으키는 경우가 많다. 이곳에서 맹장이라고 하는 곳은 충수를 말하는 것이 아니라 소장과 대장이 연결되는 부위의 대장의 처음 부분을 말하며, 이곳이 대장에서 가장 넓은 곳이고 이곳의 내용물은 수양성이다. 노인에게 원인을 모르는 빈혈이 있으면 반드시 맹장의 암이 아닌가를 한 번은 의심해봐야 한다.

하행 결장 및 S상 결장암은 장폐색 증상을 잘 일으키는 특징이 있다. 이곳은 장 내용물이 여기까지 오면서 이미 수분이 많이 흡수되어 굳어져 있을 뿐만 아니라 이곳의 암은 장벽을 침윤하여 내강을 좁게 하는 성질이 흔하기 때문이다. 따라서 이 쪽에 암이 생기면 배변 습관의 변화가 생기는 것이 제일 중요한 증상이다. 즉 전에 없던 변비가 나타나기 시작하고 변이 가늘어지며 가끔 피가 보일 수도 있고, 어떤 때는 변비와 함께 아랫배가 아프며 변비약을 먹거나 해서 많은 변을 보고 나면 시원해지고 또 얼마가 지나면 불편해지는 것을 되풀이하게 된다. 따라서 중년 이후에 원인 모르는 변비가 생기고 그 증세가 점점 심해지면 그냥 지나쳐서는 안 된다.

실제로 필자는 암으로 인해서 변비가 심해 큰 병원의 응급실을 갔는데 응급실에 근무하는 의사가 단순한 변비로 생각하고 관장만 해주어서 병을 키웠던 환자의 예도 경험한 바가 있다.

직장의 암은 큰 종괴를 만들며 내강을 침범하지만 직장이 막히는 경우는 드물고 이곳의 종괴를 신체는 대변으로 오인하기 때문에 자주 화장실에 가서 변을 보려고 하지만 대변은 나오지 않고 항상 배가 무지근하며 변을 볼 때마다 피가 보이는 것이 특징이다. 이런 증상을 보고 의사들은 장염이라고 경솔한 진단을 내리기가 쉬우며 실제로 그런 일이 많이 일어나고 있다.

대장암의 감별진단은 대장에서 피가 나오고 배변 습관이 변하는 모든 대장 질환이 감별진단의 대상이 된다. 단, 가족성 대장암이 있는 환자가 아니면 젊은 사람에게 대장암이 생기는 것은 드물고 대체로 50세 이후의 나이에서 잘 걸린다. 특히 감별이 필요한 질환으로는 대장에 생기는 방선상균이라고 하는 세균이 대장 주위에 염증을 일으키면 방사선학적으로 대장암과 구분이 어려운 소견을 나타낼 수 있으며 특히 임신이 안 되도록 자궁에 인공물을 넣어 둔 경우에 이곳에서부터 방선상균에 의한 염증이 잘 파급될 수 있다. 단, 이 병은 확진되면 페니실린으로 치료가 가능하다. 또 감별이 특별히 어려운 병으로 직장에 생기는 단독 궤양이 있다. 직장의 단독 궤양은 반드시 단독은 아니지만 대개 한 개가 생기며, 아직까지 그 원인을 모르지만 변비와 관계가 있을 것으로 생각된다. 이 병변은 손가락으로 만져 보아도 암처럼 딱딱하게 느껴지고 내시경 검사로도 육안상으로는 구분이 어려울 때가 있다.

우측 대장에서 때로는 아메바성 종괴가 생겨도 암으로 오인될 수 있다.

대장암의 예후 인자는 다음과 같다.

암이 있을 때, 수술을 하면 완치가 될 것인지 또는 얼마를 살 수 있는지 하는 것들을 예측하는 것을 예후라고 한다. 모든 종류의 위장관 암에 있어서 예후와 관계되는 인자는 여러 가지가 있지만 병기가 가장 중요하다. 즉 소위 이 암이 몇 기가 되었느냐고 하는 것이다.

병기를 결정하는 요소는 종양이 장벽에 침범한 정도(T : tumor),

주위 림프절에 침윤 여부(N : node), 전이(M : metastasis)이다. 이 세 가지를 모아서 TNM 병기 분류라는 것을 만들어서 세계적으로 공통으로 쓰고 있고 이것이 예후를 가장 잘 대변한다.

대장암에 있어서는 이렇게 하여서 대개 네 개의 기로 나눈다.

I기는 조기 암으로서 암이 대체로 점막이나 점막하층에 국한된 경우이며, 내시경 치료나 수술로서 완쾌가 가능한 단계이다.

II기는 병이 대장의 전 층에 침윤은 되어 있으나 대장 밖의 림프절에는 전이가 없어서 수술을 하면 완쾌를 바라볼 수 있는 단계이다.

III기는 주위 림프조직에는 퍼져 있으나 원격 전이가 없어서 수술을 해볼 수 있는 단계이다.

IV기는 간이나 복막 등에 원격 전이가 있어서 수술로서 모두 제거하기는 처음부터 어렵고 항암제를 사용해 보아야 하는 단계이다. 단, 창자가 막히거나 구멍이 생기면 당장 생명이 위험하므로 병기에 관계 없이 수술이 필요하다. TNM 분류에서는 어느 종류의 암에서든지 대체로 이와 같다. III기에서 수술을 받았거나, IV기에서 항암제를 사용하고 있는 경우에 이 환자가 얼마나 살 수 있느냐고 의사에게 캐묻는 사람들을 많이 본다. 그러나 이 기부터는 아무도 얼마나 살 수 있는지는 알 수가 없고 단지 경과를 보는 수밖에 없다. 다만 분명한 것은 의사들은 할 수 있는 한 치료할 수 있는 방법을 모두 동원해서 치료를 해보는 것뿐이며 그 이상의 사람의 삶과 죽음은 모를 수밖에 없다는 것이다.

대장암의 진단은 병변이 의심되는 환자에게 대장 내시경 검사를 시행하여 암 종괴를 발견하고 조직 검사를 해서 암을 확진한다.

그러나 대장 내시경 검사는 우선 검사 자체의 기술이 어렵기 때문에 경험이 많은 소화기 전문 의사가 해야 한다. 대장 내시경 검사는 병변을 보는 것보다도 회장 말단부까지 도달하도록 내시경을 넣는 기술의 숙련이 필요하다. 또 이 검사는 전 처치로 대장 속을 완전히 씻어내야 하므로 피이지(PEG)라고 하는 액을 10분 간격으로 한 컵씩 총 2~4L를 마셔서 대변 없이 맹물이 나올 때까지 세척을 하는 것이 힘이 든다. 그러나 이 액은 장내에서 전연 흡수가 안 되며 수분의 흡수를 방해하는 작용이 없으므로 몸에는 해가 없다는 장점이 있다. 또는 인산나트륨액 90cc를 반으로 나누어서 검사 전날과 검사 당일 아침에 마시게 하는 방법도 있다. 그러나 이 방법은 양이 적어서 마시기 편한 장점은 있으나 몸에 있는 수분의 흡수를 방해하므로 탈수되기 쉬워서 고령자, 심부전증 및 신장질환 환자에게는 사용하기에 부적당하다.

대장 내시경 검사는 아무리 잘하는 사람이라고 하더라도 약 5%에서는 대장 전체에 도달이 안 되는 경우가 있으며, 이 검사법을 익히는 초심자는 한두 번은 대장을 천공시키는 사고를 경험한다. 만약 천공이 되어도 즉시 발견하면 이미 전 처치가 되어 있는 상태이므로 곧바로 개복수술을 하여서 꿰매면 별 문제는 없다.

대장 내시경 검사는 통증이 있는 경우가 많으므로 안정제와 데메롤과 같은 진통제를 미리 주사하고 시행하는 것이 보통이다. 수면 내시경도 가능하다.

대장 내시경 검사가 이처럼 하기가 어렵기 때문에 보통 선별검사의 경우에는 S상 결장경 검사를 시행한다. 이것은 항문에서 60cm까지만 관찰하는 것으로서 이곳에 대장암의 2/3가 생기기 때문에 이 검사를 시행한다. 검사는 준비 과정이 비교적 간편하고 고통이 심하지 않은 것이 장점이지만 대장 전체를 볼 수 없다는 단점이 있다.

병원에 가면 흔히 소화기 전문의사들이 손에 장갑을 끼고 손가락을 항문에 넣어 진찰을 하는 것을 경험하였을 것이다. 이것을 직장수지검사라고 하며 손가락길이에 해당하는 약 8cm까지의 장소의 종괴를 만질 수 있고 또 대변을 볼 때처럼 아래로 힘을 주게 하면 대장이 아래로 내려와서 약 12cm까지도 촉진이 가능하다, 이 검사로 암을 만질 수 있을 뿐만 아니라 남자는 전립선을 촉진하여 볼 수 있으며 여성은 자궁경부를 만질 수 있고 골반 내에 통증이 있는 장소를 촉진할 수 있어서 때로는 골반에 있는 충수염과 같은 다른 질병의 진단에도 유용한 검사이다.

대장 방사선 검사는 대장을 비운 후에 조영제로서 바륨을 관장한 후에 방사선 사진을 촬영하는 방법이다. 이 방법은 내시경보다 덜 불편하므로 많이 이용되지만 조직 검사를 할 수가 없고 작은 병변을 놓치는 경우가 많다는 단점이 있으며, 또 질병이 의심되면 다시 대장 내시경 검사를 해야만 한다.

혈액 검사로서는 빈혈 검사가 있으며 시이에이(CEA) 검사는 수치가 올라가면 대장암 수술 후에 재발 여부를 짐작하게 하는 혈액 검사로서 쓰이며 처음 진단에는 별 가치가 없으나 이 수치가 많이 상승하면 대장암, 폐암 등 신체의 어느 곳에 선암이 있을 가능성을 시사하는 검사이다.

대장암의 치료는 광범위한 절제밖에 없다. 단, 병변이 항문에서 최소한 4cm는 떨어져 있어야만 수술시에 항문을 남길 수 있다. 병변이 항문에서 이 이상 가깝게 있으면 항문을 제거하고 영구적인 인공항문을 만들어야 한다. 만일 대장암이 간이나 폐에 전이된 경우라고 하더라도 1~2개가 있고 수술이 가능하면 전이암도 수술을 하는 것이 위암과 다른 좋은 점이다. 수술 후에 전이가 많이 되었으면 항암제를 사용하며 직장암의 경우에는 방사선 치료도 시행할 수 있다.

대장암의 예방을 보면 다음과 같다.

일반적으로 암의 예방은 요즘은 1차 예방과 2차 예방이라는 말을 많이 사용한다.

1차 예방은 생활 습관의 변화 등으로 근본적으로 암에 걸리지 않게 하는 노력을 말하며, 2차 예방은 증상이 없는 사람에게 미리 정기적으로 선별 검사를 함으로써 조기 암 시기에 발견을 하여서 치료를 할 수 있게 하는 것을 말한다.

● 미국 암 연구소(NCI : National Cancer Institute)의 생활개선 방안

① 하루 전체 섭취 열량 중 지방질 섭취에 의한 열량을 30% 이하로 줄일 것
② 하루 섬유소 섭취량을 30g까지 높일 것
③ 여러 가지 야채와 과일을 매일 섭취할 것
④ 비만을 피할 것
⑤ 음주는 적당히 할 것
⑥ 하루에 적어도 800mg 이상의 칼슘을 섭취할 것
⑦ 흡연을 삼갈 것

이런 생활 지침은 비단 대장암에만 적용된다고 하기보다는 건강을 위해서 지켜야 될 요소로 생각된다. 엔세이드를 장기간 복용하

는 사람에게 대장의 폴립이 적게 생기고 암이 덜 생긴다는 보고가 있으며, 심장병 환자가 사용하듯 소량의 아스피린이나 설린닥을 매일 복용하면 어느 정도 대장암의 예방이 가능할 것으로 믿고 있으며 앞으로 이에 대한 최종적인 연구 결과가 나올 것이다.

2차 예방은 전암 단계인 선종성 폴립 또는 조기 암을 증상이 없는 사람에게서 선별검사를 함으로써 미리 발견하는 것을 말한다. 이런 선별검사는 대장암이 많은 나라에서 필요하지만 우리 나라에서도 이런 선별검사는 할 수 있으면 하는 것이 좋으며 이를 위해서는 종합검진 센터를 이용하는 것이 바람직하다

미국의 지침을 보면 50세 이상의 보통 위험 군이라고 하는 일반인에 대해서는

① 매년 한 번씩 대변의 잠혈 반응검사를 하며 5년마다 한 번씩 S상 결장경 검사를 시행하거나,
② 5~10년마다 한 번씩 대장 방사선 검사 및 S상 결장경 검사,
③ 또는 5~10년마다 한 번씩 대장경 검사를 추천하고 있다.

가족성 대장암의 소질이 있는 사람은 매년 대장경 검사를 받아야 하고 20세부터 시작하여야 한다.

가족성 선종성 폴립증의 집안이 아니고 가족성 비용종성 대장암 증후군의 발생 집안이라고 하는 것은 혈통이 같은 가족 내에서 적어도 대장암에 걸린 3명이 두 세대에 걸쳐서 있어야 하고, 이 중에 한 명은 다른 두 명의 직계가족이어야 하며, 적어도 한 명은 50세 이전에 암이 발생하여야 한다. 이렇게 가족적으로 발생하는 암은

대체로 젊은 나이에 대장암이 생기고 대장의 우측에 암이 생기는 경우가 많다.

직계 가족 중에 한 명이라도 대장암 환자가 있는 사람들은 위에 언급한 비용종성 대장암 증후군 가족이 아니더라도 다른 사람들보다는 반드시 자주 검사할 것을 권하고 싶다.

대장 게실증

게실이라고 하는 것은 장벽이 밖으로 돌출하여 마치 꽈리처럼 튀어나와서 주머니를 형성하는 것을 말한다. 게실은 식도에서부터 시작하여 위, 소장, 대장의 어디든지 생길 수 있으며 대부분의 경우에는 증상이 없으나 대장의 경우에는 가장 많이 생기기도 하고 또 천공이나 출혈 등 문제를 일으키는 경우가 많다.

대장 게실은 전형적인 섬유소 결핍증의 하나이다. 원래 대장 게실은 서양인에게 많은 병으로 서양인은 S상 결장부위에 많다. 그러나 우리 나라, 일본 등 동양인은 우측 결장에 많은 병이다. 식생활이 서구화되면서 S상 결장 게실이 우리 나라에서도 증가하고 있는 것이 사실이다.

대장 게실은 대장 벽의 혈관이 벽을 뚫고 지나가는 틈바구니를 통하여 장점막이 일탈하는 것으로서 게실 벽이 점막층으로만 구성되어 있는 가성 게실이며 이 점이 게실 벽이 장의 전층으로 구성된 진성 게실과 다른 점이다. 대장 게실은 장의 운동이 항진되어 내부 압력이 강해져서 생기는 후천적인 질환으로서 게실 자체의 증상은 없고 있다면 장의 운동이상에 의한 과민 대장의 증상이 많다.

단, 게실은 미세하게 터지면 주위에 염증을 일으켜서 고름주머니를 형성하고 이것을 게실염이라고 하며, 특히 S상 결장 게실염은 '좌측 충수염'이라는 별명이 있으며 좌측에 있다는 점을 제외하면 충수염과 유사하다. 게실은 구조상 혈관이 주위에 있으므로 출혈을 일으키기 쉬우며, 특히 우측 게실에서 출혈이 흔하다. 출혈이나 천공 등이 일어나면 수술을 하는 수밖에 없다.

게실을 예방하려면 섬유질이 많은 음식을 섭취하는 습관을 가지는 것이 중요하다.

충수염

충수염은 일평생 동안 15명 중에 한 명이 걸릴 정도로 흔한 병이며, 급성 복증의 가장 중요한 질환이다. 급성 복증은 갑자기 복통을 일으켜서 응급수술을 해야 하는 병을 말한다. 충수염은 갓난아이에서부터 고령자까지 모두 걸릴 수 있으나 청소년기에 가장 많은 질환이다. 어린이는 증상을 정확하게 호소하지 못하고, 노인은 증상이 전형적으로 나타나지 않아서 터지는 경우가 많다. 충수가 터지는 경우에는 약 1%의 사망률이 있으며, 고령자의 경우 15%의 사망률이 있다.

충수염의 증상은 복통이 가장 중요하며 이 증상이 제일 처음 나타난다. 복통은 전기 복통과 후기 복통으로 나눌 수 있다. 전기 복통은 배꼽 주위 상복부에서 느껴지며 환자들이 처음에는 "꼭 체한 것 같다"고 말한다.

통증과 함께 꽉 막힌 증상이 설사라도 하고 나면 좋아질 것 같아서 변비약을 사서 복용하기도 한다. 이 통증이 5~6시간 지나면 차츰 오른쪽 아랫배에서 통증이 느껴지며 이곳을 누르면 아프게 된다. 이것은 후기 통증이다.

전기 통증은 충수 입구가 대변석이나 림프선 종대로 막혀서 나타나는 내장통이다. 이런 전기 통증 시기에는 충수염을 전혀 짐작할 수 없으며 오른쪽 아랫배로 통증이 옮겨가는지 경과를 관찰해야 한다. 따라서 평소에 건강하던 청소년이 갑자기 체한 것처럼 배가 아프면 반드시 5~6시간 이후에 다시 관찰을 해야 한다.

후기 통증은 복막통이다. 충수염의 후기 복통은 충수염의 염증이 복막에 닿거나 복막에 파급되었을 때 비로소 생기게 된다. 이 통증 부위가 바로 압통이 있는 장소이며 이 압통점이 없으면 충수염이 아니라고 할 정도로 반드시 있게 마련이지만 충수가 놓여 있는 장소에 따라서 압통점이 다르다. 예를 들면, 맹장의 뒷부분에 놓여 있으면 후굴 충수염 또는 맹장 후부 충수염이라고 해서 복부 앞에서는 압통점을 느낄 수 없고 옆구리에서 느낄 수가 있으며, 충수가 골반에 놓여 있으면 항문에 손가락을 넣어서 만져보아야 압통점을 느낄 수 있다. 이런 점이 충수염의 진단을 어렵게 하는 점이다.

다음으로 중요한 증상은 갑자기 입맛이 떨어져서 음식을 먹을 수 없게 되는 식욕상실이 나타나는 점이다. 배가 아픈데도 불구하고 여전히 입맛이 있고 먹고 싶은 생각이 들면 충수염은 아니다.

배가 아프기 전에 입맛이 먼저 없어지는 것도 충수염일 가능성이 적다.

그 다음으로 미열이 나타난다. 처음부터 38°C 이상의 고열이 있으면 충수염은 아니며 대체로 37.5°C 정도의 미열이 나타나고 일부러 재보아야 느낄 수 있을 정도이다. 그러나 열이 없는 경우는 거의 없다.

병원에 가면 우선 피검사를 하는데 이것은 혈액 속의 백혈구의 숫자를 보는 것이며 백혈구가 10,000mm³ 이상으로 증가한다. 그러나 이것은 염증의 정도와 비례하기 때문에 처음에는 백혈구의 증가가 나타나지 않으며 시간이 흐를수록 숫자가 증가하는 것이 중요하다. 구토는 날 수 있지만 심하지 않으며 설사보다는 변비가 흔하다. 때로는 방광염처럼 소변이 자주 마려울 수도 있고 고환이 아플 수도 있다.

충수염의 증상은 순서대로 발전하는 것이 특징이다. 처음에 전기 통증이 일어나고 입맛이 떨어지며 열이 나기 시작하면서 오른쪽 아랫배의 후기 통증이 발생된다. 통증이 시작되기 전에 고열이 있거나, 심한 설사를 하거나, 입맛이 먼저 떨어지거나 하면 충수염의 가능성이 적어진다.

충수염의 진단은 임상 증상이 가장 중요하다. 시간을 들여서 여러 검사를 하면 확진율은 높아지지만 상대적으로 충수가 터질 확률이 높아진다. 그러므로 충수염이 강력하게 의심되면 곧바로 수술을 하는 것이 원칙이며, 어느 병원에서든지 충수염의 확진율이 85% 이상을 넘지 않는 것은 바로 이 때문이다.

충수염을 비교적 정확하게 진단하는 데에는 복부 초음파 검사가 매우 좋으며 95% 정도의 정확성을 가진다고 하지만 경험이 많은 의사가 검사를 하여야 한다. 충수염이 터진 의심이 있으면 복부 CT 검사가 유용하다.

충수염의 진단이 어려운 또 한 가지 사항은 이 장기가 오른쪽 하복부에 있다는 것이 다른 병과 감별이 어려운 점이다. 충수염은 급성 복증을 일으키는 거의 모든 병과 감별을 해야 하지만 중요한 몇 가지를 예로 들면, 젊은 여성에게 있는 배란통, 나팔관염, 자궁외 임신, 요관 결석 등 비뇨기 질환, 어린이의 감기 등에서 나타나는 복부 림프선염이 매우 유사하다. 어린이 복부 림프선염의 경우에는 감기 같은 증상이 선행하거나 처음부터 열이 있는 점 등이 다르다. 배란통은 젊은 여성의 생리주기의 한가운데에서 나타나며 처음에는 오른쪽 아랫배에 심한 통증이 있다가 시간이 지나면서 차츰 가라앉는 것이 다르다.

충수가 터진 경우에는 혈중 백혈구수가 $15,000/\text{mm}^3$ 이상 상승하고 고열이 나며 터진 직후에는 잠시 통증이 가라앉는 듯하다가 다시 더 심해지며 압통 부위가 훨씬 넓어지게 된다. 노인은 통증이 뚜렷하지 않고 백혈구 증가도 확실하지 않은 등 반응이 잘 안 나타나기 때문에 터져서 발견되는 경우가 흔하다.

궤양성 대장염

대변에 피가 섞여 나온다고 호소하는 사람들이 많다. 혈변의 가장 흔한 이유는 치질이다. 가끔 대변을 볼 때 피가 휴지에 묻거나 선혈이 뚝뚝 떨어지며 전혀 통증이 없으면 거의 대부분이 치질이라고 할 수 있다.

하지만 장년기 이후 피고름 같은 것이 변에 섞어 나오며 대변을 수없이 자주 보고 이런 증상이 점점 심해진다면 직장암일 수도 있다.

치질도 아니고 직장암도 아닌데 대변에 피가 섞이는 경우는 궤양성 대장염으로 의심해볼 수 있다. 원래 서양인에게 많은 궤양성대장염은 최근 우리나라 사람에게도 점점 늘어나는 추세인데 젊어서 이 병이 생기면 재발이 잦아 악화와 호전을 거듭하며 평생 고생하게 된다.

약을 쓰면 급성기를 완화시킬 수 있고 재발을 억제할 수 있지만 완치는 불가능한 병이다.

아직까지 발병원인을 모르는 궤양성대장염은 10년 이상 경과하면 대장암으로 진행된다는 점에서 특히 주의가 필요한 병이다.

따라서 일단 궤양성대장염으로 진단받으면 대장내시경검사와 조직검사 등 대장암에 대한 정기적 검진이 필요하다.

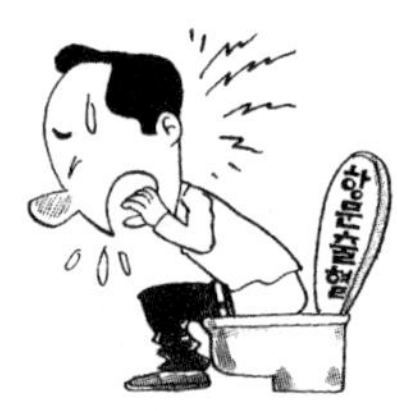

만성적 고질병… 대장암 정기검사 필요

궤양성대장염은 대장 점막에 궤양이 생겨 피가 나오는 질병이지만 점막 자체가 염증 때문에 푸석푸석하게 돼 딱딱한 대변이 지나가기만 해도 점막이 탈락, 궤양이 생기게 되는 것이다.

우리나라 사람은 다행히 항문 근처의 직장에 궤양성대장염이 많이 발생하고 대장 전체에 퍼지는 경우는 드문 편이다. 항문 근처에 궤양이 있으면 경구약보다는 좌약을 많이 사용하며 효과도 좋은 편이다.

궤양성대장염이 몹시 심해져 출혈이 심하면 대장기능이 마비된다. 이 경우엔 대장 전체를 잘라내고 인공 항문을 달아주는 수술을 시행하기도 한다.

궤양성대장염은 만성적 고질임에 틀림없지만 관리만 세심히 한다면 큰 불편 없이 지낼 수 있는 병이기도 하다.

－민영일(서울중앙병원 내과과장)

〈1994. 9. 27.〉

8 항문 질환

사람은 입으로 먹으면 반드시 항문으로 배설을 해야 한다. 따라서 항문은 입과 동일하게 중요하지만 사람들은 입은 화장도 하고 양치질도 하며 항상 청결하게 하려고 애를 쓰면서 실제로 똑같이 중요한 항문은 불결한 곳으로 여겨오고 무시하는 경향이 있는 것이 사실이다. 항문도 매일 화장은 안 하더라도 청결하게 유지하려고 노력해야 한다. 입에 대하여는 치과라고 하는 과(科) 내지 치과대학까지 있지만 항문에 대하여는 그런 시설은 없고 단지 항문을 전문으로 하는 일반외과 의사가 새로 출현하고 있으며 내과에도 항문 내지 변비를 전문으로 치료하는 의사가 나타나고 있다.

항문은 약 3cm의 항문관과 그 항문관을 싸고 있는 내 항문 괄약근과 외 항문 괄약근으로 구성되어 있다. 보통 때에는 내 항문 괄약근이 항문을 적당히 조이고 있는데 그 일의 60%를 담당하고 있으며 외 항문 괄약근과 치핵이 나머지의 조임 역할을 하고 있다. 내 항문 괄약근은 창자의 근육과 마찬가지로 마음대로 조절되지 않는 근육이며 대변이 마려울 때에는 이 근육은 이미 이완되어 버리며 외 항문 괄약근이 의식적으로 조여서 대변의 실금을 막는다. 항문의 감각은 매우 예민하여 그 부위를 자극하는 물질이 수분인지 공기인지를 구분할 수 있어서 방귀를 가려서 뀔 수 있다.

치핵

핵은 흔히 일반인들이 '치질'이라는 말을 많이 쓴다. 이 치핵 조직은 항문관의 끝에 있는 해면체 모양의 혈관 덩어리로서 항문의 일종의 쿠션 역할을 해서 물이 새어나가지 않게 하는 작용을 하고 있다. 따라서 누구든지 치핵 조직은 가지고 있으나 이것이 커지거나 염증이 생겨서 말썽이 되면 비로소 치핵이라는 병이 되는 것이다.

치핵 조직은 항문관 내부에 있는 내 치핵 조직과 항문 밖에서 보이는 외 치핵 조직으로 이루어져 있다. 이 치핵 조직이 연속되는 배변활동으로 말미암아 충혈이 되어서 계속적으로 늘어나고 커져서 늘어지게 되면 외부로 삐져나오기도 하며 이런 병적인 상태가 된 것이 치핵이다. 치핵이 잘 생기는 원인으로는 복압이 많이 증가되었을 때인데 예를 들면, 임신 또는 간경변증으로 인한 복수가 있거나, 복부 종양 등이 있어서 복압이 증가되었을 때이다.

기어다니는 동물은 치핵이 없는 것으로 보아서 직립하여 걷는 사람이 오랫동안 앉아서 일을 하든지 하는 직업과도 관계가 있다고 한다.

내 치핵의 주 증상은 출혈이다. 이 출혈은 통증이 없으며 배변시에 선혈이 묻어 나오거나 휴지에 끈적끈적하게 묻으며 변을 보고 나면 멎는다. 치핵이 밖으로 돌출되어도 처음에는 손으로 밀어 넣으면 들어가지만 심해지면 항상 밖에 노출되어 있게 된다.

치핵이 항문관에 놓여 있게 되면 대변을 보고 나도 잔변감이 남게 되고 불편하다.

한편 외 치핵은 치핵 내에서 피가 굳는 혈전을 일으켜서 통증이 있으며 이것이 만성이 되면 항문 외부에 피부덩어리로 남게 된다. 혈전이 발생했을 때 빨리 병원에 오면 수술을 할 수 있지만 오래된 것은 우선 온수 좌욕과 섬유질 등 대변 완화제를 투여하여서 치료하는 것이 원칙이다.

치핵의 치료는 항문을 전문으로 하는 외과의사가 해야 한다. 치핵의 치료 방법에는 고무 결찰술, 부식제 주입술, 절제술 등 정도에 따라서 여러 가지가 있다. 다른 질환과 달리 혈관 덩어리이기 때문에 재발을 잘하는 경우가 많다.

가끔 집집마다 돌아다니거나 동네를 찾아다니는 돌팔이에게 적당히 중요한 항문을 내맡겨서 치료를 잘못하여 항문이 좁아지거나, 괄약근이 약해져서 항상 기저귀를 차고 다녀야 하는 사람들을 본다. 항문이 얼마나 중요한 장소인지를 몰랐던 무식의 소치이다.

치루

항문 내부와 항문 밖 피부 사이에 누공이 생기는 것을 치루라고 한다. 증상으로는 이 외부 누공을 통하여 분비물이 배출되어서 내의가 젖기도 하고 누공 주위가 약간 튀어 올라와서 가렵기도 하다. 때로 이 누공 속이 막히면 항문 주위염을 일으켜서 수술을 하여야 한다. 이런 치루가 생기는 원인을 잘 모르고 있으나 때로는 결핵과 크론병이 그 원인이 될 수 있는 것으로 추측하고 있다. 젊은 사람에게서 치루가 생겨서 재발이 잘되면 혹시 크론병이 아닌지 의심해 보아야 한다.

외부로 나타나는 치루가 아니고 내부에서 창자와 창자 사이에 연결이나, 방광 또는 질과도 연결이 있을 수 있으며 이런 것도 넓은 의미의 치루에 해당한다.

치루는 물론 수술을 해서 치루 자체를 제거하거나 치루가 얕으면 절개를 해서 항문과 통하게 하는 수술을 하는데 어느 것이든지 간단하지 않다.

이유는 항문에는 항문 괄약근이라는 중요한 기관이 있으며 이 괄약근을 손상시키면 대변 실금이 나타나기 때문이다.

수술 중에서 어떤 것을 제거해 버리는 것이 가장 쉽고 기능을 만들어 내는 것이 가장 어렵다. 특히 괄약근을 다루는 것은 어느 장소에서든지 매우 조심을 해야 한다.

항문 소양증

한 마디로 항문 주위가 가려운 것을 말한다. 이곳이 가려우면 긁게 되어서 위생적으로도 나쁘며 남 보기에도 추하고 심하면 정신적으로 큰 부담을 줄 수 있는 병이다.

항문 소양증이 오래된 사람은 항문 주위를 오랫동안 긁었기 때문에 피부가 변하여서 비후되며 회백색으로 변색이 되므로 보기만 해도 금방 알 수 있다.

다양한 감염증, 피부 질환, 항문 질환 및 전신 질환이 항문 소양증을 일으킬 수 있다. 전신이 가려운 경우에 물론 항문이 가려울 수 있는데 이런 경우의 원인으로는 폐쇄성 황달, 당뇨병, 백혈병, 아스피린 등의 약물 부작용이 있을 수 있다.

항문 주위의 피부가 원래 예민하기 때문에 대변에 조금이라도 자극적인 것이 있으면 항문 가려움증이 생긴다.

어떤 음식이라고 단정지어 말할 수는 없지만 초콜릿, 맥주, 홍차 등이 모두 항문자극의 원인이 될 수 있다. 어린이에게 요충이 있으면 이 기생충이 밤중에 항문 밖으로 나와서 산란을 하므로 항문에 자극을 주어서 잠을 이루지 못하고 신경질적인 성격이 될 수 있다.

치료는 항문을 말리는 것이 중요하며 항상 청결하게 하고 원인이 되는 것이 무엇인지를 알아보는 것이 중요하다.

대변 실금

대변 실금은 자기도 모르게 대변이 나오거나 조금만 힘을 주면 대변을 싸거나 하는 경우를 말한다. 이것은 아무것도 아닌 것 같지만 노인들의 일상 생활에 큰 불편을 가져오며 심하면 항상 기저귀를 차고 다녀야 하기 때문에 일상 생활을 영위할 수가 없게 되어 급기야는 정신적인 타격으로 우울증이 되기 쉽다.

대변 실금의 원인은 다양하며 항문 괄약근이 약해서 생기는 경우는 대개 수술로 괄약근을 잘라서 생기는데 이런 때에는 수술로서 치료가 가능하다. 그러나 치루나 치질 수술 후에 괄약근이 약해진 경우에는 수술로서도 교정이 잘 안 된다. 공피증이 있거나, 뇌졸중·다발성 경화증 같은 전신 질환, 치매 같은 정신 질환이 있어도 대변 실금이 나타난다.

지속적으로 설사를 계속하여 항문 괄약근이 이완된 경우에도 실금이 나타날 수 있으며 직장 내에 돌덩어리처럼 굳은 변이 차 있으면 직장으로부터 점액 분비가 증가되고 내 괄약근이 이완되어서 점액변 실금이 나타날 수 있다.

항문 괄약근이 약해서 변을 참지 못하는 사람은 직장에 대변이 고여 있어서 미처 수분을 모두 흡수할 시간적 여유가 없으므로 항상 암죽 같은 대변을 보게 된다. 이것은 사실은 우리가 말하는 설사가 아니며 항문 괄약근이 약해서 생기는 현상이다.

항문에 손가락을 넣어 보면 항문을 오므리는 힘이 매우 약한 것을 느낄 수 있다.

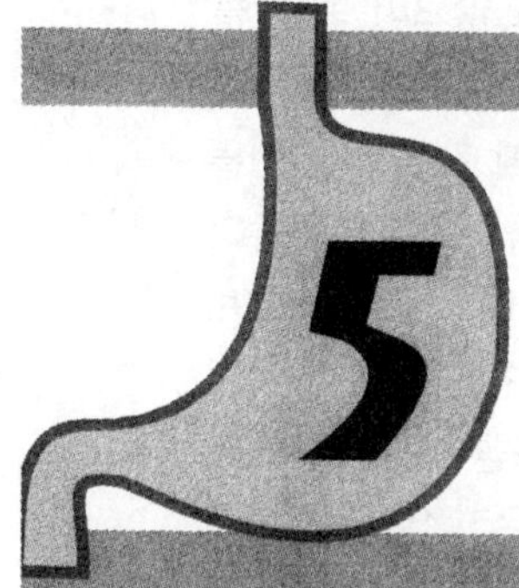

5 식사 습관 질환

　　병적인 식사 습관 질환은 젊은 여성에게 비교적 많으며 최근 들어 그 수가 점점 늘어나고 있다.

　　그러나 이 병에 대한 일반인들의 인식이 부족하고, 본인들이 나쁜 습관을 몰래 하고 있으며, 또 부모들도 대수롭지 않게 여겨서 조기에 치료를 하지 못하여 문제가 되는 경우가 많다.

　　이 기회에 이런 병에 대한 주의를 환기시킨다. ♣

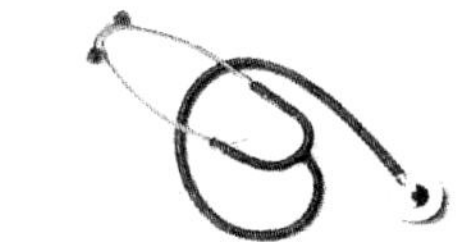

병적인 식사 습관 질환

신경성 식욕부진

신경성 식욕부진은 단순히 신경이 예민해서 식욕이 없어져 못 먹는 병이라는 정도의 간단한 질병이 아니다. 15~19세 사이의 젊은 여성에게 흔하며 음식을 못 먹어서 사망할 수도 있는 매우 중요한 병이다.

식사를 거부한다고 해서 거식증이라고 표현하는 글을 본 적도 있다. 우리 나라의 여고생, 여대생, 여성 직장인 중에서도 그 수가 상당히 많은 것으로 알려지고 있고 최근에 점점 증가하고 있다.

환자가 처음에는 내과로 찾아오지만 정신과에서 치료받게 되는 병이다.

요즘 젊은 여성 중에서 뚱뚱하지 않아도 날씬한 체격을 유지하고 싶어서 일부러 다이어트를 하는 사람들이 많으며, 실제로 뚱뚱해서 다이어트를 하는 사람들도 많다. 이런 사람들이 체중이 정상이 되었는데에도 불구하고 계속적으로 심하게 식사요법을 하다보면 신경성 식욕부진에 걸리게 된다. 또 입학시험, 결혼, 청소년 시기의 갈등 등이 신경성 식욕부진을 일으키는 직접적인 원인이 되기도 한다.

미국에서는 젊은 여성의 10만 명당 15명 정도가 이 병에 걸리는 것으로 알려져 있으며 남자도 있기는 하지만 매우 드물다. 20%의 사망률이 보고되고 있다.

이 병은 계속적으로 체중을 줄이려고 노력하며, 비정상적으로 저체중을 유지하게 되며 피골이 상접하게 마르게 된다. 때로는 폭식을 하는 경우도 있을 수 있으나 근본적으로는 먹기를 꺼리며 폭식 후에는 반드시 토하거나 해서 다시 배설을 해버리는 것이 특징이다. 이로 인하여 여성 호르몬의 부조가 나타나서 생리가 없어지고, 남성에 대한 호기심을 잃게 된다. 정신적으로 항상 비만해지는 것을 겁내서 먹는 것을 꺼리게 되고, 자신이 마른 것에 대하여 무관심하게 된다. 다만, 다른 경우의 영양 부족과 다른 점은 유방과 여성체모는 그대로 유지된다는 사실이다.

신경성 식욕부진의 진단기준을 열거하면 다음과 같다.

- 나이와 키를 비교할 때 정상 체중보다 15% 이상 저체중으로 줄여서 유지한다.
- 저체중인데도 체중이 늘거나 비만이 되는 것을 매우 걱정한다.
- 자기의 몸매를 이상으로 느껴 말랐는데도 살이 쪘다거나 어떤 부위가 비만하다고 주장한다.
- 여성의 경우 적어도 연속 3회 이상 생리가 없다.

주위에서 이런 사람을 보면 반드시 병원에 가서 진찰을 받도록 해야 하며, 정신과 의사의 치료를 받아야 한다. 이 병이 심해지면 돌이킬 수 없는 상태가 되어서 영양 부족에 의한 합병증으로 젊은 나이에 사망할 수 있다.

거식증

거식증은 한마디로 말하면 병적으로 폭식을 하는 것을 말한다. 이런 거식증 환자들이 비만할 것 같지만 그렇지는 않고 대부분환자들이 정상체중을 유지하고 있다. 대개 1주일에 몇 차례 폭식을 하며 한 번 먹기 시작하면 약 2시간 정도 지속하며 이때에는 먹기 쉬운 아이스크림 · 빵류 · 과자 등을 먹으며 이렇게 먹고 나서는 남모르게 토해 버리거나, 설사약을 먹거나 이뇨제를 사용하는 경우가 흔하다.

우울증이 심하여 자살을 기도하는 사람도 있고, 어떤 때는 식품점에서 무의식적으로 음식을 훔치기도 한다.

문제는 이런 사람들이 남모르게 폭식을 하고 있기 때문에 외부에 노출이 안 되고 부모들조차도 대수롭지 않게 생각하는 것이다.

위가 몹시 늘어나서 제기능을 못 하는 경우도 있고 터지는 경우도 있다.

이런 사람은 귀밑에 있는 침샘이 볼거리처럼 부어 있을 수 있으나 그 이유는 아직 잘 모른다.

우리 나라의 경우 젊은 여성이 한 번에 자장면 다섯 그릇을 먹는 경우도 있다고 한다.

신경성 식욕부진과 거식증은 서로 복합되어서 나타나기 때문에 어느 범주에 넣기 어려운 때도 많다.

거식증의 진단 기준을 보면 다음과 같다.

- 폭식 현상(짧고 일정한 시간 안에 지나치게 많은 음식을 먹는 것)이 반복된다.
- 폭식 동안에는 포만감이 없고 먹기를 멈출 수 없다.
- 거식증 환자들은 체중을 유지하기 위하여 정기적으로 구토를 유도하며, 변비 치료제를 먹고, 이뇨제를 사용하며 심한 운동을 한다.
- 평균적으로 1주일에 2회 이상 폭식을 하며 이것이 3개월 이상 지속된다.
- 자기의 모습과 체중에 대하여 필요 이상으로 신경을 쓴다.

식사 자체에 의한 질환

식사 자체에 의한 질환으로는 자연 식품 내에 존재하는 독성과 관계되는 것들이 있다.

독버섯을 먹어서 생기는 것들과 복어 중독이 대표적이라고 할 수 있다. 또 정상인에는 아무 일이 없으나 히스타민이 많이 포함된 치즈, 세로토닌이 많이 포함되어 있는 바나나 같은 것을 먹는 경우에 입맛이 달라지고 입술이 부르트며, 얼굴이 붉어지고 숨이 차며, 복통과 설사가 있을 수 있고 심하면 혈압이 떨어지는 부작용을 일으킬 수 있다.

음식의 조리과정에서 음식에 세균이 들어가서 증식하여 질병을 일으킬 수도 있고, 이미 세균이 독소를 내서 중독을 일으키는 경우도 있다.

흔히 식중독이라고 할 때에는 이런 종류가 가장 많다.

다음에 중요한 것 몇 가지에 대하여 설명을 하고자 한다.

식중독

일반 사람들이 식중독을 흔히 음식물 알레르기와 혼동하여 사용하고 있어서 이 항목에서 다루기로 한다.

원래 식중독은 세균에 감염된 식품이나 그 세균의 독소를 섭취하여서 질병이 발생되는 것을 말한다. 따라서 식중독은 음식을 같이 먹은 여러 사람에서 동시에 발생하는 특징이 많고 재발되는 경우는 거의 없다. 단, 음식물 알레르기는 어떤 개인이 같은 종류의 음식을 먹으면 항상 똑같은 증상이 생기므로 알 수가 있다.

 **포도상 구균 독소에 의한 식중독**

가장 흔한 식중독이다. 자연계에 흔한 포도상 구균이 감염되어서 낸 독소가 흡수되어서 나타나는 식중독이다. 음식을 먹은 후 제일 빨리 나타나는 식중독으로서 2~6시간 안에 나타나며 갑자기 심한 오심, 구토, 설사, 복통이 생기며 대개 24시간 이내에 자연적으로 멎는다.

포도상 구균 독소는 무색 무미이므로 알아볼 수가 없고 음식을 조리하여 냉장 보관하지 않고 실온에 방치할 때에 얼마나 오래 방치하였는가에 따라서 가능성이 높아진다. 따라서 상가나 잔칫집에서 여름에 대량으로 음식을 마련할 때에 생기기 쉽다. 이 균에 감염된 식품은 전혀 맛의 변화가 없고 쉰 냄새가 나지 않는다는 점에 유의하여야 한다.

일부러 세균 검사를 해보지 않아도 여러 사람에게서 동시에 발병하고 경과를 보면 알 수 있다.

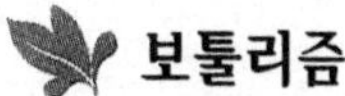 보툴리즘

클로스트리듐 보툴리눔이라고 하는 혐기성 세균이 강력한 신경 독을 내는데 이 세균이 감염되어 독소를 내서 생긴다. 최근에는 보기 어렵지만 개인 집에서 캔으로 만들어서 파는 음식에서 생길 수 있다. 이 독소가 몸에 들어오면 12~36시간 안에 발병하며 처음에는 복통·오심·구토·설사 등의 위장 증상이 있지만 곧 신경마비가 와서 눈을 뜰 수 없고 물건이 둘로 보이며, 말을 하기 어렵게 되고 음식을 삼킬 수 없게 되며, 의식은 있지만 근육마비가 생기고 호흡마비가 온다. 사망률은 약 15% 정도이다.

이 독소는 식도의 아칼라지아의 치료에 이용되고 있으며 피부의 주름살을 펴는 데에도 이용된다.

세균감염 자체에 의한 식중독

콜레라감염, 비브리오 파라헤모리쿠스 감염이 유명하다. 이런 세균은 해수에서 사는 세균이므로 바다에서 나는 생선, 굴 등을 날로 먹어서 생기거나 마시는 물이나 음식에 오염되어서 생긴다. 콜레라는 사람들의 해외여행이 빈번해지면서 오염이 될 수 있다.

콜레라의 독소는 소장 세포의 변화는 없으면서 단지 수분의 재흡수 기능을 마비시키므로 설사가 난다. 이 때의 설사는 마치 쌀뜨물 같은 심한 물 설사를 하며 한 번에 한 대야씩 설사를 할 정도로 심해서 탈수로 사망한다. 미리 발견하여 수액요법을 시행하면 사망하는 일은 거의 없다.

비브리오 파라헤모리쿠스는 학교 등 집단 급식을 하는 경우에 생굴과 같은 음식물을 통해서 걸리기 쉬우므로 조심하여야 한다. 설사 및 복통을 일으키는 것이 특징이다.

세균이 직접 감염되어서 설사, 복통, 발열을 일으키는 병으로는 장티푸스, 파라티푸스가 유명하다. 증상은 장티푸스가 심하여 두통과 고열이 있는 것이 특징이며 설사는 거의 없다. 때로는 장출혈을 일으키기도 하며 복부에 장미진이라고 해서 약 3~5mm 정도의 붉고 둥근 약간 융기된 반점이 나타나는 경우가 있다. 파라티푸스는 설사만으로 끝나는 경우가 많다.

세균성 이질은 시겔라 플렉스네리균의 감염에 의하며 발열, 복통, 설사, 이급후중의 증상이 나타나고 나중에는 피 대변을 보게 되는 대장의 세균성 염증을 일으키는 병이다. 최근에 서울 지방에서 집단적으로 발생이 되어서 주목이 되고 있다.

세균성 이질과 비슷한 것으로 아메바성 이질이 있다. 이것은 동남아시아 등 우리보다도 위생시설이 나쁜 나라를 여행하는 경우에 걸릴 수 있다.

장출혈성 대장균 감염은 대장균(E.coli) O157:H7 종류로서 1982년 미국의 오하이오에서 오염된 햄버거가 원인이 되어서 출혈성 대장염을 일으키고 용혈에 의한 신부전증을 일으켜서 사망하는 것이 보고된 이후에 전 세계에 알려지게 되었다. 우리 나라도 미국산 쇠고기가 수입되고 있어 감염 가능성이 있으므로 주의하여야 한다.

복어중독은 지금은 흔하지 않지만 예전에는 많았던 중독이며 일본에서는 지금도 일 년에 약 30명 정도가 이 중독으로 사망한다고 한다. 이것은 복어의 피와 내장에 포함된 테트로도톡신이라고 하는 신경 독에 중독이 되어서 생기며 이 독소는 끓여도 없어지지 않는 특징이 있으므로 복어를 취급하는 사람은 복어 조리사 자격증이 있어야 한다.

이 독소를 먹으면 10~40분 만에 발병하며 처음에는 입 주위와 혀에 이상감각이 생기고, 진행하면 어지럽고 걸음걸이가 이상해지며 침을 많이 흘리고 복통·설사를 일으키며, 음식을 삼킬 수 없고 목소리를 낼 수 없으며, 경기를 하고 사지마비와 더불어 호흡마비가 와서 사망한다. 이 독소는 운동신경을 마비시키는 독소이므로 거의 사망 직전까지 의식이 뚜렷한 것이 특징이다. 눈의 동공이 처음에는 작아져 있다가 나중에는 커지며 저혈압, 부정맥이 생기기도 한다.

단, 병원에 와서 6시간만 넘기면 사망하는 경우는 거의 없다. 진단은 복어를 먹은 경력을 들으면 이내 알 수 있으며 대증요법으로서 좋아진다. 호흡마비가 일어나면 기계를 사용한 인공호흡이 필요하다.

버섯중독은 우리 나라의 자연독 식중독 중에서 가장 많이 발생하며 중요하다. 우리 나라에서 자생하는 버섯은 800여 가지이며 이 중에 식용버섯은 약 100여 가지라고 한다. 그 종류도 여러 가지가 있는데 독우산광대버섯은 식용버섯인 흰우산버섯, 흰주름버섯과 유사하기

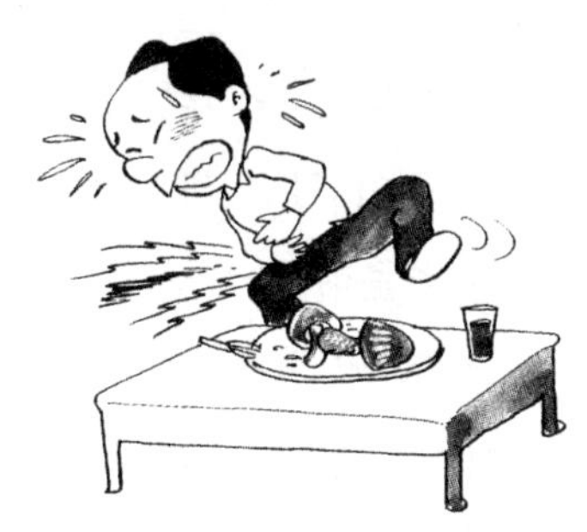

때문에 잘못 먹어서 중독이 되는 경우가 많다.

필자가 어릴 적에는 파리버섯을 따다가 파리를 잡는 데 사용하는 것을 본 적이 있다. 따라서 이 버섯 중독은 아마도 시골에 많을 것으로 추측되며, 필자는 삿갓버섯(삿갓외대버섯?)이라고 하는 버섯을 먹고 중독이 되어서 온 사람을 진찰한 적이 있다.

광우병은 프리온단백이라고 하는 유전자를 코딩하는 성질을 가진 물질에 의해서 일어나는 병이다.

원래 이 병과 똑같은 질병으로서 크로이츠펠트야콥병이 있는데, 뇌가 스펀지 모양으로 변하면서 심한 치매가 빨리 나타나서 사망하는 병을 말하며 이런 종류의 병은 우리 나라에도 가끔 있는 병이다.

광우병은 이 병의 특수한 다른 종류로 보고 있다. 영국에서 나타난 광우병 환자는 연령층이 19~41세였으며 일단 발병을 하면 7~23개월 안에 사망하였다.

처음에는 행동과 걸음걸이가 이상해지고 근육의 경직과 치매가 빨리 나타나는 것이 특징이다. 광우병은 감염된 쇠고기를 먹은 사람이 걸리는 병이지만 원래 소에서 증상이 나타났다. 뇌에 구멍이 뚫리고 스펀지처럼 변하면서 소가 미치고 마비되어서 사망하는 병으로 영국에서 최초로 보고가 되기 시작하였다. 사람의 뇌를 먹는 습관이 있던 파푸아뉴기니의 인디언에게 광우병과 유사한 병이 있었는데 이 병은 쿠루라고 한다.

광우병의 병원체는 원래 프리온이라고 하며 이 물질은 저항성이 강하여 고온에서 끓이거나 포르말린, 알코올, 자외선 소독으로도 없어지지 않는다. 따라서 이 병을 없애는 방법은 오염된 동물을 태워 버리는 방법밖에 없다.

광우병은 초식동물인 소에게 양의 뼈와 살로 만든 분말 사료를 먹인 데서부터 문제가 되고 있으며 미국에서는 이런 사료를 먹이지 않기 때문에 미국산 쇠고기는 안전하다고 주장하고 있다. 우리 나라에도 있을 가능성이 있고 일본도 최근에 보고가 되고 있다.

음식물 알레르기

음식물 알레르기이지만 영어로 표현하면 알러지가 된다. 다른 사람은 이상이 없으나 자기에게만 면역적으로 맞지 않아서 알레르기 반응을 일으키는 것을 말한다. 음식물 알레르기는 어느 특정 음식물을 섭취할 때 증상이 나타나고 그 음식물을 금하면 증상이 소실된다. 원인 음식물 섭취 후 2시간 이내에 증상이 나타나지만 드물게는 48시간 이후에 나타날 수도 있어서 진단이 어렵다. 전신의 증상을 다 일으킬 수 있다.

위장관 증상으로는 입 속에 부종, 소양감이 생기고 이어서 소화 불량, 복통, 설사, 오심, 구토 등이 나타나고 심하면 만성 장 질환, 흡수 장애가 발생되기도 한다.

피부 증상으로는 두드러기와 맥관 부종이 나타나서 피부가 부풀어오른다.

호흡기 증상으로는 콧물, 재채기, 기침, 천식, 호흡곤란이 올 수 있다. 아나필락시로서 피부 증상과 함께 저혈압, 쇼크 등이 모두 함께 나타날 수 있으며 이 경우에는 생명의 위험을 초래할 수 있다. 신경계 증상으로서 두통, 불쾌감, 피로, 불안초조 등이 함께 나타나기도 한다.

진단은 본인이 어느 음식만 먹으면 반드시 증상이 생기므로 이미 알고 있는 경우가 많다. 그러나 이런 것이 확실하지 않을 때에는 음식물 일기를 적어 가면서 그 반응을 관찰하여야 하며 이 때에는 식품, 음료수, 약품 등 입으로 들어가는 모든 것을 기록해야 한다.

치료로서는 문제가 되는 음식물을 피하는 것이 가장 좋은 방법이며 증상이 생겼을 때에는 항히스타민제가 많이 사용된다. 항히스타민제에는 로라타딘, 세트리진, 테르페나딘 등 여러 가지가 있으나 약을 복용하면 졸립고 항콜린 효과로 인하여 입이 마르고 소변을 누기가 힘들어져서 전립선비대가 있는 사람은 주의를 해야 하며 녹내장, 두통 등을 초래하는 부작용이 많다. 이런 항히스타민제로 효과가 없으면 부신 피질호르몬제를 사용하게 된다.

이런 확실한 알레르기 반응이 아니고 어떤 특정 음식을 섭취하면 이상한 신체 증상이 초래되는 경우가 있다. 이런 현상을 통틀어서 음식물 특이 반응이라고도 하며 이런 것은 증명하기도 어렵고 치료 방법도 마땅한 것이 없으므로 그런 음식을 피하는 길밖에 없다. 흔히 우리 나라 사람 중에서 밀가루로 만든 음식만 먹으면 속이 불편하다는 사람이 있는데 이런 것이 음식물 특이 반응이 아닌가 생각된다. 서양에서는 셀리악 병이라고 해서 밀가루로 된 음식을 먹으면 밀가루의 성분에 의한 면역 반응이 나타나서 소장의 융모가 모두 파괴되어 흡수장애가 생겨서 설사를 일으키는 유명한 병이 있지만 우리 나라에서는 아직 보고가 안 되고 있다.

위장병 환자의 식사 · 생활 요법

1. 현대인의 건강 유지법
2. 건강한 식생활법
3. 위장병 환자의 식생활법
4. 기호품 및 약품

　사람이 건강을 유지하는 데에
는 운동도 중요하지만 가장 중요
한 것이 올바른 식생활이다.
　이 항목에서는 요즘 논란이 되
고 있는 건전한 식생활에 대하여
언급하고 위장병 환자의 식사요
법에 관하여 알아보고자 한다.
♣

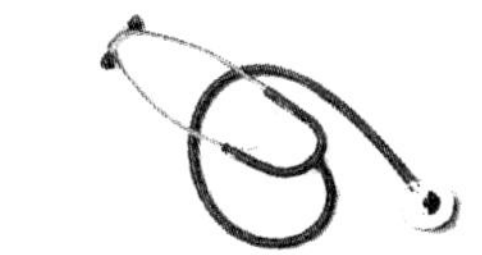

1 현대인의 건강 유지법

사람은 누구나 무병장수하기를 원한다. 즉 오랫동안 즐겁게 살다가 죽을 때는 남에게 큰 폐를 끼치지 않고 자식들이 보는 데서 죽는 것을 가장 행복한 삶이라고 생각한다.

최근에 일본과 같은 나라에서는 일반 국민들에게 30대에서부터 정기적으로 종합 건강 진단을 받아 그에 근거한 건강위험 요소를 미리 제거함으로써 노인이 되었을 때 즐겁게 살다가 비교적 갑자기 죽는 것을 목표로 하도록 요구하고 있다.

근본적으로 병이 되는 요소를 제거하는 행동을 1차 예방이라고 하고 조기 암과 같이 완치가 가능한 단계에서 병을 미리 발견하는 것을 2차 예방이라고 한다. 실제로 국가적으로 국민의 건강을 크게 보면 1차 예방이 더 중요하며 이것은 국민에 대한 국가의 꾸준한 홍보와 계몽이 필요한 사업이다.

사람이 빨리 죽는 이유에는 몇 가지가 있다.

첫째 혈관 질환이다. 이것은 뇌혈관 장애에 의해 반신 불수가 되거나 죽거나 하는 뇌졸중, 심장 혈관의 장애에 의한 심근 경색증 또는 부정맥에 의한 돌연사 등이 있다. 사람의 몸 속에 혈관이 소위 '동맥경화' 라고 해서 나빠지면 결국은 오래 못 살게 된다. 따라서 어떻게 하면 이런 동맥경화를 막을 수 있는가 하는 것이 현대 의학의 연구 과제의 하나의 초점이 되고 있다. 이렇게 하여서 나타난 것이 혈중 콜레스테롤과 중성 지방 등 핏속에 있는 지방분이다.

이와 같은 지방분의 과다 섭취 등은 동맥경화를 조장시키고 혈관을 나빠지게 한다.

나쁜 생활 습관에 의해 생긴 병을 모두 합쳐서 예전에는 '성인병' 이라는 말을 사용하였으나 지금은 '생활 습관병' 이라는 단어를 쓰고 있다.

이런 생활 습관병의 원인이 되는 나쁜 생활 습관은 아래의 표에서처럼 여러 가지가 있으며 이것을 바로 잡는 것이 1차 예방이며,

◀생활습관 증후군▶

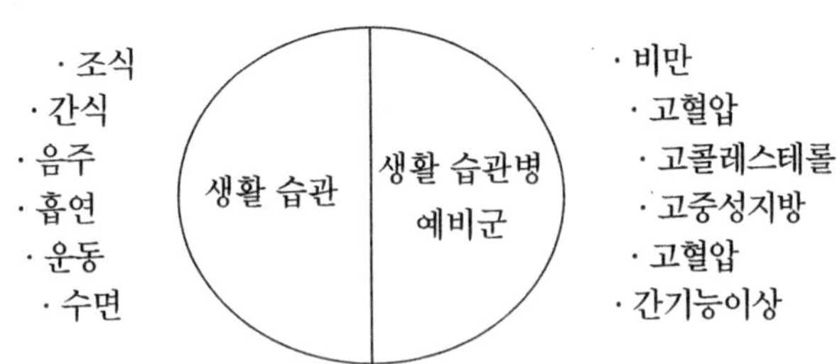

오른쪽의 생활 습관 관련 6항목 중 경과관찰 판정이 3항목 이상이면 생활 습관병 고위험군에 해당. 문진에 의해 왼쪽 6항목 중 개선 항목을 판단하여 정상군으로 개선 유도.

이 중에서도 나쁜 식사 습관이 가장 중요하다. 나쁜 식사 습관은 고지혈, 비만, 당뇨 등과 관계가 있으며 이들은 고혈압, 운동부족, 스트레스와 더불어 사람의 혈관을 나쁘게 하여 빨리 사망에 이르게 한다.

둘째로는 각종 암이 있다. 암에 의한 사망은 일반적으로 40~50대에서 흔히 나타나기 때문에 평균 수명에 못 미치는 삶을 살게 되는 경우가 많으며 사회적으로 완전히 기반을 잡지 못하고 사망을 하기 때문에 남은 가족에게 말할 수 없는 고통을 안겨주는 경우가 흔하다. 암을 예방하기 위해서는 우선 담배를 끊어야 한다. 담배를 끊는 목적은 자기 자신을 위한 것이기보다는 사랑스러운 가족의 장래를 위해서라고 생각하는 것이 필요하다. 그리고 외식을 할 때 쓰는 돈을 약간 저축해서라도 일 년에 한 번은 종합 검진을 받기를 바란다.

셋째로 현대 생활에서 빨리 사망할 수 있게 되는 중요한 원인은 교통사고와 같은 사고이다. 음주운전을 하는지의 여부, 운전시에 과속을 즐기는지의 여부, 운전시에 안전띠를 반드시 착용하는 습관을 가지고 있는지의 유무도 중요한 건강 활동의 하나가 되고 있다.

2 건강한 식생활법

과식보다 나쁜 너무 적게 먹는 현상

풍요 속에 빈곤이라는 말이 있다. 요즘 젊은 사람들은 비만해지는 것을 두려워해서 극단적으로 다이어트를 하고 이로 말미암아 영양 부족 및 빈혈이 생기는 경우가 허다하다. 성인도 건강식이라고 해서 잘못 알고 이것저것 가리다가 보면 전혀 균형이 이루어지지 않은 식사를 하게 되고 오히려 건강을 해칠 수 있다.

노인은 치아가 나쁘거나, 입맛이 없거나, 보호자가 정확하게 챙겨주고 수발을 들지 않으면 적당히 식사를 하다가 말기 때문에 영양 부족 상태가 되기 쉽다.

식사의 기본은 건강을 유지하기 위하여 잘 먹는 것을 말한다. 다이어트는 근본적으로 체내에 지방이 축적되는 것을 방지하는 데 목적을 두어야 하며 근육이나 뼈의 건강을 해치는 다이어트를 해서는 안 된다. 또 성장하는 청소년기에는 성장에 필요한 단백질이 많이 필요한데 이것을 소홀히 하면 키도 안 크며 허약한 체질이 된다. 또 노인이 되면 골다공증이 위험한데 이를 방지하려면 칼슘과 단백질을 충분히 섭취하여야 한다.

칼슘이 많이 들어 있는 음식으로는 우유, 요구르트, 멸치 및 각종 해산물이 있다.

음식은 탄수화물, 단백질, 지방의 3대 요소가 골고루 들어 있어야 하고 비타민, 무기질 등 사람에게 필요한 것이 모두 포함되어야 하며 맛이 있어야 하고 시각적인 즐거움도 있어야 하며 적당히 씹는 맛이 있어야 좋은 음식이 된다.

이런 점에서 보면 우리 나라의 비빔밥이 이러한 요소들을 갖춘 좋은 음식이라고 필자는 생각한다.

식사의 기본은 균형이 이루어진 식사이다. 하루 활동에 필요한 열량은 운동량에 따라서 다르기는 하지만 대체로 1,200~2,400kcal이며 남성이 2,200kcal, 여성이 1,850kcal라고 한다면 이 열량의 55~75%는 탄수화물, 10~15%는 단백질, 15~30%는 지방으로 하는 것이 중요하다고 세계보건기구에서 보고한 바가 있다.

이것는 상한선과 하한선을 나타내는 수치이다. 탄수화물이나 단백질만 먹으면 지방축적이 안 되는 것이 아니라 이것도 많이 먹어서 남아돌면 지방으로 변하여서 축적이 되게 마련이므로 너무 많은 칼로리를 섭취하면 비만해진다. 1g당 탄수화물과 단백질은 4kcal의 열량을 내는데 지방은 9kcal의 열량을 내므로 지방분은 조금만 먹어도 축적효과가 크다는 것뿐이다.

사람들이 콜레스테롤이나 지방분은 무조건 나쁘게만 생각하지만 지방산 중에도 리노레익산, 리놀레닉산, 아라키돈산과 같은 필수 지방산은 외부에서 섭취하지 않으면 보충이 안 되고 우리 신체의 세포막을 형성하고 있는 주성분이 콜레스테롤에서 유래되며, 각종 호르몬, 담즙 산과 기타 신체의 방어에 중요한 역할을 하는 각종 물질도 콜레스테롤로부터 만들어지므로 콜레스테롤이 높은 것이 해로운 것이지 무조건 지방분을 건강에 나쁜 것으로 보면 안 된다.

정상 혈중 콜레스테롤은 180~220mg/dl로 보고 있지만 200mg 이하로 유지하는 것이 타당하다.

달걀 노른자는 콜레스테롤이 많다고 하지만 하루에 달걀 한 개 정도는 괜찮다. 콜레스테롤은 음식물의 섭취를 통해서도 들어오지만 간에서 만들어내는 것이므로 비만하지 않은 사람이 콜레스테롤이 높으면 약을 써서라도 적정 혈액 농도를 유지하는 것이 바람직하다.

비타민은 물에 녹는 비타민 B, C 등은 많이 섭취하여도 좋으나 기름에 녹는 비타민 A, D 등은 과다 섭취하면 오히려 병을 일으킬 수 있다.

비타민 D는 피부에서 합성하는 능력이 있다.

비타민 B_{12}는 위 속에 위산이 있어야 흡수되므로 위 제거 수술을 한 경우이거나 무산증인 경우에는 오랜 시간이 지나면 축적되어 있던 비타민 B_{12}가 모두 소비되어 버리므로 외부에서 투약이 필요하다.

물은 우리 신체에서 남자의 경우 60%, 여자의 경우 50%를 형성하는 물질로서 물을 충분히 마시는 습관은 건강의 기본이 된다. 특히 나이가 들어갈수록 수분 섭취를 충분히 하여야 하며 밤에 소

변을 보러 가기가 귀찮다고 하여서 수분 섭취를 적게 하는 것은
위험하다.

식욕의 80%만 채워라

매일 매일의 식사에서 칼로리를 계산하고 영양소를 따져보는 것은 불가능하다. 이럴 때 사람들이 가장 손쉽게 할 수 있는 방법이 사람마다 차이는 있지만 처음부터 먹을 양만큼 덜어서 먹되 식욕의 80%만 채우려고 노력하는 것이다. 좀 모자란 듯하게 먹는 습관을 기르는 것이 좋다.

식사는 "눈으로 보면서 하지 말고 머리로 하라"는 말이 있다. 식사를 할 때 항상 건강을 생각하는 식사를 하라는 뜻이다.

동물성 지방보다는 생선을 택하라

세상에서 일본인의 평균 수명이 가장 높다. 그 이유로는 여러 가지가 있겠지만 소식과 육류를 적게 먹는 식습관 때문인 것 같다. 일본인들은 예전에는 육류는 먹을 줄을 몰랐다고 한다.

비만에 이르게 하는 지방은 지방산에서 유래되는데 지방산에는 탄소에 대하여 수소가 포화상태가 된 포화지방산과 포화가 안 된 불포화지방산이 있다.

동물성 지방은 대부분이 포화지방산으로 구성되어 있어 지(脂)로 표현되며 실온에서 기름 덩어리로 굳는 반면, 식물성 지방은 주로 불포화지방산으로 구성되어 있어 유(油)로 표현되며 실온에서 액체상태로 유지된다. 생선의 지방은 동물성 지방이지만 그 속에는 불포화지방산이 많이 포함되어 있어서 건강에 좋다고 하는 것이다. 특히 최근에 생선의 지방 속에는 혈액 속의 콜레스테롤을 낮추는 작용을 하는 DHA와 중성지방을 저하시키는 작용을 하는 EPA라고 하는 물질이 있는 것이 알려져서 주목받고 있다. 이런 이유로 인해서 생선 중에서도 특히 등푸른 생선을 섭취하는 것이 육류 섭취보다 좋다고 여겨지고 있다.

음식을 싱겁게 조리하라

소금기는 우리 신체에서 세포 밖에 있는 액체를 만들고 있는 가장 중요한 전해질로서, 이것이 세포 외액에서 농도가 너무 많아도 안 되고 너무 적어도 안 된다.

이것이 너무 많으면 수분이 쌓여 몸이 붓고 혈압이 상승한다. 대부분의 이뇨제가 사실은 체내의 소금기를 배설시키면서 물을 배설시키는 것이다. 우리가 출혈 등으로 인하여 순환 혈액의 절대량이 모자랄 때 주사하여 혈액량을 늘리려고 사용하는 링거액이나 생리식염수는 대부분 그 속에 0.495%의 소금기가 들어 있는 체액의 삼투압과 동일하게 만든 액체이다.

소금기는 이와 같이 절대로 필요하기는 하지만 많이 섭취하면 혈압을 올리고 동맥경화증을 초래한다. 아프리카 오지의 어느 나라에서는 조리할 때에 소금을 전혀 사용하지 않는데 그 나라에는 고혈압에 의한 중풍과 위암이 거의 없는 것으로 알려져 있다. 소금기는 위암과도 직접 관련이 있다는 것이 잘 알려진 사실이다. 우리 나라 사람에서도 도시사람들보다 시골사람들에게 위암이 더 많은데 음식을 짜게 먹는 것과 관계가 있는 지 모르겠다.

우리 나라 사람의 일일 평균 소금 섭취량은 12~14g 정도인데, 매일 14g 이상 섭취하면 뇌졸중이 많아진다고 한다. 에스키모인은 조리시에 소금을 치지 않으므로 하루에 약 4g의 소금만을 섭취한다고 한다. 최근 미국에서는 일일 소금 4g만 먹기 운동이 활발히 전개되고 있다고 한다. 최근에 자연식을 한다는 사람들이 많은데 다른 것은 몰라도 만일 음식에 소금을 전혀 사용하지 않는다면 그것만으로도 큰 효과가 있다.

우리 나라 사람들은 국 종류를 즐겨 냉면 육수 등을 모두 마시는 것이 일반적인 습관이다. 또 쇠약한 사람에게 보신시킨다고 하면서 소의 뼈를 고아서 만든 사골국을 마시게 한다. 실제로 이런 국물에는 퓨린 등 약간의 아미노산이 녹아 있기는 하지만 큰 영양분이 있는 것은 아니고 오히려 영양을 공급하려면 고기 한 점이라도 직접 먹게 하는 것이 훨씬 더 효과적이다. 국물에는 소금기만 녹아 있기 때문에 국물을 마시는 것은 실제로는 다량의 소금만 섭취하게 되는 결과이므로 국물을 마시는 습관은 피하는 것이 좋다.

평소 집에서 음식을 만들 때에 싱겁게 조리하도록 하고, 외식을 할 때에도 소금을 더 뿌려서 먹는 습관만은 피하는 것이 좋다. 호랑이나 사자 같은 맹수가 동물을 잡아먹을 때 소금을 쳐서 먹는 것을 보았는가. 소금으로 간을 하는 것은 오로지 사람만의 나쁜 습관이며 이런 소금기만 없앤다면 고혈압에 의한 뇌졸중, 심근 경색증, 위암 등 중요한 병이 없어질 것은 확실하다. 한국의 김치 등 전통음식이 모든 점에서 다 좋지만 짜다고 하는 점만 나쁠 뿐이므로 앞으로 이를 개선하는 것이 과제이다.

즐겁게 대화를 하면서 천천히 먹어라

예전부터 화난 상태에서 식사를 하면 체하기 쉽다고 하는 말이 있는데 이것은 사실이다. '먹기 위해 산다' 는 말이 있듯이 식욕은 사람의 가장 중요한 기본적 욕구이다.

따라서 먹는 즐거움은 인생살이의 즐거움에서 제일 중요한 것 가운데 하나임에 틀림없다. 식사를 천천히 즐기면서 대화를 나누는 것이 중요한 것임은 말할 필요도 없다.

음식을 먹으면 먹은 음식의 일부가 소화되고 영양분의 일부가 흡수되어서 혈중에 들어가야만 이 혈액이 뇌에 도달하여 뇌의 만복 중추를 자극하여 식욕을 억제하는 작용이 있다. 따라서 비만해지는 사람들을 보면 입맛이 좋은 탓도 있겠지만 음식을 거

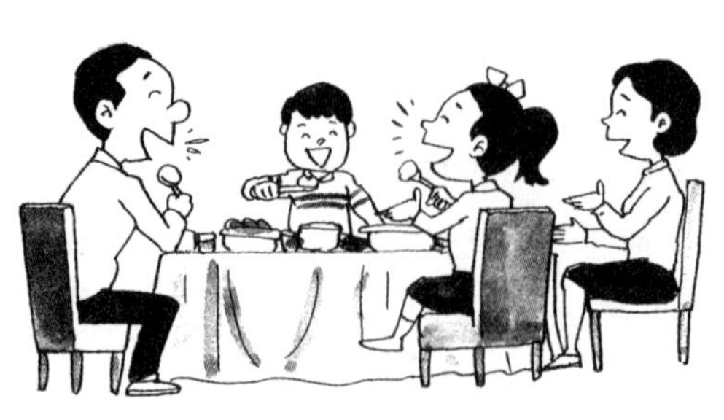

의 씹지도 않고 바로 삼키는 데 그 원인이 있다.

그래서 식사를 너무 빨리 하는 습관이 있는 사람에게는 가시가 많은 생선을 매일 한 가지씩 식탁에 올려 식사를 하게 하는 것이 좋다고 하는 사람도 있다. 우리 나라 사람은 숟가락과 젓가락을 사용하여 식사를 한다. 가끔 식당에서 보면 한 손에는 숟가락, 다른 한 손에는 젓가락을 들고 양손을 사용해서 마치 양식을 먹을 때 포크와 나이프를 쓰듯이 식사를 하는 사람들이 있다. 이런 사람들은 아무래도 식사를 빨리 하게 될 가능성이 있다. 그러므로 숟가락과 젓가락을 번갈아 사용하여 식사하는 습관을 갖는 것도 중요하다.

식사를 할 때 음식물을 오래 씹으면 음식물이 잘개 부서지므로 소화액이 골고루 닿아서 쉽게 소화된다. 뿐만 아니라 씹는 활동은 그 자체가 즐거움일 뿐만 아니라 치아 및 구강의 건강에 도움이 되며 소화효소 분비를 촉진하는 데 도움이 된다.

아침식사를 하라

사람은 하루에 2~6끼의 식사를 한다. 하지만 낮에 일을 많이 하게 되므로 아침식사가 가장 중요하다. 그러나 생활이 서구화되면서 우리 나라 사람들도 저녁식사를 중요하게 생각하게 되었다.

이전에 어느 건강 서적을 보았더니 아침식사를 안 하면 십 년을 더 산다고 씌어 있는 것을 보고 놀라지 않을 수 없었다. 어떤 근거로 그런 말을 하는지 모르겠다.

몇 년 전에 필자가 일본 동경에 있는 대기업의 건강증진센터를 방문했었는데, 그 곳의 시설 중에 조리교실이 있어서 그 용도를 물었더니 자기네 회사의 독신 사원들 중 아침을 안 먹거나 라면으로 때우는 사람들을 모아 놓고 아침식사를 간단하게 잘 만들어 먹을 수 있는 방법을 직접 실습하게 하는 곳이라고 했다. 요즘은 모르겠으나 AFKN에서 미국의 군인들을 대상으로 하여 아침식사를 잘하라고 권하는 공영방송을 하는 것을 들은 적이 있다.

사람은 낮에 일을 많이 하고 밤에 쉰다. 따라서 아침에 음식을 충분히 섭취하는 것이 일의 능률도 오르고 뚱뚱해지지 않게 되는 중요한 방법이다. 비만을 방지하려면 적극적으로 저녁식사를 줄이는 습관이 매우 중요하다.

일본의 스모 선수들은 하루에 두 끼 식사를 한다고 한다. 결국 배가 고팠다가 음식을 먹게 되면 인슐린이 많이 나와 있게 되고 따라서 영양분을 지방으로 축적해 놓으려는 경향이 커진다고 한다. 따라서 다이어트를 하려면 하루에 다섯 끼를 최소한도로 먹어서 배고픈 것을 면하게만 하는 것이 유리하다는 설도 있다.

이 밖에 나쁜 식사 습관으로서 우리 나라 주부들에게서 많이 볼 수 있는 남은 음식 먹어치우기가 있다. 음식이 남았을 때 아깝다고 많이 먹게 되면 건강에 전혀 도움이 안 된다.

심심풀이로 땅콩이나 과자 등을 먹는 습관도 버려야 한다. 또 식간에 간식을 먹는 것도 피하여야 한다. 특히 커피나 홍차를 마실 때 들어가는 설탕도 비만의 원인이 되므로 설탕의 양을 줄이거나 안 넣는 방법을 고려해야 한다. 또 자기 전에 식사를 하는 습관을 고치고 적어도 취침 2시간 전부터는 음식을 안 먹는 것이 좋다. 왜냐하면 비만의 원인이 될 뿐만 아니라 밤중에 산 분비를 촉진시켜 속 쓰림을 유발할 수 있고 새벽에 속이 불편하게 할 수도 있다.

매우 습관적으로 먹는 것의 예를 들면, 식사 때마다 반주로 위스키 한 잔씩을 마신다고 하면 위스키에 들어 있는 알코올은 상당한 칼로리로 작용하므로 없어도 되는 것이 더 들어가므로 이 습관이 오래되면 바로 비만의 원인이 된다.

술은 약한 것부터 시작하라

술을 마실 때 일본 사람들은 반드시 맥주부터 시작한다. 그러나 우리 나라 사람들 중에는 위스키부터 시작하는 사람들이 있다. 위점막은 어떤 종류이든지간에 먼저 자극을 주고 나서 다음에 다시 강력한 자극을 주면 점막이 손상을 덜 받는 성질이 있다. 이것을 적응이라고 한다.

실험적으로 쥐의 위점막에 먼저 아스피린으로 약한 자극을 준 후에 쥐를 얼음물에 담가서 심한 스트레스를 주어 보면 아무런 처치도 하지 않고 스트레스를 먼저 준 쥐보다 위점막에 염증이 적게 나타나는 것을 볼 수 있다. 이와 마찬가지 원리로 먼저 맥주를 마시고 나서 위스키를 마시면 위점막을 보호하는 성질이 생길 수 있다.

우리는 흔히 폭탄주를 마신다. 폭탄주는 빨리 취한다고 하는데 사실이다. 맥주가 약 5%, 위스키가 약 40%이며 폭탄주는 약 8%가

된다. 이 농도가 알코올의 흡수가 가장 빠른 농도라고 한다.

의학적으로 상습 음주자라고 하면 매일 80g 이상의 알코올을 마시는 사람을 말한다.

각종 술 종류에 들어 있는 알코올 양을 표시하였다.

● 각종 술에 들어 있는 알코올의 양

소주	2홉짜리 1병(25%)	67g
맥주	500cc짜리 1병(4.5%)	18g
위스키	1잔(40%)	10g
폭탄주	1잔	15g

최근에 적포도주를 적당히 마시면 건강에 좋다고 하는 설이 있는데 이것은 사실로 받아들여지고 있다. 그 이유는 포도주를 많이 마시는 프랑스 사람들이 다른 서양인에 비하여 심장병에 의한 사망이 적기 때문이다.

적포도주의 붉은 색을 띠는 성분에는 심장병으로부터 보호하는 물질이 들어 있다고 한다.

이런 보호작용을 나타내는 정도는 적포도주를 하루에 1~2잔 정도 마시는 것에 국한되는 것으로 알고 있다.

우리 나라 사람들은 술에 이물질을 타는 것을 좋아한다. 필자가 아는 것만 해도 국화주라고 하는 것이 있는데 꽃을 넣은 술은 가끔 이상한 질병을 일으키는 것을 본 적이 있다.

술은 필요한 경우에는 마실 수 있으나 과음하는 것은 절대로 해로우며 매주 2일은 휴일로 정해 놓고 술을 안 마시는 습관을 가지는 것이 바람직하다.

직장인 건강학

얼마전 일본 도쿄에 있는 도큐병원 건강증진센터를 찾은 적이 있다. 꽤 큰 시설을 갖춰놓고 그룹 임직원과 그 가족들의 건강을 관리하는 곳이었다. 그곳에는 조리대와 의자가 있는 작은 방이 하나 있었다.

병원 관계자는 그곳이 총각사원들을 위한 조리교육장이라고 설명했다.

최근 총각사원들이 귀찮아서 아침을 먹지 않고 출근하는 일이 많아 건강을 해치고 있다고 판단, 이같은 조리교육장을 마련했다는 것이다.

사원들의 건강을 그처럼 신경쓰고 있는 데 대해 새삼 놀랐다.

미국 AFKN방송을 보면 군인들에게 아침을 먹으라고 강조한다. 미국 군인들도 아침을 거르는 경우가 많기 때문이다. 아침을 거르기는 우리나라 직장인도 마찬가지다. 아침을 안먹으면 더 오래 산다는 말을 하는 사람도 있지만 어떤 근거로 그런 주장을 하는지 의문이다. 자동차도 휘발유가 있어야 움직일 수 있듯이 사람도 활동하려면 에너지가 필요하다. 낮에 일을 많이 하는 사람은 아침을 든든하게 먹어야 함은 더 말할 나위도 없다.

비근한 예로 당뇨병 환자가 아침에 운동을 하려면 반드시 식사를 한 후에 하는 것이 좋다. 공복 상태로 운동하면 혈당이 더욱 저하돼 오히려 위험할 수 있기 때문이다.

직장에서 건강하게 일을 잘 할 수 있으려면 아침을 잘 먹는 습관을 들여야 한다. 예전에 우리 선조들은 생일이나 큰 행사가 있을 때 아침을 든든하게 먹는 습관이 있었는데 이는 매우 현명한 판단이었다고 본다.

다행히 최근 큰 회사 주변에는 간단히 아침을 해결할 수 있는 음식점이 많이 생겨나고 있다. 복잡한 현대생활이 낳은 새로운 식문화라 할 수 있다.

위에 부담을 주지 않고 영양가가 높은 음식을 골라서 꼭 아침을 챙겨먹는 습관을 가져야 하겠다.

－민영일(서울중앙병원 내과 과장)

아침식사는 「보약」이다
굶고 출근땐 업무 능력 크게 떨어져

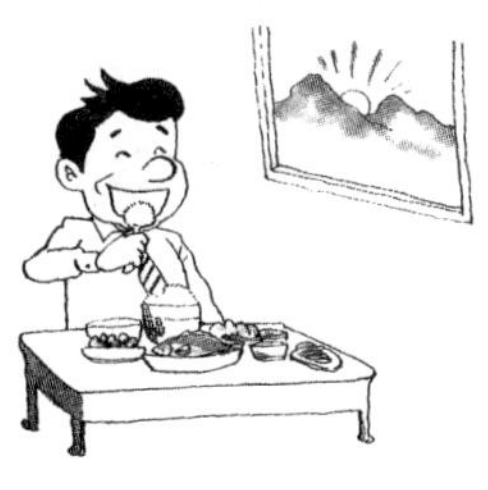

〈경향신문 1996. 11. 25.〉

녹색 야채와 해조류를 많이 섭취하라

녹색 야채를 많이 먹으면 건강에 좋다는 것은 누구나 잘 알고 있다. 연구에 의하면 녹색 채소는 각종 암의 예방에 절대적인 효과가 있으며 특히 위암 예방을 위해서는 녹색 야채를 충분하게 먹어야 한다.

녹색 야채에 포함된 비타민 C와 엽록소는 위암의 원인이 되는 니트로소아민 형성을 억제하는 것으로 알려져 있다.

또 녹색 채소를 많이 먹음으로써 대장의 건강에 중요한 섬유소를 많이 섭취하게 된다. 녹색 야채는 생으로 먹는 것도 좋지만 살짝 데치거나 볶아서 먹는 것도 많은 양을 섭취할 수 있기 때문에 좋은 방법이 된다.

최근에 야채가 건강에 좋다는 것이 지나치게 강조되어서 오로지 채소만을 고집하는 사람들이 많다. 이것은 잘못된 생각이며, 지금까지 해오던 대로 음식을 골고루 먹으면서 채소를 이전보다 더 많이 먹는 것이 좋겠다.

해조류 또한 칼슘이 많이 들어 있기 때문에 좋은 식품이다. 멸치를 제외하고 칼슘이 제일 많이 들어 있는 식품은 김, 미역과 같은 해조류이다.

칼슘은 뼈를 보호하며 골다공증을 예방하기 때문에 노인이 되어서 생기는 각종 골절, 척추 만곡 등 중요한 뼈의 병을 예방하는 데 매우 주요한 무기질이다.

해조류는 바다에서 나오는 식품인데 사람의 피에 섞여 있는 무기질도 바닷물의 성분과 거의 비슷하다고 한다. 이런 의미에서도 각종 미네랄의 섭취를 위하여 해조류를 많이 먹어야 한다.

배변은 아침 식후에 하는 습관을 가져라

거의 대부분의 사람들이 아침에 일어나자마자 대변을 보는 것이 좋은 것으로 알고 있고 눈을 뜨자마자 화장실로 달려 간다. 그러나 이 습관은 이론적으로는 좋지 않다. 식전에 화장실 에 갔다 와서는 아침식사 후에 반드시 또 한 번 화장실에 가야 하 는 사람도 많다.

위와 장은 서로 반사 작용이 있어서 음식물이 위로 들어오면 장 의 운동이 활발해진다. 이런 이유로 인하여 대변을 보는 것은 아 침 식후에 하는 습관을 갖는 것이 좋으며 특히 변비가 있는 사람 은 아침식사와 물을 충분히 마시고 나서 변을 보는 것이 좋다.

변비가 심해서 아침에 오랫동안 변기에 앉아 있어도 전혀 변의 가 없는 사람이 있다. 그러나 변기에 오래 앉아 있는 것은 항문에 충혈을 일으켜서 치핵을 악화시키는 단점이 있다.

최근에는 바이오피드백 치료가 난치성 변비에 이용되어서 많은 효과를 보고 있다. 바이오피드백 치료는 '생체 되 먹이기 치료'라 고 번역할 수 있는데 일종의 자가 훈련방법이다.

변비가 심한 사람은 변비의 원인이 무엇인지 우선 자세한 검사 를 해보고 바이오피드백 치료가 가능하면 시도해 보는 것도 좋다.

음식은 각자 덜어서 먹고 술잔을 돌리는 습관을 버리자

우리 나라 사람들의 식사습관이 매우 정답고 인간적이기는 하지만 한 가지 버려야 할 것이 있다. 음식을 큰 그릇에 담아 놓고 여러 명이 젓가락과 숟가락을 사용해 음식을 함께 떠먹는 식사 방법이다. 다른 사람의 침이 음식에 섞이고 입에 들어 있던 음식 또한 섞이는 것이 아무래도 비위생적이다. 요즘은 없어졌지만 예전에는 할머니들이 음식을 씹어서 사랑하는 손자에게 먹이곤 하였다.

우리 나라 사람들은 술자리에서 자기가 마시던 잔에 술을 따라서 다른 사람에게 권하는 습관이 있다.

최근에 헬리코박터 파이로리가 위장병의 중요한 병원균으로 알려지면서 이 균의 감염경로가 문제가 되고 있다. 이 균이 입을 통하여 전염이 되는 것만은 틀림이 없지만 실제적으로 어떻게 전염이 되는지는 아직 모르고 있으며, 유치원에 다니는 어린이 정도의 연령에서 유치원 등에서 집단 생활을 하면서부터 갑자기 감염이 많아지는 것이 알려져 있다.

이런 이유로 서양 사람들은 동양 사람들의 젓가락 사용 문화, 술잔 돌리기 문화 등을 꼬집고 있다. 아직 확실한 증거는 없지만 21세기의 문화민족임을 자처하는 우리로서는 음식은 뷔페식으로 각자 먹을 만큼 덜어서 먹고 술잔은 자기의 것만 사용하는 습관을 가지는 것이 좋겠다.

어려서부터 손 씻는 습관을 가르치자

예전에 우리 나라에 전차가 다니던 시절, 필자의 의과대학 교수님 중에 한 분은 여닫는 문고리와 전차의 팔걸이를 잡을 때는 반드시 손수건으로 싸고 잡았다는 소문이 있었다. 이쯤 되면 거의 결벽증이라고 할 수 있는데 아무튼 그분은 그래서 그랬는지는 몰라도 90세 이상 장수를 하셨다. 필자가 남자 화장실을 이용하면서 유심히 살펴보니 남자들 가운데 80% 이상의 사람들이 일을 보고 난 후 손을 씻지 않고 그대로 나가는 것이었다. 더군다나 대변을 보고 난 후에도 손을 안 씻는 사람들이 많다.

여기서 말하고 싶은 것은 손을 씻는다는 행위 그 자체보다도 청결한 생활을 습관화한다는 관점에서 손 씻기가 중요하다. 미국 사람에게 물어 보았더니 미국의 학교에서는 학생들에게 손 씻는 것을 교육한다고 한다.

손과 입은 매우 가깝다. 이 때문에 이질 아메바, A형 간염, 헬리코박터균 등의 많은 병원체가 손에서 입으로 운반되어서 감염이 된다.

따라서 특히 식사 전에는 반드시 손을 씻어야 하고 평소에도 손을 자주 씻는 습관을 갖도록 하자. 식당에서 물수건으로 손을 닦는 것은 안 닦는 것보다는 낫겠지만 비누로 손을 닦는 것만은 못하다.

위장병 환자의 식생활법

  식사의 목적은 신체의 활동에 필요한 열량을 공급하고 신체의 구조를 유지하고, 어린이가 정상적으로 성장하게 하기 위해서이다. 이 때문에 위장병이 있다고 하더라도 위의 식사 기능을 만족시키지 못하면 안 된다. 즉 위장병이 있다고 하더라도 일반인과 똑같은 식사내용을 궁극적으로는 요구할 수밖에 없다.

  위장병이 있더라도 특별히 가리는 음식은 없다. 소화가 안 되면 그 이유를 찾아서 문제를 해결해야 한다. 죽만 먹거나 심지어는 물은 먹지 말라는 의사도 있는데 이것은 안 될 말이다. 예를 들면, 크론병이 있어서 소화가 안 되는 경우에는 어떻게 해서든지 소화가 잘 되는 음식을 자주 먹어서 영양을 충분히 섭취하게 하며 이것으로 안 되면 정맥으로 영양분을 공급할 수밖에 없다. 죽만 먹게 되면 열량 공급이 적어서 영양이 부족해지고 체중이 줄게 된다.

  예전에 우유가 없던 시절에 할머니들은 아기가 일찍 모유를 떼면 암죽을 먹였다. 안 먹이는 것보다는 낫겠지만 같은 죽을 먹이려면 고깃죽이나 적어도 달걀죽을 먹여야 한다.

먹는 식사만으로는 영양 보충이 안 되면 경장영양법이 있다. 이 방법은 입으로 먹을 수 없거나 만성 췌장염 등으로 소화효소가 부족한 경우 등 여러 경우에 일시적 또는 장기적으로 시행할 수 있다.

삼키기가 곤란한 환자에게는 코로 관을 넣어서 일시적으로 음식물을 공급할 수도 있고 의식불명 환자에게 수 년간 음식을 공급할 수도 있다. 이렇게 장기간 시행하는 경우에는 코로 넣는 관이 식도에 자극을 주고 보기에도 안 좋고 여러 가지로 불편하기 때문에 복벽으로부터 직접 위에 관을 삽입하여 위 속으로 음식물을 직접 넣어주는 방법을 많이 사용한다. 이렇게 위에 직접 관을 꽂는 방법은 지금은 내시경을 이용하여 쉽게 할 수 있다. 이것을 내시경적 위루술이라고 한다.

이 경우에 주의해야 할 점은 환자가 의식이 없기 때문에 짜게 먹어서 목이 말라도 호소를 하지 못하여 염분 과다로 탈수가 될 수 있다. 따라서 물을 충분하게 공급해 주어야 한다.

소화 효소가 근본적으로 부족한 경우에는 소화를 시킬 필요가 없거나 극히 일부의 소화 효소만 필요한 흡수 전 단계가 되도록 만들어진 음식물을 정맥 주사하듯이 입을 통하여 위나 공장 내로 24시간 보낼 수가 있다. 다만 이런 음식물은 약품으로 제조되어서 여러 종류가 판매되고 있으나 고가인 점이 문제이다.

소장이 1m 이하로 매우 짧아서 도저히 소화 흡수를 할 수 없는 경우나 특별한 경우에는 일시적으로 정맥주사를 통하여 영양을 공급한다. 이런 것을 경정맥 영양 공급이라고 한다. 이런 방법은 항암제 치료시에 도저히 식사를 못 하는 경우 등에 일시적으로 사용하는 경우도 있지만 단소소장에는 장기간 시행해야 한다.

이 경우에도 팔에 있는 정맥에 주사바늘을 꽂아 영양제를 주사하는 경우도 있지만, 50% 포도당 등 농도가 진한 영양제가 들어가므로 정맥염이 생겨서 오래 사용할 수 없다. 따라서 장기간 시행하는 경우에는 중심 정맥 영양이라고 하여서 팔이나 목에 있는 정맥을 천자하여서 가느다란 관을 심장의 우심방 가까이에 위치시키고 영양제를 주사하게 된다. 이런 경우에는 영양제가 진해서 생기는 문제는 해결을 할 수 있다.

이런 주사를 통해서 영양제를 맞고 사는 경우에는 아무리 영양제 속에 필요한 것을 모두 넣어도 입으로 먹는 것만 못해서 어떤 영양소가 모자라거나 넘칠 수 있어서 일시적으로 당뇨가 생길 수 있고 일부러 넣지 않으면 아연이 모자라서 머리카락이 빠지고 입 주위의 피부에 염증이 생기는 선단피부염이 생길 수 있다. 또 오랫동안 주사를 맞는 경우에는 위장관의 기능이 휴식상태가 되어서 제대로 움직이지 않으므로 만일 음식을 다시 입으로 투여하는 경우에는 차츰차츰 길을 들여가면서 투여하여야 하며 그렇지 못하면 설사를 하게 된다. 담낭도 기능이 멎어 있어서 담석이 잘 생긴다.

그 밖에 문제로서는 주사자리를 통하여 세균이 침입하는 것이다. 이렇게 되면 패혈증이 되어서 열이 나고 때로는 심장의 판막에 세균 덩어리가 붙어서 온몸에 세균을 뿌려주는 심 내막염이 생길 수 있다.

따라서 이 병이 의심되면 도관을 빼어내고 그 끝을 세균배양을 해보고 만약 오염이 되었으면 새 도관으로 갈아 끼워야 한다. 한 번 도관을 삽입하면 별 문제만 없으면 약 3개월까지 버틸 수 있다. 미국 메이요클리닉에는 이런 중심정맥영양 공급만으로 15년을 일을 하면서 살아가는 사람이 있다고 한다.

기호품 및 약품

술

술의 역사는 인류의 역사와 함께 하고 있으며 아마도 술만큼 인류에게 해를 끼친 것도 없지만 공헌한 기호품도 없을 것이다.

술을 마시면 취하고 취하게 되면 기분이 상쾌해지고 대담해진다. 이러한 사실은 대뇌의 작용이 예민해지고 항진되는 것이 아니고 대뇌의 기능이 억제되기 때문이다. 그래서 음주 후에 운전을 하면 사고를 일으킬 위험이 커지는 것이다.

술에 대하여 견디는 능력은 사람마다 차이가 크다. 또 남녀의 차이도 있다. 이 능력은 유전적으로 타고나는 것이지만 계속 마시게 되면 어느 정도의 적응능력이 향상된다. 술을 마시고 나서 우리나라 사람과 같은 동양 사람들은 유난히 얼굴이 붉어지지만 서양 사람들은 얼굴이 붉어지는 것이 드물다. 이것은 술을 대사하는 과정에서 생기는 변이성 알데하이드라는 물질을 처리하는 능력이 동양 사람과 서양 사람 사이에 차이가 있기 때문이다.

술은 마시면 소장에서 주로 흡수가 되지만 위에서도 흡수가 되며 약 10% 정도에서 가장 흡수가 빠르다. 우리 나라 사람들이 즐겨 마시는 폭탄주에 빨리 취하는 것은 이 폭탄주가 이런 알코올 농도를 만들기 때문이다.

술을 늘 마시는 사람은 처음에는 알코올 의존형이 되고 심해지면 알코올 중독자로 변한다.

알코올 의존자의 정의는 정신과적으로 말하면 술을 계속 마시기 때문에 몸이 알코올에 내성이 생겨서 많이 마셔도 견디게 되며, 신체가 알코올에 의존하게 되어서 술기운이 없으면 아무 일도 할 수 없게 되고, 끊으면 금단 현상이 나타나서 견딜 수 없게 되는 상태이다.

이런 상태는 이미 마약 중독과 같은 상태이기 때문에 정신과적인 치료를 해야 한다.

알코올은 간에서 대사가 되어서 열량원으로 쓰이게 된다. 알코올이 간에서 대사되는 과정의 한 경로에는 간 속의 마이크로솜에 있는 사이토크롬 피(P) 450이라는 효소가 작용하는데 이 효소는 알코올 이외에도 아세토아미노펜, 니트로사민 등 많은 약제의 대사에도 관여하기 때문에 음주를 계속하면 이 효소가 5~10배 증가되어서 이런 약제의 독성 산물의 생산이 증가하는 수가 있다. 또 어떤 약은 빨리 중화되어 보통의 용량으로는 효과가 나타나지 않을 수도 있다. 이런 현상을 약과 약의 작용이라고 하는데 알코올도 일종의 약으로 보아야 한다. 만성 음주자는 아세토아미노펜, 아이소나이아지드, 메토트렉세이트 등 약물의 독성이 심하게 나타날 수 있으며 반대로 와파린, 코케인 등의 약은 빨리 대사되므로 보통의 용량에서는 약의 효과가 적어질 수 있다.

만성 음주자에게 간의 손상이 잘 일어난다는 것은 잘 알려져 있다. 우리 나라에서 간경변증 환자에서 B형 및 C형 바이러스 간염을 제외하고 가장 중요한 원인이 음주이다. 급성 및 만성 간염 또한 3번째로 중요한 원인이다. 그 외에 알코올에 의한 지방간이 흔하며 이 지방간은 술을 계속하여 마시게 되면 알코올성 간경변증으로 이행하게 된다.

알코올은 위에서 위산 분비를 촉진한다. 따라서 산의 분비가 많아서 문제가 되는 소화성 궤양 환자는 이론적으로는 술을 조금만 마시는 것도 결코 좋은 것은 아니다. 갑자기 독한 술을 마시게 되면 위장 점막이 헐어서 궤양이 생기고 때로는 출혈을 하는 급성 알코올성 위염을 일으킬 수 있다.

이런 경우는 술을 많이 마시고 나서 갑자기 심한 복통이 생겨서 내시경 검사를 하여서 알게 된다. 이런 현상을 조금이라도 방지하려면 가능한 한 처음에는 약한 술을 마시고 다음에 독한 술을 마시는 것이 현명하다.

알코올은 또한 담석과 더불어 췌장염의 중요한 원인이 된다. 알코올성 췌장염은 한 번 생기면 술을 끊는 사람이 드물기 때문에 만성으로 이행하여서 나중에는 췌장의 기능이 없어지고 당뇨가 생기는 단계에까지 이를 수도 있다.

담배

사람들이 담배가 나쁘다는 것은 잘 알고 있지만 실제로 인체에 어떤 영향을 주고 있는 지는 잘 모르고 있다.

담배는 다음의 세 가지를 통하여 인체에 해를 주고 있다.

첫째, 담배를 피우면 체내에 일산화탄소가 증가된다. 우리 몸에 탄소가 대사되어서 나타나는 이산화탄소는 독성이 없지만 이 일산화탄소는 핏속에 있는 헤모글로빈과 매우 빠르게 결합하여 산소 운반을 저해하는 독성을 가지고 있어서 체내의 산소 운반을 나빠지게 하므로 이를 보상하기 위하여 핏속에 혈색소가 증가되며 피가 진해지게 된다. 이렇게 피가 진해지면 혈전이 생기기 쉬워지고 얼굴이 시뻘겋게 되고 손톱이 검게 된다.

둘째, 담배에는 타르라고 하는 석탄에서 나오는 콜타르의 성분이 들어 있는데 이것은 여러 가지의 발암물질을 포함하고 있어서 폐암은 물론, 췌장암·식도암·위암·설암 등의 원인이 된다. 또한 이것이 폐 기능을 손상시켜서 만성 폐 기종을 일으키고 나중에는 폐 기능 부전으로 일평생 동안 산소 통에 의지해 살아야 하는 숨이 찬 생활을 하게 되는 원인이 된다.

셋째, 담배 속에 들어 있는 니코틴이다. 니코틴은 일종의 중독성 약물로서 담배를 피우다가 끊으면 금단 현상이 나타나서 안절부절을 못하게 되고 초조해지는 것이 이 약물 때문이다.

또 혈관을 수축하는 작용이 있어서 손발을 차게 하고 심근 경색증이나 뇌경색 등 혈관 장애를 더 잘 일으키는 위험이 있다.

위장에 있어서는 위장관의 기능의 부조를 초래하여 기능성 위장

장애와 과민 대장의 중요한 원인이 되며, 위산이 식도로 역류하여 역류성 식도염이 더 많이 생기게 하며, 위점막의 방어 기전을 약화시키기 때문에 담배를 피우는 사람은 십이지장궤양을 약물로서 완치시켰더라도 1년 이내에 대부분 재발하게 된다. 담배는 또한 성기능을 약화시키는 작용을 하며 전신 피로의 중요한 원인이 된다.

많은 흡연자들은 흔히 아침에 수면을 잘하고 나서 가장 머리가 맑을 때가 담배의 맛이 또한 좋기 때문에 눈 뜨자마자 흡연을 시작하여서 오전중에 많이 피우고 나면 오후에 피로를 느끼게 된다. 또 "식후 한 대"라고 하여서 식후에 곧 담배를 피우는 것은 소화에 해로운 것은 말할 필요도 없다.

요즘엔 우리 나라에서 젊은 여성 흡연자가 급격히 늘고 있어서 문제가 되고 있다. 여성은 담배의 해로움에 더 약하고 특히 임신 중에는 태아에게 나쁜 영향이 있다는 것이 잘 알려져 있으므로 주의하여야 한다.

의학적으로는 담배를 하루에 10개비 이상을 피우면 확실한 흡연자라고 말할 수 있으므로 하루에 한 갑은 많이 피우는 것이다.

담배는 간접 흡연이 또한 문제가 된다. 공기에 잘 뜰 수 있는 타르의 성분이 공기중에 섞여서 타인에게 흡인되어 암의 위험은 간접 흡연자도 똑같아진다고 하며 특히 성장하는 자녀에게 나쁜 영향을 줄 수 있다는 사실을 명심하여야 한다.

필자는 약 15년 전에 내 생일 날을 기하여서 담배를 갑자기 끊고 그 이후로 한 대도 피우지 않고 있다. 필자도 과거에 약 25년 간 흡연을 한 경력이 있다. 필자가 담배를 끊기로 작정한 가장 중요한 이유는 오후에 오는 피로 때문이었고 담뱃재 때문에 주위가 청결하지 못하기 때문이었다. 담배의 발암효과는 10년은 지나야만 없어진다고도 한다. 담배는 갑자기 끊는 것이 효과적이며 의지에 좌우되며 음주할 때에 피우지 않아야만 지속될 수 있다. 약 3~7일 사이가 가장 힘이 들며 이 기간이 지나면 누구든지 금연할 수 있다. 이 때 니코틴 패치를 붙이기도 하는데 금단 현상을 방지하는 효과는 있으나 금연을 하는 데 도움이 되는 것은 아니다.

담배는 그 자체가 대사를 항진시켜서 비만을 방지하는 효과가 있다. 따라서 담배를 끊으면 입맛이 좋아지고 대사가 감소되므로 비만해진다. 이것은 본인이 식사조절과 운동을 함으로써 조절하여야 한다. 소화기 질환 중에서 궤양성 대장염 환자가 담배를 피우면 이 병이 잘 안 생긴다는 보고가 있으며 니코틴을 치료제로 사용해 보려는 시도도 있어서 흥미롭다.

담배야말로 백해무익하다. 반드시 담배는 끊어야 한다.

커피

커피를 마시면 기분이 상쾌해지고 머리가 맑아지며 어떤 사람은 밤에 잠이 잘 안 온다. 이것은 커피 속에 들어 있는 카페인 때문이다. 최근에는 디캐프라고 하여서 카페인이 없는 커피도 팔고 있다.

커피를 마시면 카페인이 위산을 자극하므로 소화성 궤양이 있는 사람은 삼가는 것이 좋다. 또 위산의 식도로의 역류를 조장하므로 역류성 식도 질환이 있는 사람도 삼가야 한다. 그 외에도 소화불량 환자 중에서도 커피만 마시면 속이 불편하다는 사람들이 있는데 이런 사람들은 구태여 커피를 마실 것까지는 없다.

커피가 아니더라도 우리 나라의 각종 드링크제는 카페인을 함유한 것들이 많으므로 커피와 마찬가지로 주의를 해야 한다.

약품과 위장병

현대의 약들은 모두 태블릿, 캡슐, 겔, 물약, 좌약, 바르는 약, 주사약 등 여러 가지 형태로 되어 있다. 이런 약들은 아무리 의사가 처방을 했어도 설명서가 있으면 복용하기 전에 다시 한 번 읽어보고 미심쩍으면 의사에게 연락을 해보고 먹는 습관을 가져야 한다.

요즘은 의학 분업 이후에 의사들은 처방만 하고 환자가 어떤 약을 먹고 있는지는 알 수가 없다. 또 조제한 약을 모두 복용하지 말고 한 봉지 정도는 얼마 동안 보관하는 것이 현명할지 모른다. 약을 처방하고 조제하는 과정에서 사람이 하는 일인 이상 의사, 약사 모두 본의 아니게 실수를 할 수 있기 때문이다.

약은 원래의 모양대로 복용하는 것이 좋으며 알약을 부수거나 캡슐을 터트리는 것은 바람직하지 않다. 장용 코팅을 한 약은 위에서는 작용하지 않고 장에 가서 작용하도록 특수하게 만든 약이므로 절대로 부수면 안 된다.

내복약인 경우에는 어떤 약이든지 충분한 물과 함께 먹어야 한다. 때로는 감기약이나, 독시사이클린, 미노신과 같은 테트라사이클린계 항생제를 적당히 입에 털어 넣고 물을 조금 마시고 나서 곧바로 누워버린 경우에 약이 알약인 채로 그대로 식도에 머물러서 식도에 궤양을 가져와 심한 흉통을 일으키며 마치 심근 경색증과 비슷한 통증을 일으킬 수 있으므로 주의가 필요하다. 이런 경우를 약제성 식도궤양이라고 한다.

약에 의하여 일어나는 질환 중에서 간 질환이 매우 중요하다. 평소에 이상이 없던 사람에게서 갑자기 간 기능의 이상이 발견된 경우에는 반드시 약의 복용력을 잘 알아보아야 하며 본인이 미처 느끼지 못하고 있는 한약이나 영양제, 변비치료제 등 모든 약을 찾아보아야 한다. 임상에서 흔히 접하는 간을 손상시키는 약으로서 유명한 것을 들어보면 관절염 치료에 사용하는 디클로페낙이 있고, 고혈압 치료제인 라베타롤, 무좀 치료에 사용하는 케토코나졸이 있으며, 아세타미노펜도 많이 사용하면 간에 중대한 손상을 일으킬 수 있다. 그 밖에도 일일이 열거할 수는 없지만 무수히 많은 약들이 사람에 따라서는 간의 손상을 일으킬 수 있다.

비스테로이드성 소염제는 흔히 엔세이드라고 하는 물질로서 아스피린을 비롯하여 많은 약이 알려져 있으며 단기간 사용하여도 사람에 따라서는 소화장애가 심하며, 류머티스양 관절염·퇴행성 관절염 등 노인 인구의 증가와 함께 가장 많이 사용되는 약제로서 위장관의 염증을 일으켜서 위궤양·장염 등을 일으키는 것으로 유명하다. 이런 위장관에 대한 부작용을 예방하는 방법이 아직은 마땅치 않으므로 이런 약을 사용할 경우에는 양자펌프 억제제를 함께 사용하는 것이 바람직하다. 노인에게 엔세이드를 장기간 사용하였을 때 생기는 위궤양은 무증상인 경우도 흔하며 만성 출혈의 원인이 되며, 천공을 일으켜서 노인의 사망률을 높이는 원인의 하나가 된다.

부신피질호르몬제는 프레드니솔론, 코르티손 등으로 알려져 있으며 홍반성 낭창과 같은 면역복합체에 의한 병의 치료 및 궤양성 대장염, 크론병에서 많이 사용하는 약으로서 원래 사람의 부신 피질에서 분비되고 있는 물질이지만 많은 양을 약으로 사용하게 된다. 따라서 이 약을 오래 사용하면 마치 부신피질 기능 항진증으로 알려진 쿠싱 증후군과 비슷한 여러 가지 부작용을 일으키며 갑자기 끊으면 자기 자신의 호르몬 분비가 억제되어 있었기 때문에 부신피질호르몬 부족증에서 나타나는 증상이 발생된다. 따라서 이 약을 장기간 사용하다가 끊을 때에는 서서히 감량을 하여서 장기간에 걸쳐서 끊어야 한다. 이 약을 오래 사용하면 당뇨가 생기고, 피부가 약해져서 건드리면 출혈을 하기 쉽고, 얼굴이 달덩이처럼 둥그렇게 되고 시뻘겋게 되며 갑자기 입맛이 좋아져서 살이 찌게 된다. 위장관도 약해져서 난치성 궤양이 생기기 쉬워진다.

항생제도 위장병과 관계가 많다. 항생제 중의 일부는 출혈성 장염을 일으킬 수 있다. 이 병은 항생제의 사용으로 말미암아 클렙시엘라 옥시토카라고 하는 다른 균이 대장에서 증식하여서 생긴다고 하며 주로 우측 대장을 침범한다. 복통, 설사가 있으며 혈변을 보는 것이 특징이다. 또 여러 가지 항생제를 사용하는 도중에 대장에 원래 아무 증상 없이 존재하던 클로스트리듐 디피실이라는 균이 증식하여 독소를 생산하여 대장 점막에 마치 솜덩이 같은 삼출 물이 덮이는 위막을 형성하는 대장염이 생길 수 있다. 이것을 위막성 대장염이라고 한다.

그 밖에도 항생제를 오래 사용하다 보면 위막이나 출혈은 생기지 않지만 설사만을 일으키는 가벼운 증세의 장염은 흔히 경험하게 된다. 이와 같이 항생제를 많이 쓰게 되면 대장 내에서 상호간에 평형을 유지하면서 살고 있는 장내 세균에 영향을 주어서 여러 가지 질병이 유발될 수 있다.

우리 나라 사람들은 소화제를 유난히 좋아한다. 그러나 실제로 소화제가 정말로 필요한 사람은 거의 없다. 예전에는 군대에서 암포젤이라는 물로 된 제산제가 제일 좋은 소화제로 대접 받던 적이 있었다. 그 후에 모든 제약회사에서 각종 소화제를 내놓고 있지만 이런 소화제는 소화효소가 들어 있는 것이 가장 많고 그 밖에 제산제가 주가 되는 것도 많다.

소화효소제는 소화효소가 모자라는 만성 췌장염과 같은 질병에서는 필요하지만 그 밖에는 실제로 이 효소가 모자라는 경우는 거의 없다. 그러나 이런 효소소화제를 오랫동안 복용한다고 해서 소화효소가 안 나오게 되거나 위장을 해치는 경우는 없으므로 복용해서 편하면 구태여 억제할 필요는 없다.

제산제는 위산을 중화하므로 속이 쓰린 것이 주 증상인 소화성 궤양이나 기능성 소화불량에서는 가장 빠르게 쓰린 증상을 가시게 하는 효과가 있다. 제산제는 단기간 동안만 사용하고 오랫동안 사용하려면 근본적으로 위산 분비를 억제하는 H_2 수용체 차단제 또는 양자펌프 억제제를 사용하는 것이 간편하고 또 효과가 확실하다.

어떤 종류의 약이든지 사용하는 동안에는 소화불량과 여러 가지 위장에 대한 부작용을 초래할 수 있으나 약으로 인하여 영구적으로 위장이 나빠지는 경우는 없다. 어떤 사람들은 예전에 어떤 약을 먹은 후부터 위장이 나빠졌다고 굳게 믿는데 그것은 다 쓸데없는 걱정이며 그 때의 약효가 지금까지도 남아서 영향을 끼칠 리는 만무하다.

흔히 사람들은 의사가 처방을 하면 부작용이 없느냐고 잘 묻곤 하는데 한약에 대하여는 매우 관대하여 한약의 부작용이 있어도 체질이 맞지 않아서 그렇다고 한다. 또 친구나 아는 사람이 이런 저런 약이 좋다고 하면 아무런 의심도 하지 않고 먹는 사람들을 흔히 본다. 이 때 권하는 사람들은 의사가 아니므로 책임도 없다. 아무리 좋은 약이라고 생각하더라도 사람에 따라서는 다른 부작용이 있을 수 있으므로 함부로 주위 사람에게 약을 먹어보라고 권하면 안 된다.

7 위장병에 관한 잘못된 상식

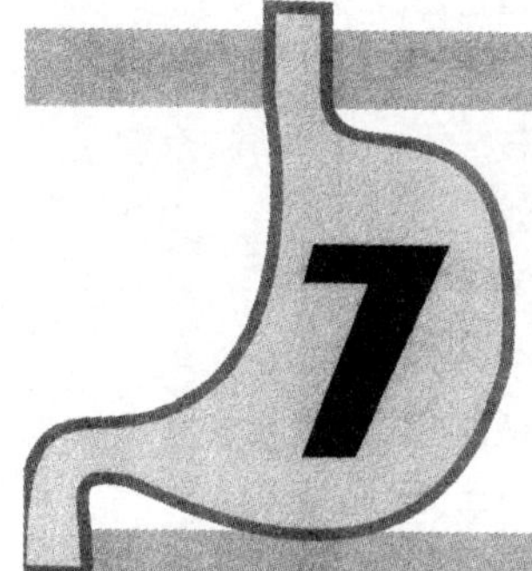

위가 부어 있다
항생제를 오래 쓰면 위가 나빠진다
위암은 배가 아프다
죽을 먹으면 소화가 잘된다
신 음식은 산(酸)이므로 위에 해롭다
담석은 물을 많이 마시면 빠진다
회충이 있어서 배가 아프다

진찰실에서 매일 위장병 환자를 진찰해본 결과 일반인들이 알고 있는 위장병에 관한 지식들이 너무나 터무니 없는 것을 보고 놀라지 않을 수 없었다.

사실 매일 환자들에게 질병에 대하여 설명을 하는 과정이 어쩌면 이런 잘못된 상식을 바로 잡아주고 있는 것인지도 모른다는 생각이 든다.

여기에서는 이런 항목들을 설명한다. ♣

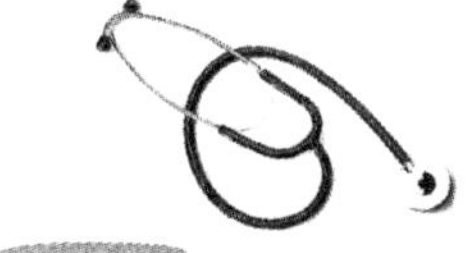

1 위장병에 관한 잘못된 상식

항상 목에 무엇이 걸린 것 같고 답답하다

이런 증상 때문에 혹시 식도암이 아닌가 해서 찾아오는 사람들이 무척 많다. 어떤 사람들은 "가시가 걸린 것 같다", "큰 덩어리가 들어 있는 것 같다", "목을 무엇이 조이는 것 같다" 등 여러 가지 표현을 하며, 이런 증상이 지속적인 것이 아니고 신경을 쓰면 더 심해진다는 경우가 많다.

자세히 물어 보면 음식을 삼킬 때는 아무 이상이 없다고 한다. 누구나 목에 생선가시가 걸렸던 기억은 한 번쯤은 있을 것이다. 조그마한 생선가시가 걸려도 음식을 삼킬 때에 아프고 거북해서 식사를 하기가 곤란하다. 식도는 원래 음식물이 지나는 통로이기 때문에 이 식도에 무엇이 걸려 있으면 반드시 음식을 삼킬 때에 증상이 생기거나 심해지게 마련이다.

평소에 목에 무엇이 걸린 것 같은 증상은 일종의 신경성 증상이다. 이런 사람은 검사를 해보아도 대개 특이사항은 없으나 식도

운동 검사를 해보면 정상인보다는 이상이 있는 경우가 많은 것은 사실이다. 그러나 검사에 이상이 있어도 치료는 비슷하다.

목에는 갑상선이 있으며 갑상선이 커지면 겉에서는 보이지 않지만 식도를 눌러서 거북할 수도 있다. 역류성 식도염 환자는 위액이 식도로 역류하여 인후까지 올라와서 인후를 자극하므로 자고 나면 목이 쉬거나 목을 자극하여 만성 기침을 유발하는 경우도 있다.

"체했다" "체를 꺼냈다"

"**체** 했다"는 말은 아마도 한자의 '체(滯)'자에서 나온 말인 것 같다. 급하게 체해서 왔다고 하면서 체한 것을 뚫어주기만 하면 된다고 막무가내로 자기의 증상을 고집하는 사람들이 있다. 이런 사람들에게 체한 것이 어떤 것이냐고 물으면 오히려 그것도 모르느냐는 듯이 필자를 빤히 쳐다본다. 아마도 이 사람들은 음식이 어디에 걸려서 내려가지 않고 머물러 있는 것으로 생각하기 십상이다. 그러나 심하게 체했다고 하는 사람들을 대상으로 내시경 검사를 해보면 음식물이 걸린 데는 아무 곳도 없다.

사람들이 사용하는 체했다는 표현을 굳이 현대적으로 해석해보면 음식물을 먹고 나서 갑자기 배가 아프거나 거북하거나 답답한 증상이 나타나면 모두 체했다고 하는 것 같다. 그러나 설사를 하거나 아랫배가 아픈 것을 체했다고 하지는 않는다. 즉 음식물을 먹고 나서 갑자기 생기는 상복부 증상을 모두 말하는 것이다.

기분이 언짢거나 신경을 많이 쓰고 나서 식사를 하면 소화가 안 되고 거북하다. 즉 체한 것으로 이런 경우는 아마도 기능성 위장 장애일 것이다.

기름진 음식을 먹고 나서 심하게 체한 것은 담석증의 발작일 수도 있고, 술을 많이 마시고 나서 체한 것은 급성 췌장염일 수도 있다.

처음에는 체한 것처럼 윗배가 아팠는데 시간이 지나면서 오른쪽 아랫배가 아파지면 충수염일 수도 있다.

이렇게 볼 때 체했다고 하는 증상은 정도의 차이는 있지만 별것이 아닌 것에서부터 응급수술을 해야 하는 병까지 여러 가지이며 체한 것은 모든 급성 위장병의 초기 증상이라고 할 수 있다.

지금은 없어졌겠지만 예전에 강원도 일부 지역에서는 체했을 때 속을 훑어내리는 대나무 가지를 보관해 놓고 있다가 소화가 안 되면 이것을 입을 통해서 위 속으로 넣고 쓰러내렸다고 한다. 필자가 그 나무를 본 적이 있다.

요즘도 변두리 동네에 가면 '체 내리는 집'이 있어서 체를 내리러 갔다고 하는 사람들이 많다. 체를 냈더니 무슨 고기 같은 것을 꺼낸 것을 보았다고 주장한다. 어떻게 하는 것인지 필자가 보지 않아서 모르겠지만 사람이 음식을 먹은 지 6시간 이내에는 위 속에 음식물이 남아 있다. 또 거의 마지막 소화 단계에서는 채소 줄기나 고기 심줄 같은 잘게 부숴지지 않는 찌꺼기만 남아 있다가 이것마저도 크게 위를 청소하는 운동이 있어서 이 운동이 지나가고 나면 위를 깨끗이 비워서 다음에 음식을 받아들일 준비를 하게 된다. 이런 준비가 미처 끝나기 전에 목 구멍에 손을 넣어서 구역

질을 유발하면 마지막으로 남아 있던 큰 음식덩어리가 넘어올 수 있다. 체를 내린다는 것이 심리적 효과가 있는 지는 모르겠다.

많은 사람들이 갑자기 배가 아프면 바늘로 손끝을 찔러서 피를 내며 '체를 땄다'고 하며 마치 한의학을 좀 아는 것처럼 이렇게 하는 것을 당연시한다. 필자는 한의사가 아니므로 체를 따는 것이 어느 정도 의미가 있는 것인지 모르겠으나 필자에게 온 환자들은 이런 치료에 효과가 없어서 오는 사람들이었다.

체한 것은 모든 위장병의 초기 증상일 수 있다.

"오바이트를 했다"

요즘 젊은 사람들이 "오바이트"를 했다는 말을 참으로 많이 쓴다. 필자에게 와서 배가 아프고 오바이트를 했는데 어찌 어찌하다고 설명을 한다. 들어보면 이내 토했다는 뜻으로 알아듣겠다. 알아들었으면 되었지 무엇을 꼬집느냐고 반문하는 사람들도 있겠지만 이런 국적 불명의 말은 사용하지 말아야겠다는 뜻에서 언급하고자 한다.

오바이트는 영어의 overeat에서 나온 것 같다. 사전을 찾아보면 '토했다'는 뜻은 없고 '지나치게 많이 먹었다, 즉 과식했다'는 뜻으로 해석되고 있다.

한꺼번에 많이 먹으면 넘어와서 토할 수 있다. 토한다는 것은 위가 거꾸로 수축하여서 위 내용물을 입으로부터 내보내는 것을 말한다. 이런 것이 아니고 꿀꺽 하면 위 내의 음식물이 입으로 넘어

와서 다시 삼키는 경우도 있다. 이것은 되새김질이며 토하는 것과
는 다르다.

위산 과다

위산은 위점막에서 분비되는 강력한 염산으로서 실제로는
공업용 염산과 동일하다. 이 염산이 심하게 농축되면 pH
가 1.5 이하로 내려갈 수 있으며 이것이 피부에 닿으면 피부가 금
방 녹을 수 있지만 위점막은 여러 가지 방어 기전에 의하여 이런
강산에 견디는 힘이 있고 이 힘이 약해지면 병이 생길 수 있다.

위산 분비는 사람마다 차이가 있어서 비교적 많은 사람도 있고
적은 사람도 있다. 십이지장궤양 환자는 일반적으로 위산 분비가
많고, 위궤양 환자는 위산의 분비가 적거나 정상인 경우가 많다.
졸린거엘리슨 증후군에서는 위산 분비가 매우 많아서 이 위산이
소장으로 넘어가서 소장의 소화효소조차도 무력화시켜 설사를 일
으킬 수도 있다.

흔히 신물이 넘어 오고 가슴이 뜨거운 작열감이 있는 것은 역류
성 식도 질환이라고 해서 위산이 식도로 역류해서 식도점막을 자
극하기 때문에 흉통, 흉부 작열감을 일으킬 수 있는 것을 말한다.

예전에는 위장병으로 병원에 입원하면 의사가 코에 관을 끼워
놓고 주사기로 위산을 뽑아내어 위산 분비의 정도를 알아보는 검
사를 시행하였으나 지금은 매우 특수한 경우가 아니면 위산 분비
를 측정하는 검사는 하지 않는다.

위산 과다 자체는 병이 아니고 위산이 역류하거나 위산의 방어 능력이 떨어지면 소화성 궤양이나 역류성 식도 증상이 생기게 하는 원인이 될 수 있다.

무산증

약30년 전에는 위산을 검사해보아서 산 분비가 적으면 이것 때문에 소화가 안 된다고 생각하여서 희염산을 물에 타서 마시게 한 적이 있었다. 지금 생각하면 한심하고 기가 막힌 엉터리 치료이지만 그 때에는 흔하게 이용되었던 적이 있다.

산이 적게 나오거나, 위산이 없다고 해서 소화가 안 되는 것은 아니며 심지어는 위 없이 식도와 소장을 직접 연결하여도 아무 지장 없이 사는 사람도 많다.

우리 나라에서도 드물게 노인에서 위점막의 위축이 심해져서 무산이 되는 경우도 있고, 북유럽 등 서양에서는 선천적으로 산을 분비하는 벽세포에 대한 자가 면역항체가 생겨서 이 항체가 반응을 일으켜서 벽세포를 파괴시켜서 무산증이 되는 경우가 흔하다. 이런 환자는 소화가 안 되기보다는 위산이 없으면서 동시에 비타민 B_{12}의 흡수가 안 되어서 이 비타민이 모자라기 때문에 악성빈혈이라고 하는 적혈구가 커지는 빈혈이 생긴다. 악성빈혈이 심해지면 뇌 세포에 이상이 생겨서 뇌 기능 장애가 와서 걷기가 힘들어지고 감각이상이 발생된다. 또 이런 악성빈혈 환자는 무산증이 되면서 심한 위축성 위염이 생기기 때문에 위암이 잘 발생한다. 비타민 B_{12}의 흡수는 산 분비와 밀접한 관계가 있다. 우리 나라에서는 유전적 체질에 의한 무산증 환자가 거의 알려지지 않고 있다.

우리 나라 사람도 위를 전부 제거하였거나 부분 절제를 하였을 때는 남아 있는 위가 모두 위축이 되면 무산증이 될 수는 있다. 그러나 이런 환자도 비타민 B_{12} 부족에 의한 악성빈혈은 거의 볼 수 없는 실정이다. 우리가 흔히 보는 철부족성 빈혈에서는 적혈구가 작아진다.

무산증은 실제로 위장 질환에서 증상으로 문제가 되지는 않는다.

위경련

흔히 사람들이 병원에 와서 어젯밤에 위경련이 생겨서 고생을 했다고 말하는 것을 듣는다. 손발의 근육에 쥐가 나면 몹시 아프다. 이와 같이 위가 뒤틀리거나 심하게 운동을 해서 아팠다는 뜻으로 해석이 된다. 그러나 실제로는 위에 경련이 생기는 병은 없다.

위경련도 "심하게 체했다"는 말과 유사한 경우 같으며 식사와 관계가 있든 없든 간에 갑자기 윗배가 진통제를 맞아야 할 정도로 심하게 아프다가 가라앉곤 하는 증상이 아닌가 생각한다. 이런 때는 배가 가끔 아플 수도 있다. 밤에 이런 통증이 잘 일어나고 특히 기름진 음식을 먹고 나서 발생되면 담석증의 발작일 가능성이 많으므로 복부 초음파 검사를 반드시 해 보아야 한다.

또 통증이 얼마나 오래 가는가 하는 것이 중요한데 이런 참을 수 없는 통증이 수 시간 지속되면 급성 담낭염, 급성 췌장염, 위에 갑자기 궤양이 생기면서 출혈을 하고 부종이 심해지는 급성 위 점막 병변 등과 감별을 해야 한다. 이런 경우에는 통증 때문에 병원에 안 가고는 못 견딜 것이다.

위 경련이라는 말은 설명하기는 쉽지만 구체적으로 이런 병이 있는 것은 아니다.

위하수

위가 윗배에 있지 않고 아래로 처져 있는 것을 위하수라고 한다. 위 방사선 사진상 선 자세에서 위의 아랫부분이 골반으로 내려와 있는 경우를 위하수라고 하며, 지금도 방사선과 의사들이 환자에게 위가 하수가 되었다고 설명을 하고 있다.

예전에는 위하수가 큰 병이며 이것 때문에 소화가 안 된다고 생각해서 한때는 위를 위로 올려붙이는 수술을 한 적도 있다. 그러나 지금은 위하수가 있다고 해도 그런 수술을 하지 않는다. 키가 크고 날씬한 사람은 위뿐만 아니라 뱃속의 장기가 늘어져 있고 키가 작고 뚱뚱한 사람은 위와 간 등 여러 장기가 옆으로 놓여 있다.

위하수는 병이 아니므로 하수 때문에 소화가 안 되는 것이 아니어서 하수 자체는 별도의 치료도 필요 없다.

심한 당뇨병이 있어서 케토산 혈증이 된 경우에는 급성 위 확장이 생기는 경우가 있고, 거식증 환자의 경우 위가 실제로 늘어나기도 한다. 유문이 막혀 있는 상태가 오래되면 위가 확장되기도 하지만 이런 경우에는 모두 원인을 치료해야 한다.

위가 부어 있다

속이 아파서 병원에 가면 진찰을 받거나 내시경 검사를 받은 후에 의사로부터 위가 부었다는 말을 듣는 경우가 있다. 윗배를 누르면 아플 때, 설명이 편하기 때문에 위가 부었다는 말을 사용하는지 모르겠다.

위는 가죽 주머니같이 되어 있는 속이 비어 있는 장기이므로 부었다고 하면 위 벽이 두꺼워져야 한다. 실제로 윗배가 아픈 것은 위 벽이 부었기 때문은 아니다. 물론 위에 염증이 심하면 위 벽이 부을 수도 있고 전신의 부종이 생기는 병에서는 위가 부을 뿐만 아니라 복수도 찰 수 있지만 진찰만으로 위가 부었다고 말할 수는 없다.

위가 부었다고 하는 말은 단지 윗배를 누르면 아프다는 상태 정도로 해석하는 것이 좋으며 위가 붓는 병은 없다고 말할 수 있다.

항생제를 오래 쓰면 위가 나빠진다

이전에 병에 걸려서 항생제 · 결핵 약 등을 많이 쓰고 나서 그 때부터 위가 나빠졌다느니 약 때문에 위장에 병이 생겼다는 사람들을 흔히 만난다.

실제로 항생제를 쓰게 되면 일시적으로 장내 세균의 기능이 나빠져서 설사를 하거나 출혈성 장염, 위막성 장염을 일으키는 경우가 있지만 약을 끊게 되면 곧 회복된다.

엔세이드도 위와 장에 궤양성 염증을 초래하지만 이것도 약의 사용을 중지하면 곧 회복된다.

항생제 등의 약을 오래 사용하면 일시적으로 소화장애 등 위장에 이상이 생길 수는 있지만 이것이 영구적인 질병을 만들지는 않는다. 이런 것은 모두 환자들의 의구심에서 나온 말이다.

위암은 배가 아프다

위 암뿐만 아니라 대장암, 췌장암 등 모든 암이 배가 아프고 통증이 생기기는 하지만 초기에는 전혀 증상이 없는 것이 특징이다. 따라서 통증이 심하면 심할수록 병이 깊어진 경우가 많다. 모든 종류의 암은 증상이 없는 초기에 발견하여야만 수술로써 완치가 가능하다. 따라서 조기에 암을 발견하려면 암이 잘 걸리기 시작하는 40세부터는 매년 증상이 없어도 정해 놓고 일 년에 한 번씩 종합적인 암 검사를 하는 것이 중요하다. 남자는 위암, 폐암, 간암, 대장암, 췌장암, 전립선암 등에 걸리기 쉽고 여성은 자궁암, 유방암에 잘 걸린다.

때로는 암이 생겨서 암 덩어리가 겉에서 만져져도 증상이 없는 경우가 많으며 특히 우측 대장암의 경우에는 종괴가 만져져도 별 증상이 없는 경우가 흔하다.

죽을 먹으면 소화가 잘된다

배가 아파서 병원에 찾아가면 검사를 해보아서 큰 이상이 없어도 약을 투약하면서 무조건 죽을 먹으라고 권하는 경우가 있다.

어느 환자가 의사의 지시대로 3개월 동안 죽을 먹었는데 하도 죽 먹기가 지겹고 체중이 계속 줄어서 다시 진찰을 받으러 왔다고 했다. 죽만 먹으니 영양이 모자라서 체중이 주는 것은 당연한 이치이다.

여러분들도 음식을 잘 먹고 나서 무슨 이유로든지 토했을 때 그 내용물이 어떤지를 보았을 것이다. 아무리 딱딱한 음식도 침을 잘 섞어서 곱게 씹어서 먹으면 마시는 물과 섞여서 위 속에서는 죽과 같은 상태가 된다.

사람은 어느 정도 딱딱한 내용물이 음식에 섞여 있어서 씹어서 먹을 때 음식의 맛을 느낄 수 있고 먹는 행복감을 느끼게 되며 소화효소의 분비를 촉진하고 또 씹는 작용이 구강이나 치아를 잘 유지하게 한다.

실제로 죽을 먹으면 편한 감이 드는 경우가 많지만 어떤 종류의 위장병이든지 반드시 죽을 먹어야 하는 경우는 거의 없다. 크론병이나 궤양성 대장염과 같이 장 점막의 출혈이 흔한 경우에는 음식에 섬유질이 덜 섞여 있어서 도움이 될 수 있다.

또 위장관을 수술 후 또는 오랫동안 금식을 한 경우에는 처음부터 정상적인 식사를 하면 설사가 나고 견디기가 어려울 때가 있으므로 이 때에는 미음부터 시작하여 차츰 정상적인 식사로 옮겨가는 것이 현명하다.

필자가 잘 아는 사람이 몇 년 전에 국내에서 조기위암을 발견한 후 독일에 연줄이 닿아서 독일에 가서 수술을 받았는데 수술한 이후에 음식을 먹을 수 있게 되니까 곧바로 비프스테이크를 먹으라고 주어서 놀랐다는 말을 들었다.

거의 모든 위장병에서 죽을 먹을 필요가 없다. 혹시 입맛이 몹시 없어서 음식을 먹고 싶은 생각이 없을 때 씹지 않고 잘 넘어가는 죽이 먹기에 편한 장점이 있을 수는 있다. 반드시 죽을 먹는 것이 좋다면 영양 섭취를 고려해서 고기죽이나 영양분이 골고루 들어 있는 죽을 만들어서 먹는 것이 좋다. 어떤 사람들은 환자에게 평소에는 먹지 않는 깨죽이나 녹두죽을 쑤어서 권하는 경우가 있는데 건강한 사람이 별식으로 먹는다면 모를까 별로 큰 의미가 없다.

위장병에는 음식을 가려 먹어야 한다

혹시 한방 병원에 가면 무엇 무엇은 먹지 말아라 하고 먹어서는 안 될 음식이 매우 많다. 그러다보면 도대체 괜찮은 음식이 무엇인지 모르게 될 때가 많다.

필자는 한의사가 아니라서 모르겠으나 사람의 몸은 여러 가지 음식을 골고루 먹게 되어 있다. 성인은 되도록 육류를 덜 섭취하고 신선한 채소를 많이 섭취하는 것이 좋다. 또 어떤 음식을 먹어 보아서 불편하면 구태여 그 음식을 먹을 필요는 없다. 음식이 너무 짜거나 매운 것도 위장에 부담을 주므로 되도록 조미료를 덜 넣도록 하는 것이 좋다. 소금을 일부러 먹는 동물은 사람뿐이다.

밀가루 음식만 먹으면 소화가 안 된다고 주장하는 사람들이 있다. 서양에는 셀리악 병이라고 해서 밀가루로 만든 음식을 먹으면 소장이 위축되어서 흡수장애가 나타나는 병이 알려져 있으나 우리 나라에는 이 병에 대한 정확한 보고는 없다.

동양 사람은 서양 사람과 달리 우유 속의 당분인 유당을 분해하는 효소가 적은 사람이 많아서 우유를 마시면 설사를 하거나 가스가 차고 배가 더부룩할 수 있다. 이런 사람은 우유를 안 마시는 것이 좋다. 소화성 궤양 환자가 우유를 마시면 처음에는 위산을 중화하는 효과가 있지만 나중에는 우유 속에 있는 칼슘이 작용하여 반동적으로 위산 분비를 촉진하므로 소화성 궤양 환자는 우유를 많이 마시는 것이 좋지 않다는 주장도 있다.

위장병이 있다고 해서 특별히 가려야 하는 음식은 없다. 오히려 너무 음식을 가리다 보면 먹을 것이 없어서 영양이 나빠질 수 있다.

신 음식은 산(酸)이므로 위에 해롭다

신 김치, 신 과일 등은 시니까 산이므로 소화성 궤양 환자는 먹지 않아야 되는 것이 아니냐고 묻는 사람들이 있다.

원래 음식이 산성인가 알칼리성인가는 맛이 신가 안 신가에 의해서 결정되는 것이 아니라 그 음식을 태웠을 때 그 재가 산성인가 알칼리성인가로 결정된다. 대체로 육류는 산성이며 채소와 과일은 알칼리성이다. 신 음식이라고 하여도 실제로 과일이나 채소는 알칼리성이다.

또 소화성 궤양 환자는 신 사과나 신 음식을 피할 필요는 없고 특히 시다고 하더라도 과일을 많이 먹는 것이 좋다.

담석은 물을 많이 마시면 빠진다

우 리 몸 안에서 돌이 생기는 곳은 무수히 많다. 그 중에서도 유명한 곳이 담낭과 신장이다. 이 중에서 신장이나 요관에 있는 돌은 물을 많이 마시면 소변을 통해서 빠질 수가 있다. 그러나 담낭에 있는 담석은 물을 많이 마신다고 해도 빠지지 않으므로 수술로 제거해야 한다.

서양인의 담낭 담석은 대부분이 콜레스테롤 담석이므로 유디시에이(UDCA)와 같은 약으로 녹일 수 있지만 우리 나라 사람의 담낭 담석은 콜레스테롤에 다른 불순물이 많이 섞여 있고 특히 담도석은 빌리루빈석과 같은 색소석이 많아서 녹지 않는다.

한때 담석에도 신석에서처럼 체외 충격파 쇄석술을 이용하여 잘게 부서뜨려서 빠져나가게 하는 치료를 시도하여 보았으나 담석에서는 큰 효과가 없었다. 단, 췌장에 생기는 췌석의 경우에는 큰 것이 췌관에 있으면 체외 충격파 쇄석술을 이용하여 효과적으로 제거하는 경우가 많다.

간 기능이 정상이면 간은 문제가 없다

사람은 8시간마다 식사를 하는 것이 아니고 대개 깨어 있는 낮 동안에 세 끼 식사를 하고 밤에 자는 시간이 길다. 이와 같이 음식을 섭취하고 난 지 오래되거나 며칠을 굶어도 살 수 있는 것은 1차적으로 영양분을 간에 저장하였다가 필요에 따라서 내보내기 때문이다. 이것만으로 모자라게 되면 피하에 있는 지방을 소모하게 되고 신체 자신을 소모하여 살아 남게 되는 것이다.

우리가 음식을 섭취하면 림프관으로 흡수되는 지방분을 제외하고 피로 흡수된 탄수화물과 아미노산 등은 일단 문맥을 통하여 간으로 가서 저장이 되고 필요한 양만 온몸으로 내보내게 된다.

이와 같이 간은 대사를 조절하는 가장 중요한 역할을 하고 있다. 간의 역할을 나누어 보면 우선 합성기능이 있어서 핏속에 있는 알부민을 만들며, 콜레스테롤도 일부 합성하며 혈액의 응고에 관계되는 프로트롬빈, 피브리노겐 등을 합성한다.

또 배설 기능이 있어서 빌리루빈을 배설하며, 그 외에도 알코올이나 약을 간에서 해독시켜 배설한다. 간 기능을 알아보기 위해

피검사로 합성기능으로서 알부민, 프로트롬빈을, 배설 기능으로서 혈중 빌리루빈, 알카라인 포스파테이스 등을 측정하며, 간 세포의 파괴를 알아보기 위하여 혈중 지오티(GOT) 또는 다른 말로 에이에스티(AST), 지피티(GPT) 다른 말로는 에이엘티(ALT)를 본다.

급성 간염이나 만성 간염이라고 하더라도 활동성인 경우에는 혈중 GOT나 GPT가 상승한다. 그러나 이미 간경변증이 되었어도 신체의 필요에 충분히 대응하며 활동성인 염증이 없는 경우에는 간 기능은 얼마든지 정상으로 나타날 수 있다. 따라서 혈액 검사를 통해 간 기능이 정상이라고 하더라도 간경변증, 만성 간염, 지방간, 간암 등 중대한 병이 얼마든지 있을 수 있다.

설사를 하니까 영양 흡수가 안 되는 것은 당연하다

어떤 사람들은 매우 당연하다는 듯이 설사를 계속해서 영양 흡수가 안 되는데 어떻게 살이 찌겠느냐고 반문하기도 한다. 그러나 묽은 변을 본다고 모두 설사가 아니며 과민 대장에 의하여 묽은 변을 보는 경우에는 영양분 흡수에는 아무 지장이 없기 때문에 체중이 줄거나 하는 일은 없고 오히려 살이 찌기도 한다.

설사 중에서도 병적인 설사를 예를 들면, 흡수 장애 환자는 기름 설사가 있으며 영양분 흡수가 안 되는 것은 물론이며, 콜레라, 장티푸스 같은 전염병에 의한 설사에서는 그 병 자체로 말미암아 체중이 감소될 수는 있다. 즉 설사도 그 원인에 따라서 다르다.

섭취한 음식이 소화가 안 되고 그대로 나온다

어떤 사람은 먹은 음식이 그대로 변에 나온다고 주장을 한다. 그러나 먹은 음식이 그대로 나올 리는 만무하다. 전혀 소화가 안 되는 물질 예를 들면, 과일의 씨, 강한 채소 줄기들은 원래 소화가 안 되는 물질이므로 당연히 그대로 나오지만 먹은 밥이 그대로 나올 수는 없다.

어떤 병에서 위와 대장이 서로 들러붙어서 누공이 형성되는 경우에는 밥알이 직접 대변에 섞일 수 있다. 이런 경우는 암이 심하거나 궤양이 천공되어서 특수한 경우에만 나타난다.

대변 색깔은 노랗지만 먹는 음식에 따라서 색이 달라질 수가 있다. 대변 색깔이 노란 것은 담즙에 있는 빌리루빈이라는 색소 때문이다. 따라서 담즙이 분비되지 못하는 폐쇄성 황달환자의 대변은 마치 밥을 이겨놓은 것처럼 하얗게 보인다. 이것을 무담즙 대변이라고 하며 심한 간염, 담도암, 췌장암 등에서 담즙이 간에서 근본적으로 만들어지지 못하거나 만들어진 담즙이 담도가 막혀서 배설이 안 될 경우에 나타날 수 있다.

상부 위장에서 출혈이 있거나, 피가 섞인 음식을 먹은 경우에는 대변이 새까맣게 보여서 상부 위장관 출혈과 구분이 안 된다. 빈혈이 있어서 철분이 들어 있는 약을 먹어도 변이 검게 보이고 설사를 멎게 하는 약에도 비스무스 제제가 들어 있으면 변이 잿빛으로 보인다. 대변의 색깔이 달라지면 지금 먹고 있는 약과 관계가 있는 경우가 많다.

어떤 사람은 대변의 냄새가 다르다고 말한다. 물론 소화가 안 되

면 대변의 냄새가 달라지며 이것은 음식에 의해서도 차이를 보일
수 있다. 그러나 냄새만을 가지고 병을 알기는 어렵다.

방귀의 냄새는 음식물에 들어 있는 유황이 섞인 물질이 소화되
고 나서 대장의 장내 세균에 의해서 분해되어서 기체화하기 때문
에 나는 냄새이다. 사람의 방귀는 원래 대기 중에 있는 공기에 더
하여 수소, 메탄 등으로 되어 있으며 메탄이나 수소는 원래 무색
무취의 가스이다.

숙변이 나쁘다

숙변이라고 하는 말은 한방에서 사용하는 것으로 생각된다.
한방에서는 오래된 대변이 배설되지 않고 남아 있으면 병
을 일으킨다고 생각하는 것 같다. 그래서 이 때문에 실제로 장 세
척요법이 유행하고 있으나 대변을 제거하는 것 이외에 어느 정도
건강에 효과가 있는 지는 애매하다.

정상인들의 경우 변비가 있으면 얼마 만에 한 번씩 변을 보는 가
에 따라서 대변이 체내에 머물러 있는 시간이 다를 수 있다.

서양 의학적으로 숙변이 혹시 있다고 생각한다면 창자에 게실이
있고 그 게실의 입구가 좁은 경우에는 게실에 일단 내용물이 들어
가면 그곳에 머물면서 세균에 의하여 부패할 수 있다. 또 공피증
환자는 장의 운동이 약해져서 내용물이 장내에 오래 머물면서 부
패될 수 있다. 정상적으로 내용물이 통하지 않는 한쪽 끝이 막힌
맹장에 들어 있는 경우에도 비슷한 현상이 일어날 수 있다.

이렇게 내용물이 어느 한곳에 모여서 부패되면 독소가 방출되고 이로 말미암아 소화가 안 되고 설사를 하게 된다. 이런 현상을 맹장 증후군이라고 한다. 만약 이런 곳이 있으면 수술로 제거하여야 한다. 맹장 증후군이 서양 의학에서의 숙변이라고 할 수 있겠으나 정상인에서 숙변을 제거하면 건강에 도움이 된다는 것은 동의하기 어렵다.

회충이 있어서 배가 아프다

요즘도 연세가 드신 분들은 예전을 생각하여서 배가 아프면 횟배라고 하여서 약국에 가서 회충약을 사서 드신다.

지금은 도시에 사는 사람들에게서는 회충을 거의 볼 수 없고 필자도 일 년에 한 번 회충이 있는 환자를 볼까 말까 할 정도로 기억이 없다.

지금도 산골 벽지에 사는 사람들에게서는 있을 수 있지만 거의 볼 수 없게 된 이유는 아마도 채소에 인분을 사용하는 일이 없어졌기 때문이라고 생각된다.

예전에는 회충이 대유두를 통하여 담도로 들어가서 심한 복통을 일으키는 경우가 종종 있었으나 지금은 거의 볼 수 없다.

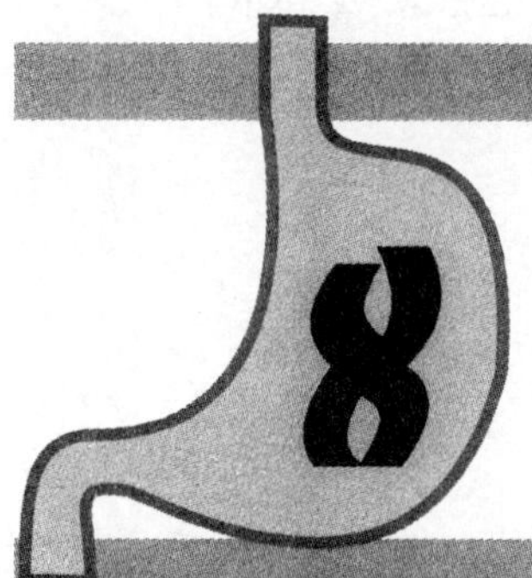

기타 질환과 위장병

여러 가지 다른 기관의 질환과
소화기 질환의 연관성, 노인이나
임산부의 위장병에 관하여 기술
한다. ♣

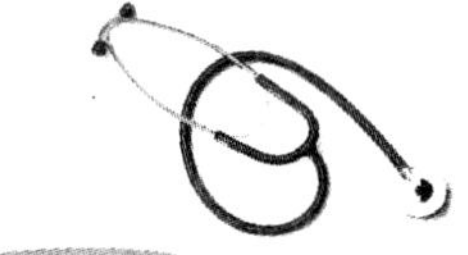

노인과 위장병

노인 인구가 점점 늘고 있으며 앞으로는 우리 나라에서도 노인의 건강이 큰 문제로 대두될 것이다.

의학적으로 노인이라고 하면 만 65세 이상의 연령을 말한다.

그러나 우리가 일반적으로 말하는 나이와 생리적인 체력의 나이와는 차이가 있을 수 있으며 살아가는 데 있어서 실제로는 체력의 나이가 더 중요하다.

85세 이상을 초고령이라고 한다. 이 나이의 환자가 암에 걸렸을 때의 수술 여부 등은 환자 본인의 의사를 묻지 않고 가족이 신체에 관한 중대한 결정을 내려도 대체로 무방하다.

노인에게는 여러 가지 특징이 있다.

첫째로 노인은 질병이 정확하게 발현이 안 되어서 진단이 늦어지는 경우가 많다.

노인이 되면 우선 병력을 정확하게 말하지 못하여 병을 알 수 없는 경우가 많다. 노인은 일반적으로 통증을 잘 느끼지 못한다. 또 진찰을 해도 이상이 잘 나타나지 않는다. 반드시 압통이 있어야 하는데도 압통이 없을 수도 있고, 열이 나야만 하는데도 전혀 열이 없을 수도 있다. 그래서 노인의 충수염은 터지기 쉽고, 담낭염도 매우 심해지기 전에는 발견이 안 된다. 이 때문에 노인은 별 것 아닌 것처럼 보이는 병이라고 하더라도 확실한 이상이 발견되면 집중적으로 정밀검사를 해볼 필요가 있다.

둘째로 예기치 않은 여러 가지 병이 숨어 있을 수 있다. 심장에 가는 혈류가 나쁜 협심증, 신부전증, 폐 기능 약화 등이 숨어 있을 수 있고, 엉뚱한 곳에 여러 종류의 암이 숨어 있을 수도 있으며, 며칠만 음식 섭취가 나빠도 곧 영양 부족과 전해질 이상이 나타나기 쉽다.

셋째로 이미 여러 장기가 쇠약해져 있으므로 어떤 병이 생기면 그 병이 아닌 다른 합병증 예를 들면, 핏속에 세균이 침입하는 패혈증, 심혈관 장애 등 여러 장기의 기능 부전이 연쇄적으로 발생되어서 사망하기 쉽다.

넷째로 어떤 약을 썼을 때 그 약을 배설하는 힘이 약해서 약의 부작용이 잘 나타나기 쉬우므로 주의해야 한다. 특히 위장약인 시메티딘과 신경안정제, 엔세이드의 사용에 주의해야 한다.

노인을 치료할 때는 치료의 목적이 생명의 무의미한 연장보다는 생의 질을 향상시키는 방향으로 노력하여야 한다. 즉 암이 있으면 조기에 발견하는 것이 중요하지 젊은 사람들의 경우처럼 질병의 지나친 예방을 위한 노력은 불필요하다.

현대의 복잡한 사회생활과 핵가족시대에 노인의 병은 주위의 무관심 때문에 증세가 악화된 후에야 발견되는 일이 허다하다.

노인의 변비는 세밀한 진단이 필요하다. 대장암이 있을 수 있고,

고혈압치료제 · 신경안정제 · 진통제 등이 변비를 일으킬 수 있다. 또 치아 상태가 나쁘면 섬유질의 섭취가 부족할 수도 있다. 변비가 너무 심하여 변이 직장에서 굳어버리면 직장에 점액 분비가 증가되어 오히려 설사처럼 보일 수 있다. 이것을 가성 설사라고 한다. 이런 경우에는 변비약이나 관장은 효과가 없고 장갑을 긴 손으로 대변을 일단 파내야만 다음에 약을 쓸 수 있다.

노인의 경우 항문 괄약근이 약하면 대변을 지릴 수 있다. 이것을 대변 실금이라고 하며 한두 번 이런 일이 생기면 정신적으로 상처를 입게 되어 외출을 꺼리게 된다. 노인의 대변 실금은 어려운 문제이지만 적극적으로 의사와 상의할 필요가 있다.

노인은 식도의 기능이 약하여 음식을 먹다가 사래가 들리기 쉽고 치아가 약하여 음식을 잘게 씹지 못하고 큰 덩어리로 삼키다가 식도에 걸리기도 한다. 담배를 피우거나 음주를 하는 할아버지에게서 식도암이 많다.

노인의 소화성 궤양은 위궤양이 많으며 퇴행성 관절염 등으로 인한 통증 때문에 엔세이드를 사용하는 경우가 많아서 위궤양이 잘 생긴다. 이런 엔세이드에 의한 궤양은 별로 통증을 호소하지 않을 수도 있지만 거대한 궤양을 잘 형성하며 출혈이나 천공이 젊은 사람에 비하여 훨씬 흔하다.

노인에게서 원인 모르는 철 부족성 빈혈이 생기면 반드시 엔세이드 사용에 의한 위궤양, 역류성 식도염, 우측 대장암 등의 병을 생각해야 한다.

노인의 경우 동맥경화증이 심하여 위장에 혈류가 간신히 흐르는 상태로 유지되고 있을 가능성이 많다. 따라서 어떤 원인으로 혈압이 떨어지면 위장관의 허혈이 생겨서 복통이 나타나고 창자가 썩기 쉽다.

소화기와는 관계가 없지만 노인의 건강에 있어서는 치매가 사회적으로 크게 문제가 되고 있고 치매의 조기 발견 및 치료가 세계적인 의학상의 연구과제로 남아 있으나 아직 마땅한 치료법이 없다.

당뇨병과 위장병

당뇨병은 췌장에서 분비되는 인슐린의 절대량, 또는 필요에 대한 상대적인 양이 모자라서 생기는 병이다.

핏속에 포도당의 농도가 올라가고, 심하면 이 포도당이 소변으로 그대로 빠져나가기 때문에 소변을 많이 보게 되며, 이로 말미암아 체내의 수분이 모자라서 갈증을 느끼게 되고 물을 많이 마시게 된다.

당뇨병은 그 자체가 심하면 케토산 혈증이라고 해서 위험한 경우도 있지만 당뇨가 오래되어서 동맥경화가 되고 뇌혈관, 심장, 피부, 신장 등 온몸에 합병증이 초래되어 결국은 사람을 폐인으로 만든다.

당뇨가 있고 뚱뚱하면서 고혈압이 있는 환자들이 많은데, 이런 사람들은 체중을 조절함으로써 당뇨뿐만 아니라 모든 증상이 좋아질 수 있다.

당뇨가 있으면 신체의 저항력이 떨어지고 동맥경화가 심해져서 몸에 있는 혈관들이 막히거나 기능이 나빠지며 뇌뿐만 아니라 내장에 있는 신경에도 신경염이 생겨서 기능이 나빠진다.

위장관의 신경기능이 약해져서 위장관 운동이 나빠지고 그 때문에 변비와 설사가 잘 생긴다. 변비가 심한 경우가 많지만 때로는 도저히 조절이 잘 안 되는 설사도 나타날 수 있어서 이런 설사를 당뇨병성 설사라고 해서 별도로 취급하고 있다.

혈당이 매우 높고 이 혈당의 대사가 매우 나빠지면 혈중에 케토산이 매우 증가하는 산혈증이 되기 쉽고 이렇게 되면 위가 갑자기 기능을 못 하고 확장되는 경우가 있다. 이런 경우를 급성 위확장이라고 한다. 증세가 심한 당뇨병 환자가 자꾸만 토하고 배가 아프다고 하며 커피 찌꺼기 같은 위 출혈에 의한 물을 토하면 케토산 혈증에 의한 위확장을 생각해야 한다. 당뇨의 정확한 조절이 절대로 필요하며 위 기능 촉진제로서 메토클로프로파마이드, 돔페리돈을 사용할 수 있다.

당뇨병 환자는 담낭에 담석증이 잘 생기고 담석이 있으면 담낭염이 잘 생기기 때문에 당뇨병 환자에게 담석이 있으면 반드시 수술을 하는 것을 원칙으로 하고 있다. 원래 정상인도 담석이 있지만 아무런 증상이 없으면 수술을 하지 않고 경과만 관찰한다. 또 담낭에 돌이 없어도 당뇨가 있으면 담낭염이 잘 생긴다. 이것을 무담석 담낭염이라고 하며 특히 노인에게 흔하고 처음에는 증상이 뚜렷하지 않기 때문에 늦게 발견되어서 치료가 어려운 경우가 많다.

당뇨병의 근본적인 문제가 되는 인슐린이라는 혈당 조절 호르몬은 원래 췌장의 랑게르한스섬에서 나오기 때문에 췌장을 전부 절제하거나 만성 췌장염이 있어서 췌장이 파괴되면 랑게르한스섬도 파괴되어서 근본적으로 인슐린의 절대량이 부족하게 된다. 이렇게 생기는 인슐린 절대량 부족에 의한 당뇨병을 1형 당뇨병이라고 하며 이 때에는 부족한 인슐린을 주사로 공급하는 치료가 필요하다. 뚱뚱한 사람처럼 실제로 인슐린의 분비는 증가되어 있지만 필요량을 충분히 채우지 못하는 경우를 2형 당뇨병이라고 한다. 따라서 급성 췌장염에서는 일시적으로, 만성 췌장염에서는 한 번 발생되면 영구히 당뇨가 생기게 된다.

또 췌장암이 있어도 당뇨가 생기거나 기존의 당뇨병이 갑자기 악화되며 복통이 생길 수 있다.

간 경화증이 있어서 간 기능이 약화되어도 가벼운 당뇨 증상이 생기지만 이것은 간이 근본적인 문제이며 그 자체는 별로 중대한 문제를 초래하지는 않는다.

임신과 위장병

임신에서 우선 위장관에 오는 영향으로는 입덧이 있다. 이것은 임신 처음 3개월 동안에 나타나며 10~15주에 가장 심하다. 15~90%의 임산부들이 입덧을 한다. 특히 초임이며, 젊고 뚱뚱한 임산부들이 입덧이 심하다. 특히 구토가 심해서 먹지 못하고 전해질이상이 생기면 이것을 과다입덧이라고 해서 영양제 주사 등의 치료를 해야 한다.

임신중에는 입덧과 더불어 자궁이 커지면서 위산의 역류가 심해져서 흉부 작열감을 호소하는 경우가 흔하다. 이 때에는 겔로 된 제산제를 우선 투여해보고 안 되면 양자 펌프 억제제를 사용할 수도 있다.

임신이 되어서 이미 배가 불러졌어도 충수염은 일반인과 똑같이 걸릴 수 있으며 이 때에는 충수가 오른쪽 윗배로 이동하며 천공이 되는 경우가 많으므로 특히 주의가 필요하다.

궤양성 대장염과 같은 만성 염증성 장질환이 있어도 임신을 할 수 있으며 특히 설파살라진을 장기간 사용하는 중에도 임신 및 태아에는 아무런 영향이 없다.

임신중에는 담낭이 늘어나고 운동이 저하되어 담낭 담석이 잘 생긴다.

임신중에는 변비가 잘 생기며 배가 불러지면서 치핵이 커지기도 한다. 특히 치핵이 큰 경우에는 출산 후에도 지속될 수 있다.

임신중에는 간에 미치는 영향이 중요하다. 특히 임신중에 생기는 황달이 중요한데 임산부 1500명에 1명 정도로 생긴다고 한다. 이 중에 특히 임신성 급성 지방간이라는 병은 36주 정도의 임신 말기에 나타나며 오심, 구토 및 복통을 동반하며 황달이 심해지고 갑자기 간이 위축이 되어서 간성 혼수, 또는 식도 정맥류 파열로 토혈을 하기도 하는 무서운 병이다. 그대로 두면 산모의 사망률이 79%에 이르나 최근에는 이 병으로 진단되면 조기 분만을 하고 모체를 치료하여 사망하는 일은 거의 없다.

간 질환은 임신중에도 일반 여성이 가질 수 있는 모든 종류의 다른 간 질환이 악화될 수도 있기 때문에 임신중에는 간에 대해서 특별히 신경을 써야 하며 정기적인 산전 체크가 중요하다.

임신성 담즙 울체성 황달이라고 하는 병이 있는데 이것은 임신 말기인 28~30주에 흔하고 출산하면 증세가 호전되지만 다음 임신시에 45~70%에서 재발하는 특징이 있다. 이 질환의 특징은 임신중에 갑자기 심한 소양증이 먼저 나타나고 이어서 며칠 있다가 눈의 흰자위가 노랗게 되는 황달이 발생된다. 이것은 위험한 병은 아니며 황달도 심하지 않다.

심장 질환과 위장병

심장병 환자가 복통을 일으키는 경우에는 어떤 심장병을 가지고 있는가하는 것이 중요하다. 심장판막증이 있고 심장 내에 혈전이 있으며 심방세동이 있는 경우에는 혈전이 조금씩 떨어져 나가서 말초기관의 혈관을 막을 수 있다. 그래서 뇌혈관이 막히면 반신 불수의 뇌졸중이 생길 수 있고 뱃속의 혈관이 막히면 창자의 허혈을 일으켜서 심한 복통을 일으키며 창자가 썩어서 수술을 해야 할 경우도 생긴다. 그러나 우회로가 생기면 썩지 않고 저절로 회복이 된다.

급성 심부전증이 생기면 숨이 차고 간이 갑자기 붓게 되므로 간이 있는 부위에 압통을 가지며 간이 커지고 오른쪽 윗배의 통증을 호소하게 된다. 그러나 교액성 심낭염과 같은 만성 심부전 환자는 통증보다는 오히려 간이 경화가 될 수 있고 복수가 차는 경우가 많다.

심근의 허혈에 의한 협심증은 그 통증이 가슴 한복판에서 느껴지며 일반적으로는 계단을 오르거나 힘든 일을 하거나 운동을 할 때 유발되며 보통 통증이 있는 시간이 5분을 넘지 않는다. 식도의 역류성 식도염, 호두까기 식도, 미만성 식도 경련 등 많은 종류의 식도의 운동이상이 있을 때에도 심장성 통증과 구분이 어렵다.

더군다나 니트로글리세린을 사용하면 통증이 멎는 등 치료에도 똑같이 반응하므로 진단이 혼동될 때가 많다. 따라서 심장성 통증이 아닌 것이 확인되면 흉통 환자는 식도에 대한 검사가 필요하다. 감기약이나 항생제를 먹을 때 물을 조금 마신 후 곧바로 눕는 경우에 항생제가 식도에 머물면서 식도 궤양을 형성하면 그 통증이 때로는 심근 경색증의 통증과 유사하게 아플 수 있다.

허혈성 심장병이 있어서 관상동맥에 스텐트를 삽입하거나 관상동맥 치환술을 시행한 경우, 심장 판막증이 있어서 인공판막을 삽입한 경우 등에는 일평생 동안 항응고제를 복용해야 하며 아스피린이나 다른 혈액 응고 방지제를 사용하는데 이런 약들은 소화 장애를 일으킬 수 있고 지나치면 복통과 위장관 출혈의 원인이 될 수도 있다.

호흡기 질환과 위장병

만성적으로 기침이 있는 환자에게 가끔 역류성 식도염이 있어서 역류된 산이 기도를 자극하여서 기침이 계속되는 경우가 있다. 만성 기침이 있는 환자에게 기관지 천식이나 만성 기관지염과 같은 호흡기 자체의 질환이 제외되면 이런 역류성 식도염을 고려하여서 양자 펌프 억제제를 써보면 극적으로 만성 기침이 없어지는 경우가 있다. 기관지 천식환자 가운데 일부에서도 이런 위산의 역류가 작용한다고 한다.

만성 기관지염이 있어서 호흡 부전이 있는 환자는 소화성 궤양이 자주 생긴다. 폐 기능이 나빠서 숨이 찬 사람이 소화가 안 된다고 말하는 경우가 많은데 이것은 합병증인 소화성 궤양도 원인이지만 결국은 전신적인 영향이 있기 때문이다.

폐암은 다른 암에 비하여 위장관에 전이가 잘된다. 또 위장관의 암이 폐에 전이되기도 한다.

CEA는 원래 대장암의 진단 및 치료경과를 관찰하는 데 쓰이는 혈액 검사로서 폐암 환자에서도 이것이 상승될 수 있다.

식도암은 기관지로 침윤되어서 식도-기관지 루가 형성될 수 있다. 이런 경우에는 음식을 먹으면 사래가 즉시 들리며 그대로 방치하면 사망한다. 이와 같이 식도의 질환은 옆에 있는 폐와 종격동에 영향을 줄 수 있다.

뇌 질환과 위장병

뇌 질환 중에서는 뇌종양, 뇌 혈전증, 뇌출혈, 뇌막염 등 뇌압이 증가하는 병이 있으면 두통이 심하며 구토를 하게 된다. 이런 경우에 구토는 먹은 것과 관계 없이 느닷없이 토하는 경우가 많다. 이런 구토를 분출성 구토라고 한다.

뇌출혈이나 심한 화상 등의 신체적 스트레스가 극도에 달하는 질병이 생기면 위 점막이 스트레스에 반응하여 급성 궤양을 형성하며 때로는 출혈을 일으킨다. 이런 뇌출혈의 원인으로 인하여 위에 급성 궤양이 생기는 것을 쿠싱 궤양이라고 한다.

간질 중에서도 복부 간질이 있는데 이 경우에는 일정한 기간 동안 심한 복통이 있다가 멎으며 발작과 발작 사이에는 아무렇지도 않다. 이런 복부 간질의 경우에도 자세히 관찰하면 간질의 다른 증상으로서 잠깐 동안 정신이 나간 것같이 멍해지는 의식장애가 있거나, 순간적으로 다른 사람이 된 것 같은 성격장애, 눈이나 안면 근육 등 일부 근육이 자율적으로 경련을 일으키거나, 신체의 한 부분에 이상 감각이 느껴지는 등 다양한 증상이 있다. 때로는 증상이 있기 전에 전구 증상을 동반한다. 발작이 있을 때에 이상 뇌파를 발견함으로써 진단한다.

복부 편두통이라고 하는 것도 있다. 이것도 복부 간질과 구분이 어려울 때가 많다. 편두통은 전체 인구의 10%에서 나타나는 질환으로서 스트레스에 대한 반응으로 나타나는 두통이다. 한쪽 머리가 아프고 욱신거리는 통증이 있으며 권태감, 눈이 부시거나 입맛이 떨어지고 오심·구토·복통 등을 동반하다. 복부 편두통이 생기기 전에 전구 증상으로서 가끔 권태감이 있고 졸리며 통증이 1~6시간 지속되다 가라앉곤 한다.

이 밖에 납중독 환자에게 이상한 복통이 생길 수 있다. 이런 병은 사지의 한 곳에 마비가 오거나 일시적인 정신 이상이 생기는 등 신경계의 이상을 동반할 수 있다. 납중독은 어린이가 집안의 페인트를 긁어먹을 경우 걸릴 수 있으며 예전에는 집에서 만든 환약을 먹어서 많이 걸렸다. 왜냐하면 이 환약의 겉에 바르는 약에 납이 많이 함유되어 있었기 때문이다.

납중독이 되면 적혈구가 작아지는 빈혈이 생기고, 원인도 없이 몹시 배가 아프며, 손목을 들 수 없는 것과 같은 신경마비가 올 수 있고, 정신 이상이 생길 수도 있다.

지금은 납을 빨리 배설시키는 약이 개발되어 있다.

포르피리아라는 병은 헤모글로빈의 구성 요소인 힘이라는 물질의 대사 이상에 의해 생기는 병이다. 이 병에 걸리면 이해할 수 없는 복통이 잘 일어나고 젊은 여자들이 잘 걸린다. 생리시에 병세가 심하고, 피임약을 쓰면 악화되는 경우가 있다. 신경마비, 고혈압, 정신이상이 생길 수도 있다. 발작시에는 소변의 색깔이 포르

포빌리노젠 물질의 배설 때문에 색깔이 적갈색으로 변하는 특징
이 있다.

가림출판사 · 가림M&B · 가림Let's에서 나온 책들

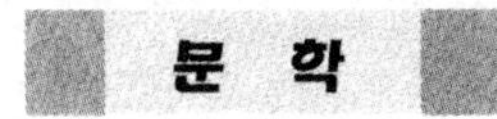

바늘구멍
켄 폴리트 지음 · 홍영의 옮김

미국 추리작가 협회의 최우수 장편상을 받은 초유의 베스트 셀러로 전쟁을 통한 두뇌싸움을 치밀하고 밀도 있게 그려낸 추리소설.　신국판 / 342쪽 / 5,300원

레베카의 열쇠
켄 폴리트 지음 · 손연숙 옮김

최고의 모험, 폭력, 음모 그리고 미국적인 열정 속에 담긴 두 남녀의 사랑이야기를 독자들의 상상을 뒤엎는 확실한 긴장감으로 마지막까지 흥미진진한 켄 폴리트의 장편 추리소설.
신국판 / 492쪽 / 6,800원

암병선
니시무라 쥬코 지음 · 홍영의 옮김

금세기 최대의 난적인 암을 퇴치하기 위해 7대양을 누빌 암병선을 무대로 인간생명의 존엄성을 지키기 위해 불의와 맞서는 시라도리 선장의 꿋꿋한 의지와 애절한 암환자들의 심리가 생생하게 묘사된 근래 보기드문 걸작.　신국판 / 300쪽 / 4,800원

첫키스한 얘기 말해도 될까
김정미 외 7명 지음

이 시대의 젊은 작가 8명이 가슴속 깊이 간직했던 나만의 소중한 이야기를 살짝 털어놓은 상큼한 비밀 이야기.
신국판 / 228쪽 / 4,000원

사미인곡 上 · 中 · 下
김충호 지음

파란만장한 일생을 보낸 정철의 생애를 통해 난세를 살아가는 우리에게 삶의 지혜와 기쁨을 선사하는 대하 역사 소설.
신국판 / 각 권 5,000원

이내의 끝자리
박수완 스님 지음

앞만 보고 살아가는 우리에게 자신을 뒤돌아볼 수 있는 여유를 갖게 해주는 승려시인의 가슴을 울리는 주옥 같은 시집.
국판변형 / 132쪽 / 3,000원

너는 왜 나에게 다가서야 했는지
김충호 지음

세상에 대한 사랑의 아픔, 그리움, 영혼에 대한 고뇌를 달래야 했던 시인이 살아 있는 영혼을 지닌 이들에게 전하는 사랑의 메시지.　국판변형 / 124쪽 / 3,000원

세계의 명언
편집부 엮음

위인이나 유명인들의 글, 연설문 혹은 각 나라에서 전해져 오는 속담을 통하여 지난날을 되새겨보는 백과전서로서, 오늘을 반성하는 교과서로서, 그리고 미래를 설계하는 참고서로서 역할을 해줄 것이다.　신국판 / 322쪽 / 5,000원

여자가 알아야 할 101가지 지혜
제인 아서 엮음 · 지창국 옮김

남녀가 함께 살면서 경험으로 터득한 의미심장하면서도 재미있는 조언들을 발췌한 내용으로 독신의 삶을 청산하려는 이들이 알아야 할 유용하고 상상력 풍부한 힌트로 가득찬 감동의 메시지이다.　4 · 6판 / 132쪽 / 5,000원

현명한 사람이 읽는 지혜로운 이야기
이정민 엮음

현대를 살아가는 우리들에게 삶의 가치를 부여해주고 자기 성찰의 기회를 갖게 해준다.　신국판 / 236쪽 / 6,500원

성공적인 표정이 당신을 바꾼다
마츠오 도오루 지음 · 홍영의 옮김

고통스러울 때, 괴로울 때, '그럼에도 불구하고'의 스마일을 통해 자신뿐만 아니라 주위 사람들의 마이너스 사고를 플러스 사고로 바꾸어서 사람의 마음을 움직이며, 그리고 사람의 마음에 남는 최고의 웃는 얼굴을 만드는 비법 총망라!
신국판 / 240쪽 / 7,500원

태양의 법
오오카와 류우호오 지음 · 민병수 옮김

불법 진리 사상의 윤곽과 그 목적 · 사명을 명백히 함으로써 한 사람 한사람의 인간이 깨달음을 추구하고 영적으로 깨우치기 위한 명확한 방향을 제시하였다.　신국판 / 246쪽 / 8,500원

영원의 법
오오카와 류우호오 지음 · 민병수 옮김

일찍이 설해졌던 적도 없고 앞으로도 설해지지 않을 구원의 진리를 한 권의 책에 이론적 형태로 응축한 기본 삼법의 완결편.
신국판 / 240쪽 / 8,000원

옛 사람들의 재치와 웃음
강형중 · 김경익 편저

옛 사람들의 재치와 해학을 통해 한문의 묘미를 터득하고 한자를 재미있게 배우며 유머감각까지 높일 수 있는 일석삼조의 효과 만점.　신국판 / 316쪽 / 8,000원

지혜의 쉼터
쇼펜하우어 지음 · 김충호 엮음

쇼펜하우어의 철학체계를 통하여 풍요로운 삶의 지혜를 얻고 기쁨을 얻을 수 있도록 꾸며 놓은 철학이야기.
4 · 6판 양장본 / 160쪽 / 4,300원

헤세가 너에게
헤르만 헤세 지음 · 홍영의 엮음

순수한 애정과 자유를 갈구하는 헤세의 아름다운 세상을 통한 깨끗한 정신세계를 공유할 수 있는 기회를 제공.
4 · 6판 양장본 / 144쪽 / 4,500원

사랑보다 소중한 삶의 의미
크리슈나무르티 지음 · 최윤영 엮음

금세기 최고의 사상가이자 철학자인 크리슈나무르티가 인간의
정신적 사고의 구조와 본질을 규명하여 인간의 삶에 대한 가장
완벽한 해답을 제시. 신국판 / 180쪽 / 4,000원

장자-어찌하여 알 속에 털이 있다 하는가
홍영의 엮음

동양 사상의 저변에 흐르고 있는 자연에의 경외감을 유감없이
표현한 장자를 통하여 인간 본연의 자세로 돌아가 나를 돌아보
는 계기를 만들어 주는 책. 4 · 6판 / 180쪽 / 4,000원

논어-배우고 때로 익히면 즐겁지 아니한가
신도희 엮음

인간에게 필요불가결한 윤리와 도덕생활의 교훈들을 평이한
문체로 광범위하게 집약한 논어의 모든 것!!
4 · 6판 / 180쪽 / 4,000원

맹자-가까이 있는데 어찌 먼 데서 구하려 하는가
홍영의 엮음

반성과 자책을 통해 잃어버린 양심을 수습하고 선으로 복귀할
것을 천명하는 맹자 사상의 집대성!! 4 · 6판 / 180쪽 / 4,000원

건 강

식초건강요법
건강식품연구회 엮음 · 신재용(해성한의원 원장) 감수

가장 쉽게 구할 수 있고 경제적인 식품이면서 상상할 수 없을
정도로 뛰어난 약효를 지닌 식초의 모든 것을 담은 건강지침
서! 신국판 / 224쪽 / 6,000원

아름다운 피부미용법
이순희(한독피부미용학원 원장) 지음

피부조직에 대한 기초 이론과 우리 몸의 생리를 알려줌으로써
아름다운 피부, 젊은 피부를 오래 유지할 수 있는 비결 제시!
신국판 / 296쪽 / 6,000원

버섯건강요법
김병각 외 6명 지음

종양 억제율 100%에 가까운 96.7%를 나타내는 기적의 약용버
섯 등 신비의 버섯을 통하여 암을 치료하고 비만, 당뇨, 고혈
압, 동맥경화 등 각종 성인병 예방을 위한 생활 건강 지침서!
신국판 / 286쪽 / 8,000원

성인병과 암을 정복하는 유기게르마늄
이상현 편저 · 민형기 감수

최근 들어 각광을 받고 있는 새로운 치료제인 유기게르마늄을
통한 성인병, 각종 암의 치료에 대해 상세히 소개.
신국판 / 304쪽 / 7,000원

난치성 피부병
생약효소연구원 지음

현대의학으로도 치유불가능했던 난치성 피부병인 건선 · 아토

피(태열)의 완치요법이 수록된 건강 지침서.
신국판 / 232쪽 / 7,500원

新 방약합편
정도명 편역

약물의 성질과 효능을 쉽게 꾸며 놓아 자신의 병을 알고 증세
에 맞춰 스스로 처방을 할 수 있는 가정 한방 주치의 역할을 해
준다. 증상과 처방에 따라 가정에서 조제할 수 있는 보약 506
가지 수록. 신국판 / 416쪽 / 15,000원

자연치료의학
오홍근(신경정신과 의학박사 · 자연의학박사) 지음

대한민국 최초의 자연의학박사가 밝힌 신비의 자연치료의학으
로 자연산물을 이용하여 부작용 없이 치료하는 건강 생활 비법
공개!! 신국판 / 472쪽 / 15,000원

약초의 활용과 가정한방
이인성 지음

현대과학이 밝혀낸 약초의 신비와 활용방법을 수록하여 가정
에서도 주변의 흔한 식물과 약초를 활용하여 각종 질병을 간편
하게 예방 · 치료할 수 있는 비법제시. 신국판 / 384쪽 / 8,500원

역전의학
이시하라 유미 지음 · 유태종 감수

일반상식으로 알고 있는 건강상식에 대해 전혀 새로운 관점에
서 비판하고 아울러 새로운 방법들을 제시한 건강 혁명 서적!!
신국판 / 286쪽 / 8,500원

이순희식 순수피부미용법
이순희(한독피부미용학원 원장) 지음

자신의 피부에 맞는 관리법으로 스스로 피부관리를 할 수 있는
방법을 제시하고 책 속 부록으로 천연팩 재료 사전과 피부 타
입별 팩 고르기. 신국판 / 304쪽 / 7,000원

21세기 당뇨병 예방과 치료법
이현철(연세대 의대 내과 교수) 지음

세계 최초 유전자 치료법을 개발한 저자가 당뇨병과 대항하여
가장 확실하게 이길 수 있는 당뇨병에 대한 올바른 이론과 발
병시 대처 방법을 알기 쉽게 상세히 수록!
신국판 / 360쪽 / 9,500원

신재용의 민의학 동의보감
신재용(해성한의원 원장) 지음

주변의 흔한 먹거리를 이용하여 신비의 명약이나 보약으로 활
용할 수 있는 건강 지침서로서 저자가 TV나 라디오에서 다 밝
히지 못한 한방 및 민간요법까지 상세히 수록!!
신국판 / 476쪽 / 10,000원

치매 알면 치매 이긴다
배오성(백상한방병원 원장) 지음

자연의 생기를 빨아들이면서 마음을 다스리는 B.O.S.요법으로
뇌세포의 기능을 활성화시키고 엔돌핀의 분비효과를 극대화시
켜 증상에 맞는 한약 처방을 병행하여 치매를 치유하는 획기적
인 치유법을 한의학 가문의 비방을 3대째 이어오고 있는 저자
가 이해하기 쉽게 제시하였다. 신국판 / 312쪽 / 10,000원

21세기 건강혁명 밥상 위의 보약 생식
최경순 지음

항암식품으로, 아름다운 몸매를 유지하면서 할 수 있는 다이어
트식으로, 젊고 탄력적인 피부를 유지할 수 있게 해주는 자연
식으로의 생식을 소개하여 현대인들의 건강 길라잡이가 되도

록 하였다.   신국판 / 348쪽 / 9,800원

기치유와 기공수련
윤한홍 (기치유 연구회 회장) 지음

기 수련을 통해 길러지는 기치유는 누구나 노력만 하면 개발할
수 있고 활용할 수 있는 능력임을 강조하는 저자가 기 수련 방
법과 기치유 개발 방법을 자세하게 소개하고 있다.
신국판 / 340쪽 / 12,000원

만병의 근원 스트레스 원인과 퇴치
김지혁 (김지혁한의원 원장) 지음

현대를 살아가는 사람들에게 스트레스는 피할 수 없는 존재.
만병의 근원인 스트레스를 속속들이 파헤치고 예방법까지 속
시원하게 제시!!   신국판 / 324쪽 / 9,500원

김종성 박사의 뇌졸중 119
김종성 지음

우리나라 사망원인 1위. 뇌졸중 분야의 최고 권위자인 저자가
뇌졸중의 예방에서 치료법까지 상세하게 제시한 건강서. 일상
생활에서의 건강관리부터 환자간호에 이르기까지 뇌졸중의 모
든 것을 수록. 신국판 / 356쪽 / 값 12,000원

탈모 예방과 모발 클리닉
장정훈 · 전재홍 지음

미용적인 측면과 우리가 일상적으로 고민하고 궁금해 하는 털
에 관한 내용들을 피부과 전문의인 저자들의 치료 경험을 토대
로 다양하고 재미있게 예들을 들어가면서 흥미롭게 구성. 저자
들의 글을 풀어가는 입담을 느낄 수 있는 편집도 이 책의 또다
른 특징.   신국판 / 290쪽 / 값 8,000원

구태규의 100% 성공 다이어트
구태규 지음

하이틴 영화배우의 다이어트 체험서.
저자만의 다이어트법을 제시하면서 바람직한 다이어트에 대해
서도 알려준다. 건강하게 날씬해지고 싶은 사람들을 위한 필독
서! 4 · 6배판 변형 / 240쪽 / 값 9,900원

암 예방과 치료법
이춘기 지음

현재 미국 암센터에서 활동하고 있는 저자가 암환자와 가족들
을 위해서 암을 쉽게 해설해 놓은 책.
암의 치료방법에서부터 합병증의 예방 및 암이 생기기 전에 알
수 있는 방법에 이르기까지 상세하게 해설해 놓았다.
신국판 / 296쪽 / 값 11,000원

알기 쉬운 위장병 예방과 치료법
민영일 지음

소화기관인 위와 관련 기관들의 여러 질환을 발병 원인. 증상.
치료법을 중심으로 알기 쉽게 해설해 놓은 건강서.
속이 쓰리거나 음식을 삼킬 때 가슴이 막히는 증상 때문에 걱
정이 되는 독자들은 이 책으로 근심을 한 방에 날려버릴 수 있
다. 신국판 / 328쪽 / 값 9,900원

성장클리닉 (배오성)	**사혈요법** (정지천)
홍채학 (김성훈)	**항암식품** (신재용)
발건강학 (최미회)	**카이로프랙틱** (이승원)
간클리닉 (전재웅)	**녹차와 건강** (석자연스님)
자연피부미용 (이순희)	**생활인의 선체조** (혜원스님)
고혈압 (이정균)	

<table>
<tr><td style="background:gray"> </td><td style="background:gray">교　육</td><td style="background:gray"> </td></tr>
</table>

우리 교육의 창조적 백색혁명
원상기 지음

자라나는 새싹들이 기본적인 지식과 사고를 종합적 · 창조적으
로 발전시켜 창조적인 사고능력을 배양할 수 있도록 한 교육지
침서. 신국판 / 206쪽 / 6,000원

육아아이디어 263
생활컨설턴트그룹 엮음 · 한양심 옮김

세상에서 가장 예쁘고 소중한 우리 아기에게 언제나 여유로우
면서도 무슨 일이든 척척 처리하는 현명한 신세대 엄마가 되기
위한 최신 육아 정보 수록! 신국판 / 318쪽 / 6,000원

현대생활과 체육
조창남 외 5명 공저

현 체육대학 체육과 교수들이 저술한 생활체육의 모든 것으로
건강의 개념 및 체력의 개요를 비롯한 각종 현대병의 원인과
예방 및 운동요법에 대한 이론과 요즘 각광받는 골프 · 스키 ·
볼링 등의 레저스포츠 분야로 나눠 체육학을 전공하는 학생들
및 일반인들이 관심 있는 부분까지 총망라!!
신국판 / 340쪽 / 10,000원

퍼펙트 MBA
IAE유학네트 지음

기존의 관련 도서들과는 달리 Top MBA로 가는 길을 상세하고
완벽하게 수록하였으며, 또 톱 비즈니스 스쿨 지원자들에게 있
어 가장 큰 애로사항 가운데 하나인 에세이를 쉽게 작성할 수
있는 작성법과, 톱 비즈니스 스쿨에 합격한 학생들의 원문도
수록하여 톱 MBA를 꿈꾸는 지원자들에게 가장 완벽하고 충실
한 최신의 정보를 제공해 줄 것이다. 신국판 / 400쪽 / 12,000원

유학길라잡이 I -미국편
IAE유학네트 지음

미국으로의 유학 · 연수준비생을 위한 알짜배기 최신정보서!!
미국의 교육제도 및 유학을 가기 위해서 준비해야 할 절차, 미
국 현지 생활 정보, 최신 비자정보 등을 한 눈에 볼 수 있는 유
학길잡이. 4 · 6배판 / 372쪽 / 13,900원

유학길라잡이 II - 4개국편
IAE유학네트 지음

영어권 국가로의 유학 · 연수준비생을 위한 알짜배기 최신정보
수록!! 영국 · 캐나다 · 호주 · 뉴질랜드의 현지 정보 · 교육제도
및 각 국가별 학교의 특화된 교육내용 완전 수록!!
4 · 6배판 / 348쪽 / 13,900원

조기유학길라잡이.com
IAE유학네트 지음

영어권으로 나이 어린 자녀를 유학보내기 위해 준비중인 학부
모 및 준비생들이 반드시 읽어야 할 필독서!!
영어권 나라의 교육제도 및 학교별 데이터를 완벽하게 수록하
여 유학정보서의 질을 한 단계 상승시킨 결정판!!
4 · 6배판 / 428쪽 / 15,000원

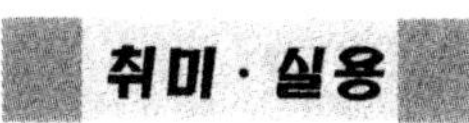

취미 · 실용

김진국과 같이 배우는 **와인의 세계**
김진국 지음

포도주 역사에서 분류, 원료 포도의 종류와 재배, 양조 · 숙성 · 저장, 시음법, 어울리는 요리에 이르기까지 일반인의 관심사와 함께 와인의 유통과 소비, 와인 시장의 현황과 전망 등 산업적 부분까지 다루었다.
특히 와인소매점과 레스토랑 종사자들을 겨냥, 와인 판매 요령, 와인의 보관과 재고의 회전뿐만 아니라 고객에게 와인을 권하고 추천할 수 있는 능력, '와인 양조 비밀의 모든 것'을 동영상으로 제작한 CD까지, 와인의 모든 것이 담긴 종합학습서.
국배판 변형양장본(올 컬러판) / 208쪽 / 30,000원

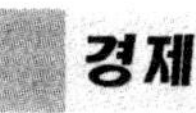 

경제 · 경영

CEO가 될 수 있는 **성공법칙 101가지**
김승룡 편역

21세기를 맞이하면서 새롭게 떠오르는 분야가 바로 'CEO'의 탄생이다. 냉혹한 기업 세계의 현실에서 높은 성장과 수익을 달성하기 위해서는 최고 경영자로서의 자질을 갖춰야 한다.
이 책은 미래의 CEO를 위한 획기적인 경영실용서로서 또 한 번의 경제위기를 겪고 있는 우리의 현실을 극복하고 일어설 수 있는 리더로서의 역할과 책임에 대한 명확한 해답을 제시해줄 것이다.   신국판 / 320쪽 / 9,500원

정보소프트
김승룡 지음

홍수처럼 쏟아지는 정보를 수집 · 분석하여 효과적으로 활용하는 방법을 총망라한 정보 전략 완벽 가이드!!
신국판 / 324쪽 / 6,000원

기획대사전
高橋憲行 지음 · 홍영의 옮김

무한경쟁시대 창업 전문가의 시대에서 성공할 수 있는 것은 완벽한 기획에서만 가능하다. 저자가 신사업 기획안과 지역 활성화의 프로젝트맨으로 수십 년간 활약하면서 얻은 경험과 체험을 토대로 엮은 완전 실용판 기획지침서로서 히트상품의 개발, 창업의 성공, 업무의 효율화, 성공적인 마케팅전략, 인재조직의 활용, 비용절감 등 기획에 관련된 모든 사항을 실례와 도표를 통하여 초보자에서 프로기획맨에 이르기까지 효율적으로 활용할 수 있도록 체계적으로 총망라하였다.
신국판 / 540쪽 / 16,500원

맨손창업 · 맞춤창업 BEST 74
양혜숙 지음

창업대행 현장 전문가가 추천하는 유망업종을 7가지 주제별로 나누어 수록한 맞춤창업서로 창업예비자들에게 창업의 길을 밝혀줄 발로 뛰면서 만든 실무 지침서!!
신국판 / 416쪽 / 12,000원

무자본, 무점포 창업! FAX 한 대면 성공한다
다카시로 고시 지음 · 홍영의 옮김

완벽한 FAX 활용법을 제시하여 가장 적은 자본으로 창업하려는 예비자들에게 큰 투자를 필요로 하지 않으면서 성공을 이끌어주는 길라잡이가 되는 실무 지침서.   신국판 / 226쪽 / 7,500원

성공하는 기업의 **인간경영**
중소기업 노무 연구회 편저 · 홍영의 옮김

무한경쟁시대에서 각 기업들의 다양한 경영 실태 속에서 인사 · 노무 관리 개선에 있어서 기업의 효율을 높이고 발전을 이룰 수 있는 원칙을 제시하고 있다.
아울러 인간경영에 관한 이론적 바탕과 실천적 내용이 잘 조화를 이루어 급변하는 21세기에 살아남을 수 있는 획기적인 이정표를 제시해줄 것이다.   신국판 / 368쪽 / 11,000원

21세기 IT가 세계를 지배한다
김광희 지음

21세기 화두로 떠오른 IT혁명의 경쟁력에 대해서 일반인들도 쉽게 이해할 수 있도록 전문가의 논리적이고 철저한 해설과 더불어 매장 끝까지 실제 사례를 곁들여 이 책을 통해 21세기 최정상에 오르는 방편을 터득하게 해줄 것이다.
신국판 / 380쪽 / 12,000원

경제기사로 부자아빠 만들기
김기태 · 신현태 · 박근수 공저

날마다 배달되는 경제기사를 꼼꼼히 챙겨보는 사람만이 현대생활에서 부자가 될 수 있다. 언론인의 현장감각과 학자의 전문성을 접목시킨 것이 이 책의 특성! 누구나 이 책을 읽고 경제원리를 체득, 경제예측을 할 수 있게 준비된 생활경제서적.
신국판 / 388쪽 / 12,000원

포스트 PC의 주역 **정보가전과 무선인터넷**
김광희 지음

이제 포스트 PC시대를 준비하자.
이 책은 포스트 PC의 주역으로 급부상하고 있는 정보가전과 무선인터넷 그리고 이를 구현하기 위한 관련 테크놀러지를 체계적으로 소개한 21세기의 현자(賢者)가 되기 위한 지침서이다.
신국판 / 356쪽 / 12,000원

성공하는 사람들의 **마케팅 바이블**
채수명 지음

마케팅의 A에서 Z까지 마케팅 박사가 최근의 이론을 보완하여 내놓은 마케팅 관련 실무서. 마케팅의 정보전략, 핵심요소, 컨설팅실무까지 저자의 노하우와 창의적인 이론이 결합된 마케팅서.

재테크 경제학(박근수)

백운산의 신세대 궁합
백운산 지음

인간의 운명을 예언하는 역리학의 대가이며, 매스컴을 통하여 잘 알려진 백운산 선생이 남녀궁합 보는 법뿐만 아니라 인간관계, 출세, 재물, 자손문제, 건강문제, 성격, 길흉관계 등을 미리 규명할 수 있도록 쉽게 풀어놓았다. 신국판 / 304쪽 / 9,500원

동자삼 작명학
남시모 지음

한글 성명만으로 사람의 운세를 예측할 수 있다. 최초의 한글 성명학으로 한글의 독창성 · 우수성 · 과학성을 운명철학 차원에서 검증한, 한국사람에게 알맞은 건물명 · 상호 · 물건명 등의 이름을 자신에게 맞는 한글이름으로 지을 수 있는 작명비법을 제시한다. 신국판 / 496쪽 / 15,000원

구성학의 기초
문길여 지음

좋지 않은 운(運)을 길운(吉運)으로 바꾸어 운명을 새롭게 변화시키는 방위학의 모든 것을 통하여 개인의 일생운 · 결혼운 · 사고운 · 가정운 · 부부운 · 자식운 · 출세운을 성공적으로 이끄는 비법 공개. 신국판 / 412쪽 / 12,000원

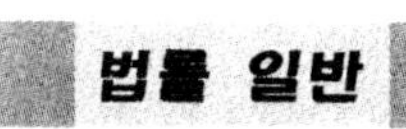

법률 일반

여성을 위한 성범죄 법률상식
조명원(변호사) 지음

성희롱에서 성폭력범죄까지 여성이었기 때문에 특히 말 못하고 당해야만 했던 이 땅의 여성들을 위한 성범죄 법률상식서. 사례별 법적 대응방법 제시. 신국판 / 248쪽 / 8,000원

아파트 난방비 75% 절감방법
고영근 지음

예비역 공군소장이 잘못 부과된 아파트 난방비를 최고 75%까지 줄일 수 있는 방법을 구체적인 법적 근거를 토대로 작성한 아파트 난방비 절감방법 제시. 신국판 / 238쪽 / 8,000원

일반인이 꼭 알아야 할 절세전략 173선
최성호(공인회계사) 지음

세법을 제대로 알면 돈이 보인다.
현직 공인중계사가 알려주는 합법적으로 세금을 덜 내고 돈을 버는 절세전략의 모든 것! 신국판 / 392쪽 / 12,000원

변호사와 함께하는 부동산 경매 닷컴
최환주(변호사) 지음

경매재테크의 성공을 위한 입찰준비에서 낙찰까지의 경매 입찰 테크닉을 경매 전문 변호사가 명쾌하게 해설한 실전 경매 완벽 가이드서. 신국판 / 364쪽 / 11,000원

혼자서 쉽고 빠르게 할 수 있는 소액재판
김재용 · 김종철 공저

소액재판 · 지급명령 · 민사조정제도는 변호사의 도움 없이도 나 혼자서 간단하고 빠르게 해결할 수 있는 법정분쟁해결방법이다. 나홀로 소액재판을 할 수 있도록 소장작성에서 판결까지

의 실제 재판과정을 상세하게 수록하여 이 책 한 권이면 모든 것을 완벽하게 해결할 수 있다. 신국판 / 312쪽 / 9,500원

"술 한 잔 사겠다"는 말에서 찾아보는 채권 · 채무
변환철 지음

현대인들의 삶은 채권 · 채무라는 법률영역으로부터 벗어나서 살 수 없기 때문에 채권 · 채무 관련 분쟁이 끊임없이 발생하고 있다. 이러한 사실에 착안하여 전문 변호사가 속시원하게 구수한 문장력으로 해설해주는 일반인들이 꼭 알아야 할 채권 · 채무에 관한 법률 사항을 빠짐없이 수록했다.
신국판 / 408쪽 / 13,000원

알기쉬운 부동산 세무 길라잡이
이건우 지음

부동산을 사거나 팔 경우, 상속을 받을 경우, 또는 부동산을 소유하고 있을 경우에 세금을 내야 한다는 사실을 모르는 사람은 없을 것이다. 이 책에서는 부동산에 관련된 모든 세금을 알기 쉽게 단계별로 해설하고 있다. 합리적이고 탈세가 아닌 적법한 절세법 제시. 신국판 / 400쪽 / 13,000원

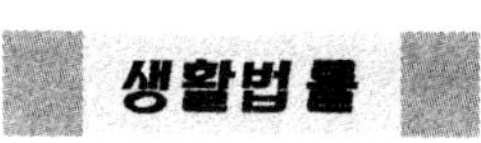

생활법률

부동산 생활법률의 기본지식
대한법률연구회 지음 · 김원중 감수

부동산관련 기초지식과 분쟁해결을 위한 노하우, 테크닉을 제시하고 권두 특집으로 주택건설종합계획과 부동산 관련 정부 주요 시책을 소개하였다. 신국판 / 480쪽 / 12,000원

고소장 · 내용증명 생활법률의 기본지식
하태웅 지음

독자들이 고소 · 고발의 법적 의미를 정확히 이해하고 스스로 고소 · 고발장을 작성할 수 있도록 예문과 서식을 함께 소개하여 문제 해결에 대응할 수 있도록 하였다. 또 민사소송에 대해서도 자세하게 설명하였으며 부록에는 형법과 형사소송법의 원문을 게재하여 법전 역할까지 할 수 있도록 하였다.
신국판 / 440쪽 / 12,000원

노동 관련 생활법률의 기본지식
남동희 지음

인터넷 노무 상담실을 운영하며 4만여 건 이상의 무료 상담을 계속하고 있는 저자의 상담 사례를 통해 문답식으로 속시원하게 풀어나가는 노동 관련 생활법률 해설의 최신 결정판이다. 아울러 취업규칙 · 단체협약 · 고용보험 관련 여러 가지 서류 및 직장 내 성희롱 예방 지도 지침 등과 같은 노동 관련 양식도 곁들였다. 신국판 / 528쪽 / 14,000원

외국인 근로자 생활법률의 기본지식
남동희 지음

외국인 연수협력단의 자문위원으로 오랜 시간 실무를 접했던 저자의 경험을 바탕으로 외국인 근로자의 체류자격 및 취업자격 등 법적 문제와 법률적 지위를 상세하게 다루었다.
신국판 / 400쪽 / 12,000원

계약작성 생활법률의 기본지식
이상도 지음

법을 전공하지 않은 사람이라도 국민생활과 직결된 계약법의 기초를 이루는 핵심 기본지식을 체계적으로 쉽게 이해할 수 있도록 했으며, 간단명료한 해설과 더불어 이와 관련된 계약서 작성 예문을 상세하게 예시함으로써 실제 상황에 활용가능하게 하였다. 신국판 / 560쪽 / 14,500원

지적재산 생활법률의 기본지식
이상도 · 조의제 공저

현대 산업사회에서 중요시되고 있는 특허, 실용신안, 의장, 상표, 저작권, 컴퓨터프로그램저작권 등 지적재산의 모든 것을 체계화하여 한 권으로 요약하였다. 아울러 지적재산 전체를 통틀어 다루되 상호 연관적으로 해설하여 실무에 직접 활용할 수 있도록 하였다. 신국판 / 496쪽 / 14,000원

부당노동행위와 부당해고 생활법률의 기본지식
박영수 지음

노사관계 이슈 중에서 주요 핵심사항인 부당노동행위와 정리해고 · 징계해고를 중심으로 간단 명료한 해설과 더불어 대법원 판례, 노동위원회에 의한 구제절차, 소송절차 및 노동부 업무처리지침을 소개하여 실질적인 도움이 되도록 하였다.
신국판 / 432쪽 / 14,000원

주택 · 상가임대차 생활법률의 기본지식
김운용 지음

전세업자들이 보증금 반환소송이나 민사소송, 경매절차까지의 모든 기본적인 흐름을 알 수 있도록 인터넷을 통한 실제 법률 상담을 전격 수록하였다. 이 책을 통하여 사전 분쟁을 막고 많은 시간과 비용 및 정신적 고통까지 당하는 소송이나 강제집행의 단계에 이르지 않고 문제 해결을 할 수 있도록 하였다.
신국판 / 480쪽 / 14,000원

하도급거래 생활법률의 기본지식
김진홍 지음

경제적 약자인 하도급업자를 위하여 하도급거래 관련 필수적인 법률사안들을 쉽게 해설함과 동시에 실무에 필요한 12가지 하도급표준계약서를 소개하여 공정한 하도급거래의 법률자문 역할을 할 수 있도록 하였다.
신국판 / 440쪽 / 14,000원

이혼소송과 재산분할 생활법률의 기본지식
박동섭 지음

이혼과 관련하여 해결해야 할 법률문제들을 저자의 실무경험을 바탕으로 명쾌하게 해설하였다. 아울러 약혼이나 사실혼과 기로 인한 위자료문제도 함께 다루어 가정문제로 고민하는 사람들에게 길잡이가 되도록 하였다. 신국판 / 460쪽 / 14,000원

부동산등기 생활법률의 기본지식
정상태 지음

등기를 하지 않으면 어떤 위험이 따르고, 등기를 하면 어떤 효력이 생기는가! 등기신청은 어떻게 하며, 필요한 서류는 무엇이고, 등기종류에는 어떤 것들이 있는가 등 부동산등기 전반에 걸쳐 일반인이 꼭 알아야 할 법률상식을 간추려 간단, 명료하게 해설하였다. 신국판 / 456쪽 / 14,000원

기업경영 생활법률의 기본지식
안동섭 지음

사업을 구상하고 있는 사람이나 현재 경영하고 있는 사람 및 관리실무자에게 필요한 법률을 체계적으로 알려줌으로써 성공적인 기업 경영자의 비전을 제시해준다. 또한 관련 법률서식과 서식작성 예문도 함께 소개하였다. 신국판 / 466쪽 / 14,000원

교통사고 생활법률의 기본지식
박정무 · 전병찬 공저

교통사고 관련 법률문제를 몰라 당황한 나머지 억울하게 피해를 보는 사람들이 많은 점을 고려하여 사고당사자가 쉽게 응용할 수 있도록 단계별 해결책을 제시함과 동시에 사고유형별 Q&A를 통하여 상세한 법률자문 역할을 하였다.
신국판 / 480쪽 / 14,000원

소송서식 생활법률의 기본지식
김대환 지음

일상생활과 밀접한 소송서식을 중심으로 소장작성부터 판결을 받을 때까지 그 절차마다 법원에 제출하는 순위에 따라 그 서식작성요령을 서식마다 항목별로 자세하게 설명하였다. 실제 "소장 작성례"를 예시하고 주요 항목마다 번호를 붙여 그에 따른 작성요령을 소장말미에 기재함으로써 독자 스스로 소송을 하는 데 실질적인 도움이 되도록 하였다.
신국판 / 480쪽 / 14,000원

호적 · 가사소송 생활법률의 기본지식
정주수 지음

모든 국민은 호적신고에 따라 그 신분관계의 발생 · 변경 · 소멸의 효력이 발생한다. 이 책은 개명, 성 · 본 창설, 취적절차 및 법원의 허가 및 판결에 의한 호적정정절차, 친권 · 후견절차, 실종선고 · 부재선고절차에 이르기까지 상세한 해설과 함께 신고서식 작성요령과 구비할 서류 및 재판절차에 대하여 자세히 설명하였다. 신국판 / 516쪽 / 14,000원

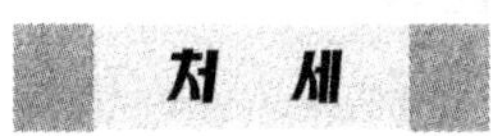

성공적인 삶을 추구하는 여성들에게 우먼파워
조안 커너 · 모이라 레이너 공저, 지창영 옮김

사회의 여성을 향한 냉대와 편견의 벽을 깨뜨리고 성공적인 삶을 이루려는 여성들이 갖추어야 할 자세 및 삶의 이정표 제시!!
신국판 / 352쪽 / 8,800원

聽 이익이 되는 말 話 손해가 되는 말
우메시마 미요 지음 · 정성호 옮김

상호 교류감이 있는 대화가 인생과 비즈니스를 성공으로 이끈다. 직장이나 집안에서 언제나 주고받는 일상의 화제를 모아 실음으로써 대화의 참의미를 깨닫고 비즈니스를 성공적으로 이끌기 위한 대화술을 키우는 방법 제시!!
신국판 / 304쪽 / 9,000원

성공하는 사람들의 화술테크닉
민영욱 지음

개인간의 사적인 대화에서부터 대중을 위한 공적인 강연에 이르기까지 어떻게 말하고 어떻게 스피치를 할 것인가에 관한 지침서. 자신의 경험을 바탕으로 한 이론을 통해 화술이 부족해서 사회에 적응하지 못하는 사람들에게 길라잡이가 된다.
신국판 / 320쪽 / 9,000원

성공을 부르는 사람 실패를 성공으로 만드는 사람 (번역서)

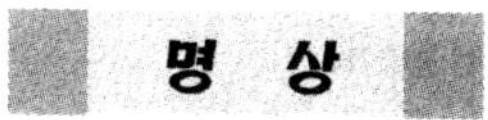

명상으로 얻는 깨달음
달라이 라마 지음 · 지창영 옮김

티베트의 정신적 지도자이자 실질적 지도자인 달라이 라마의
수많은 가르침 가운데 현대인에게 필요해지고 있는 인내에 대
해 문답형으로 풀어놓았다. 달라이 라마와 함께 풀어보는 인내
에 대한 이야기. 국판 / 320쪽 / 9,000원

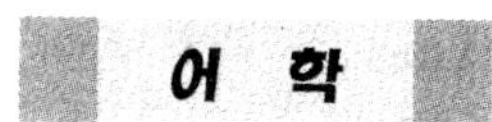

2진법 영어
이상도 지음

영어학습의 대혁명!!
2진법 영어의 비결을 통해서 기존 영어학습 방법의 단점을 말
끔히 해소시켜 주는 최초로 공개되는 고효율 영어학습 방법.
적은 시간을 투자하여 영어의 모든 것을 획기적으로 향상시킬
수 있는 비법을 제시한다. 4 · 6배판 변형 / 328쪽 / 13,000원

한 방으로 끝내는 영어
고제윤 지음

일상생활에서의 이야기를 바탕으로 하는 영어강의로 영어문법
은 재미없고 지루하다고 생각하는 이 땅의 모든 사람들의 상식
을 깨면서 학습 효과를 높이기 위한 공부방법을 제시하는 새로
운 영어학습서.
이 책으로 영어문법을 마스터하여 영어의 벽을 뛰어넘도록 하
자. 신국판 / 316쪽 / 9,800원

한 방으로 끝내는 영단어
김승엽 지음 / 김수경 · 카렌다 감수

일상생활에서 우리가 무심코 던지는 영어 한마디가 당신의 영
어수준을 드러낸다는 사실을 깨닫게 하는 영어 실용서. 풍부한
예문을 통해 참영어를 배우겠다는 사람, 무역업이나 관광 안내
업에 종사하는 사람, 영어권 나라로 이민을 가려는 사람들에게
많은 도움을 줄 것이다. 4 · 6배판변형 / 236쪽 / 9,800원

알기 쉬운
위장병 예방과 치료법

2002년 2월 5일 제1판 1쇄 인쇄
2002년 2월 15일 제1판 1쇄 발행

지은이/민영일
펴낸이/강선희
펴낸곳/가림출판사
기획위원/강경무 · 김충호 · 석종복 · 이창석 · 지창영
기획 · 편집/장연수 · 이선희 · 김진호 · 홍경숙 · 손일호 · 이정아
홍보/한국종
마케팅/강명회 · 김진욱

등록/1992. 10. 6. 제4-191호
주소/서울시 광진구 구의동 57-71 부원빌딩 4층
대표전화/458-6451   팩스/458-6450
홈페이지 http://www.galim.co.kr
e-mail galim@galim.co.kr

ⓒ 민영일, 2002

값 9,900원

ISBN 89-7895-102-3 13510

가림출판사 · 가림M&B · 가림Let's의 홈페이지(http://www.galim.co.kr)에 들어오시면 가림출판사 · 가림M&B · 가림Let's의 신간도서 및 출간 예정 도서를 포함한 모든 책들을 만나실 수 있습니다.
온라인 서점을 통하여 직접 도서 구입도 하실 수 있으며 가림 홈페이지 내에서 전국 대형 서점들의 사이트에 링크하시어 종합 신간 안내 및 각종 도서 정보, 책과 관련된 문화 정보를 받아보실 수 있습니다.
또한 홈페이지 방문시 회원으로 가입하시면 신간 안내 자료를 보내드립니다.